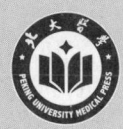

"十四五"高等职业教育专科校院合作"双元"规划教材

供医学检验技术及相关专业用

临床输血检验技术

主　编　陶　玲　吕　毅

副主编　庞桂芝　吕长坤　郑　萍

　　　　张子萍　库热西江·托呼提

编　委　（按姓名汉语拼音排序）

　　　　陈　恒（信阳市人民医院）

　　　　胡江波（山东中医药高等专科学校）

　　　　库热西江·托呼提（新疆维吾尔医学专科学校）

　　　　吕长坤（商丘医学高等专科学校）

　　　　吕　毅（郑州颐和医院）

　　　　潘汝翀（重庆三峡医药高等专科学校）

　　　　庞桂芝（新乡市中心血站）

　　　　申绯翡（洛阳职业技术学院）

　　　　宋镜南（信阳职业技术学院）

　　　　孙庆惠（海南医学院）

　　　　孙文艳（信阳市中心血站）

　　　　陶　玲（信阳职业技术学院）

　　　　闫姝睿（铁岭卫生职业学院）

　　　　杨娜娜（合肥职业技术学院）

　　　　易婷婷（信阳市中心医院）

　　　　张　勤（郑州颐和医院）

　　　　张子萍（遵义医药高等专科学校）

　　　　郑　萍（信阳市中心医院）

北京大学医学出版社

LINCHUANG SHUXUE JIANYAN JISHU

图书在版编目（CIP）数据

临床输血检验技术 / 陶玲，吕毅主编 . —北京：北京大学医学出版社，2024.6
ISBN 978-7-5659-3064-5

Ⅰ. ①临… Ⅱ. ①陶…②吕… Ⅲ. ①输血-血液检查 Ⅳ. ① R446.11

中国国家版本馆 CIP 数据核字（2024）第 038063 号

临床输血检验技术

主　　编：陶　玲　吕　毅
出版发行：北京大学医学出版社
地　　址：(100191) 北京市海淀区学院路 38 号 北京大学医学部院内
电　　话：发行部 010-82802230；图书邮购 010-82802495
网　　址：http://www.pumpress.com.cn
E-mail：booksale@bjmu.edu.cn
印　　刷：北京瑞达方舟印务有限公司
经　　销：新华书店
责任编辑：崔玲和　　责任校对：靳新强　　责任印制：李　啸
开　　本：850 mm×1168 mm　1/16　印张：16　插页：2　字数：460 千字
版　　次：2024 年 6 月第 1 版　2024 年 6 月第 1 次印刷
书　　号：ISBN 978-7-5659-3064-5
定　　价：48.00 元
版权所有，违者必究
（凡属质量问题请与本社发行部联系退换）

出版说明

国务院印发的《国家职业教育改革实施方案》，提出了进一步办好新时代职业教育的具体措施。中共中央办公厅、国务院办公厅印发的《关于推动现代职业教育高质量发展的意见》，为新时代职业教育的高质量发展指明了方向。上述文件指出：要促进产教融合校企"双元"育人，完善产教融合办学体制，深化教育教学改革，创新教学模式与方法，改进教学内容与教材，完善"岗课赛证"综合育人机制，推动现代信息技术与教育教学深度融合，提高课堂教学质量；要推动教师、教材、教法"三教"改革，强化教材建设国家事权，建设一大批校企"双元"合作开发的国家规划教材；要推进习近平新时代中国特色社会主义思想进教材、进课堂、进头脑。

高质量的教材是实施教育改革、提升人才培养质量的重要支撑。为深入贯彻落实党的二十大精神，更好地支持新时代卫生健康职业教育事业发展、服务于我国高职专科医学检验技术专业人才培养，北京大学医学出版社组织各地院校、行业单位启动了高职专科医学检验技术专业教材建设，在各方面专家的指导下，结合各院校教学教材调研反馈，经过论证决定启动16种教材建设。

本套教材的主要特点如下：

1. 优选参编院校

遴选全国30余所优质高职院校的具有丰富教学经验的骨干教师参与教材建设，力求使教材的内容和深度具有全国代表性、普适性、实用性。

2. 产教融合共建

吸纳教学医院、行业医院的临床检验岗位专家参与教材编写、审稿，学校教师与行业专家"双元"共建，确保教材内容符合行业发展、符合医院临床检验岗位实际和人才培养需求。

3. 强化教材内涵

教材编写对照教育部《高等职业学校医学检验技术专业教学标准》及相关大纲，明确培养需求，结合各地院校教学实际与行业医院临床检验岗位实际编排教材知识体系，纳入已有定论的知识、理论、技术，内容以"必需、够用"为度，"岗课赛证"融通建设，使教材既符合多数院校教学现状，又适度引领教学改革。

4. 优化编写体例

以学生为中心，以突出技术技能培养为导向，设置"学习目标""案例""知识链接""自测题"等模块，图文并茂，使教材贴近情境式学习、基于案例的学习，促进学生的临床评判性思维能力、岗位胜任力培养。

5. 实践纸数融合

将纸质教材与二维码技术相结合，按章节设置二维码，通过微信扫码获取拓展知识、微课、技术操作视频、图片等数字教学资源，促进"以学生为中心"的自主学习，实现以纸质教材为核心、配套数字教学资源的融媒体教材建设。为便于教师、学生使用，PPT 课件统一做成压缩包，用微信"扫一扫"扫描封底激活码，即可导出 PPT 课件、激活教材正文二维码。

6. 贯彻教材思政

深入贯彻落实课程思政教学要求，将思政内容潜移默化地融入教材中，培根铸魂、启智增慧，体现人文关怀，提高职业认同度，着力培养学生"敬佑生命、救死扶伤、甘于奉献、大爱无疆"的医者精神，引导学生始终把人民群众生命安全和身体健康放在首位。

本套教材供高职专科医学检验技术专业及相关专业用。希望广大师生多提宝贵意见，反馈使用信息，以逐步完善教材内容，提高教材质量，为新时代卫生健康职业教育事业发展和医学检验技术人才培养做出贡献！

前　言

输血技术是临床上重要的治疗手段之一，对于危重患者的救治起着不可替代的作用。近年来，输血医学发展迅速，尤其是2016年输血医学二级学科的建立，使得我国的血液安全和临床用血水平都有了很大提高，但对输血岗位从业人员也提出了更高的标准和要求。为了适应医学检验技术专业人才培养目标的要求，我们组织了国内从事输血检验教学、临床用血及血站工作的专家共同编写了本教材。

本教材以习近平新时代中国特色社会主义思想为指导，贯彻落实党的二十大精神和习近平关于职业教育重要论述，坚持"以就业为导向、以能力为本位、以发展技能为核心"的职教理念，体现"三对接"（对接临床过程、对接行业标准、对接先进技术和方法），结合专业岗位与职业资格考试需求，重在培养学生的职业素养和实践能力，完善课程与教材体系。本书主要以项目引领任务，按照血型系统基础→输血相关实验室检查→安全献血→血液成分的制备与保存→血液的质量控制与管理→血液成分制剂及血液制品的临床应用→临床输血实践案例→临床输血治疗技术→输血反应→临床输血过程及管理进行编排，其中工作任务以案例导入，并融入思政元素，体现本教材的实践性和实用性，同时展现思想政治教育与技术技能培养相融合的特点。

本教材在编写过程中得到了诸多从事输血医学工作多年、经验丰富的专家的大力支持，在此表示衷心的感谢。由于编者水平有限，教材中难免存在不足之处，恳请专家和读者批评、指正，提出宝贵意见。

主　编

目 录

项目一　血型系统理论基础　　　　　　　　　　　　　　　　　　　　　　　1
　　任务一　血型免疫学基础　•　2
　　任务二　红细胞血型系统理论基础　•　9
　　任务三　白细胞抗原系统理论基础　•　20
　　任务四　血小板血型系统理论基础　•　24

项目二　输血相关实验室检查　　　　　　　　　　　　　　　　　　　　　　30
　　任务一　输血相关传染病病原学标志物检测　•　30
　　任务二　输血前红细胞相容性检测　•　39
　　任务三　特殊的血型血清学试验　•　54
　　任务四　人类白细胞抗原系统检测　•　73
　　任务五　血小板血型系统检测　•　84

项目三　安全献血　　　　　　　　　　　　　　　　　　　　　　　　　　　92
　　任务一　采供血机构的分类与职能　•　93
　　任务二　献血者教育、动员与招募　•　95
　　任务三　献血者血液采集与运送　•　97
　　任务四　献血后不良反应、并发症及处理　•　105

项目四　血液成分的制备与保存　　　　　　　　　　　　　　　　　　　　　109
　　任务一　红细胞类的制备与保存　•　109
　　任务二　血小板类的制备与保存　•　117
　　任务三　单采粒细胞的制备与保存　•　121
　　任务四　血浆的制备与保存　•　121
　　任务五　冷沉淀凝血因子的制备与保存　•　123
　　任务六　造血干细胞的制备　•　124

项目五　血液的质量控制与管理　　　　　　　　　　　　　　　　　　　　　128
　　任务一　献血服务管理　•　129
　　任务二　血液检测管理　•　129
　　任务三　血液成分制备管理　•　131
　　任务四　血液隔离与放行管理　•　137
　　任务五　血液储存、发放和运输管理　•　139

　　　　任务六　血液库存预警及应急响应 • 140

项目六　血液成分制剂及血液制品的临床应用　143
　　　　任务一　全血输注 • 143
　　　　任务二　红细胞输注 • 144
　　　　任务三　血小板输注 • 147
　　　　任务四　单采粒细胞输注 • 149
　　　　任务五　血浆输注 • 149
　　　　任务六　冷沉淀凝血因子输注 • 151
　　　　任务七　血浆蛋白制品输注 • 153
　　　　任务八　血液代用品输注 • 156

项目七　临床输血实践案例　160
　　　　任务一　贫血的输血 • 161
　　　　任务二　免疫性溶血性疾病的输血 • 164
　　　　任务三　白血病的输血 • 167
　　　　任务四　弥散性血管内凝血的输血 • 169
　　　　任务五　血小板减少性紫癜的输血 • 170
　　　　任务六　严重创伤和大量输血 • 173
　　　　任务七　紧急输血 • 175

项目八　临床输血治疗技术　179
　　　　任务一　治疗性血液成分单采术 • 179
　　　　任务二　治疗性血液成分置换术 • 181
　　　　任务三　造血干细胞移植 • 183
　　　　任务四　细胞过继免疫治疗 • 185
　　　　任务五　自体输血技术 • 186

项目九　输血反应　193
　　　　任务一　输血传播性感染 • 195
　　　　任务二　输血非感染性反应 • 206
　　　　任务三　输血反应发生的处理流程 • 218

项目十　临床输血过程及管理　223
　　　　任务一　临床用血管理 • 224
　　　　任务二　临床输血过程管理 • 227
　　　　任务三　输血过程护理 • 233
　　　　任务四　临床输血实验室管理 • 237
　　　　任务五　临床输血信息化管理 • 243

彩　图　249

项目一

血型系统理论基础

学习目标

通过本项目内容的学习，学生应能够：

识记

1. 陈述 ABO 血型和 Rh 血型抗原和抗体的基本理论。
2. 评价 HLA 抗原系统。

理解

1. 概括血型抗原与抗体、ABO 亚型等基本理论。
2. 分析 HLA 和粒细胞抗原抗体的临床意义；血小板血型系统分类及命名原则。

运用

1. 解释白细胞血型系统抗原抗体的种类、HLA 分子的命名原则。
2. 评价血小板血型系统抗原抗体的种类。
3. 应用红细胞血型抗原抗体基本理论知识解决临床血型鉴定相关项目。
4. 准确判断血型系统判读结果，具备血型分析能力。

血型是血液成分的一种遗传多态性标记，通常指血细胞表面抗原的多态性。随着对血型研究的深入，人们发现不仅红细胞表面存在抗原差异，白细胞、血小板、各种组织细胞表面以及体液和分泌液中也存在抗原或抗体差异。根据血液中各种抗原成分不同，可分为不同的血型系统，包括红细胞血型系统、白细胞血型系统、血小板血型系统及血清型。血清型是指血清蛋白的遗传多态性或遗传标记。血清蛋白分为免疫球蛋白、血清酶、血清蛋白和补体等，其中研究较为深入的是免疫球蛋白的血清型，已发现了几百种血清型。目前认为多种疾病与免疫球蛋白的血清型有关，如重症肌无力、慢性活动性肝炎。同时发现免疫球蛋白能引起发热、过敏性休克等输血反应。研究免疫球蛋白的同种异型，对疾病的诊断和治疗均有重要的意义。

知识链接

血型之父——卡尔·兰德斯坦纳

卡尔·兰德斯坦纳（Karl Landsteiner）是奥地利著名医学家、生理学家，1868 年 6 月 14 日出生于奥地利首都维也纳。从维也纳大学医学院毕业后，他留校学习化学。因 1900 年发现了 A、B、O、AB 四种血型中的前三种，卡尔·兰德斯坦纳在 1930 年获得诺贝尔生理学或医学奖。他于1943年逝世。作为一名多产的科学家，他主要的贡献是在免疫学、细菌学和病理学领域。卡尔·兰德斯坦纳在动物实验中识别了与免疫反应有关的作用剂，检测了抗原和抗体的反应，并研究了过敏反应。他测定了脊髓灰质炎的病毒性起因，该项研究也为脊髓灰质炎疫苗的最终发展奠定了基础。他也发现了很多简单的化学制剂，这些化学制剂一旦与蛋白质接触，就会产生免疫反应。1940年，卡尔·兰德斯坦纳和亚历山大·所罗门·维纳发现了Rh因子，这项发现拯救了很多从母亲那里得到不匹配的Rh因子胎儿的生命。

2001年，在南非约翰内斯堡举办的第八届志愿无偿献血者招募国际大会上，世界卫生组织、红十字会与红新月会国际联合会、国际献血组织联合会、国际输血协会四家旨在提高全球血液安全的国际组织联合倡导，将卡尔·兰德斯坦纳的生日——每年的6月14日定为"世界献血者日"，建议从2004年起正式推行。

任务一　血型免疫学基础

案例 1-1

某患者，女性，54岁，汉族，妊2产2，无药物过敏史及输血史，既往身体健康，家族中无传染性疾病及遗传性疾病史。2013年10月21日患者因颈部肿物2个月余来本院就诊，门诊以"甲状腺占位"收入普通外科。血常规检查结果：WBC 2.9×10^9/L，RBC 3.51×10^{12}/L，Hb 107g/L，PLT 195×10^9/L。入院后确诊为结节性甲状腺肿，计划10月24日手术治疗。22日送标本到输血科进行ABO血型鉴定，发现正定型为O型，反定型为AB型，重新采集血标本复检ABO，正定型、反定型仍不符，随即进行吸收放散试验及唾液血型物质检测，确定患者红细胞带AB抗原，因抗原过弱，致常规方法漏检。输血科结合血常规，考虑不能排除血液系统疾病导致ABO正定型、反定型不符，建议请血液科会诊。经骨髓象进一步检查，发现患者除结节性甲状腺肿外，还患骨髓增生异常综合征RAEB型（MDS-RAEB-1），因外周血常规轻度异常而漏诊。血液科建议先治疗骨髓增生异常综合征（MDS），缓解后再手术治疗结节性甲状腺肿，从而消除了一起医疗事故的隐患。

请思考：
1. 该患者应该是何种血型？
2. 常见正定型、反定型不符的原因有哪些？该患者属于哪种情况？

血型抗原可与相应抗体相互作用并发生特异性结合。血型抗原与抗体属于免疫学范畴，但又具有自身的特点。本任务主要阐述与红细胞抗原抗体反应相关的免疫学基础知识。

一、红细胞血型抗原

（一）抗原特性

抗原（antigen，Ag）是指能够刺激机体免疫系统产生免疫应答的物质，并能与相应的免疫应答产物在体内或体外发生特异性反应。人体对于三种抗原的刺激能够产生免疫应答。①同种抗原：是指人类本身不同个体所具有的抗原，如红细胞抗原、白细胞抗原、血小板抗原、血清蛋白抗原。②异种抗原：是来自其他种属或微生物的抗原，如各种微生物、药物类半抗原、动物来源的血清或药物。③自身抗原：是指每一个体自身所具有的抗原。正常情况下，机体对自身抗原不进行识别，在物理、化学、生物等因素的影响下，可导致对自身抗原进行识别从而产生免疫应答，可引发各类自身免疫病。

血型抗原是血液各种成分的一种遗传性状，以抗原为其表现形式，包括红细胞血型抗原、血小板血型抗原和白细胞血型抗原等。抗原具有免疫原性和反应原性。免疫原性是指抗原能够刺激机体产生免疫应答和应答产物，即产生特异性抗体和免疫效应细胞。反应原性是指抗原与免疫应答产物能够发生特异性结合。同时具有免疫原性和反应原性的物质是完全抗原，只具有反应原性的物质是半抗原。多数蛋白质是完全抗原，多数多糖和类脂是半抗原，也称为不完全抗原。半抗原与大分子蛋白质结合才具有免疫原性，如青霉素等药物。

红细胞血型抗原是红细胞膜上的化学构型。决定抗原特异性的是抗原决定簇，即抗原表位，抗原决定簇是呈立体排列的特殊化学基团，每一抗原可有多个表位。人类红细胞抗原根据生化性质，可以分为糖分子和多肽两类。抗原表位是糖分子的有 ABH、Lewis、Ii 等血型系统，它们的结构存在相关性，主要表现为这些血型抗原表位可以分别位于同一条糖链分子中的不同部位。它们不仅分布于红细胞和其他血细胞表面，也广泛存在于人体的血管内皮细胞、初级感觉神经元、呼吸系统等上皮细胞，以及各种体液和分泌液中，因此也称为组织血型抗原。组织血型抗原可以作为细胞分化成熟的标志，例如造血干细胞不表达 ABO 抗原；新生儿红细胞表达 i 抗原，成年人则表达 I 抗原等。抗原表位是多肽的有 MNS、Rh、Duffy、Kidd、Kell 等血型系统，其抗原化学组成是蛋白质、糖蛋白和脂蛋白，仅分布于红细胞或其他血细胞膜上。大多数血型抗原在出生时已经形成，但糖分子类抗原性较弱。

存在于体液中的可溶性红细胞血型抗原称为血型物质，它与红细胞表面抗原既有联系也有区别。有的血型物质是红细胞合成的，有的血型物质非红细胞合成。例如 ABH 血型物质是由红细胞合成的，而 Lewis 抗原是由血浆中的血型物质吸附到红细胞表面从而表达该抗原。还有 Bg 抗原，实则为白细胞抗原，有可能是从白细胞上脱落到血浆中，再吸附到红细胞上。

（二）血型抗原命名

自 20 世纪初卡尔·兰德斯坦纳发现 ABO 血型之后，已陆续发现了许多新的红细胞血型抗原。早期由于抗原数量少，仅用单一字母命名。随着血型抗原不断被发现，仅使用字母且无规律的命名在一定程度上出现了混乱。1980 年，国际输血协会（International Society of Blood Transfusion，ISBT）成立了"红细胞表面抗原命名工作组"，后更名为"血型命名委员会"。该委员会整理了长期以来无规则命名形成的血型系统名称。1996 年该委员会确立了新的命名方法（一种是全数字命名方法，另一种是字母/数字命名方法），使血型名称易于认读并且便于计算机识别。数字命名方法使用 6 位数字，前 3 位数字表示血型系统，后 3 位数字表示血型抗原特异性。例如 001001 表示 ABO 血型系统 A 抗原，该方法适合应用于计算机，一般临床较少使用。字母/数字命名方法是用 2～5 个大写字母表示血型系统，血型抗原用字母加数字表示。表型的记述方式用系统符号、冒号，再加上系统内抗原编号，不存在的抗原前加负号。红细胞血型基因和基因型的大写字母和符号均用斜体表示。基因用系统符号、星号、等位基因所编码的抗原数字来表示。

(三)血型抗原分类

通过对红细胞血型抗原的整理，根据其生化特性、遗传学特性、血清学表现等特点将所有红细胞抗原归类于不同的血型系统、血型集合、高频率抗原组和低频率抗原组。血型系统由1个基因座或相同功能的 2~3 个基因座控制的不同等位基因所编码或决定的一组血型抗原所组成。血型系统基因为独立遗传，血型系统描述了不同抗原之间的关系，是等位基因的产物。例如某一血型抗原频率在另一血型系统中各抗原间呈均匀分布，说明这两种抗原在遗传上是独立的。控制这两种抗原的等位基因可以位于不同染色体，也可以在同一染色体，但座位不同。遗传时符合自由组合规律，即独立遗传。例如 Rh 血型系统抗原的分布频率在 A 型、B 型、O 型、AB 型之间是相同的，说明这两种血型抗原独立遗传分别属于两个血型系统。

截至 2022 年 12 月 31 日，ISBT 已确认检出 44 个红细胞血型系统，抗原 354 个。红细胞血型系统列于表 1-1。

表1-1 红细胞血型系统

序号	系统（ISBT）全称	简称	抗原数目	基因名称	染色体位置	CD
001	ABO	ABO	4	*ABO*	9q34.2	
002	MNS	MNS	50	*GYPA*、*GYPB*、*GYPE*	4q31.21	CD235a CD235b
003	P1PK	P1PK	3	*A4GALT*	22q13.2	CD77
004	Rh	RH	56	*RHD*、*RHCE*	1p36.11	CD240
005	Lutheran	LU	26	*BCAM*	19q13.2	CD239
006	Kell	KEL	37	*KEL*	7q33	CD238
007	Lewis	LE	6	*FUT3*	19p13.3	
008	Duffy	FY	5	*ACKR1*	1q21-q22	CD234
009	Kidd	JK	3	*SLC14A1*	18q11-q12	
010	Diego	DI	23	*SLC4A1*	17q21.31	CD233
011	Yt	YT	6	*ACHE*	7q22	
012	Xg	XG	2	*XG*、*CD99*	Xp22.32	CD99
013	Scianna	SC	9	*ERMAP*	1p34.2	
014	Dombrock	DO	10	*ART4*	12p13-p12	CD297
015	Colton	CO	4	*AQP1*	7p14	
016	Landsteiner-Wiener	LW	4	*ICAM4*	19p13.2	CD242
017	Chido/Rodgers	CH/RG	9	*C4A*、*C4B*	6p21.3	
018	H	H	1	*FUT1*、*FUT2*	19q13.33	CD173
019	Kx	XK	1	*XK*	Xp21.1	
020	Gerbich	GE	13	*GYPC*	2q14-q21	CD236
021	Cromer	CROM	20	*CD55*	1q32	CD55

续表

系统（ISBT）			抗原数目	基因名称	染色体位置	CD
序号	全称	简称				
022	Knops	KN	12	*CR1*	1q32.2	CD35
023	Indian	IN	6	*CD44*	11p13	CD44
024	Ok	OK	3	*BSG*	19p13.3	CD147
025	Raph	RAPH	1	*CD151*	11p15.5	CD151
026	John Milton Hagen	JMH	8	*SEMA7A*	15p22.3-q23	CD108
027	I	I	1	*GCNT2*	6p24.2	
028	Globoside	GLOB	3	*B3GALNT1*	3q25	
029	Gill	GIL	1	*AQP3*	9p13	
030	Rh-associated glycoprotein	RHAG	5	*RHAG*	6p12.3	CD241
031	FORS	FORS	1	*GBGT1*	9q34.13-q34.3	
032	JR	JR	1	*ABCG2*	4q22.1	CD338
033	LAN	LAN	1	*ABCB6*	2q36	
034	Vel	VEL	1	*SMIM1*	1p36.32	
035	CD59	CD59	1	*CD59*	11p13	CD59
036	Augustine	AUG	4	*SLC29A1*	6p21.1	
037	Kanno	KANNO	1	*PRNP*	20p13	
038	SID	SID	1	*B4GALNT2*	17q21.32	
039	CTL2	CTL2	2	*SLC44A2*	19p13.2	
040	PEL	PEL	1	*ABCC4*	13q32.1	
041	MAM	MAM	1	*EMP3*	19q13.33	
042	EMM	EMM	1	*PIGG*	4p16.3	
043	ABCC1	ABCC1	1	*ABCC1*	16p13.11	
044	Er	ER	5	*PIEZO1*	16q24.3	

血型集合是指在遗传学、生物化学或血清学上相关，但尚未达到血型系统标准的血型抗原，即200系列，如Ii、Cost。通常是决定抗原的基因尚未被确定。

目前不属于任何血型系统和血型集合的抗原，按照在人群中的分布频率，归类到高频抗原系列（901系列）和低频抗原系列（700系列）。红细胞抗原频率大于99%为高频抗原系列，红细胞抗原频率低于1%为低频抗原系列。

（四）血型抗原的剂量效应和位置效应

当控制某血型抗原的基因为纯合子时，红细胞上该抗原为双剂量，杂合子时为单剂量，这些血型系统的抗体与对应纯合子抗原的红细胞反应较强或只与纯合子抗原红细胞反应，这种现象称为"剂量效应"。具有剂量效应的血型系统包括Rh（D除外）、Kidd、Duffy、MNS等。剂量效应往往出现于共显性基因，在ABO血型系统中，*AA*和*AO*基因型之间、*BB*和*BO*基因型之间产生的抗原强度无明显差异，反映不出剂量效应。

位置效应指的是邻近基因之间的互相影响，分为顺式效应和反式效应。①顺式效应：发生在同一染色体的基因之间，如 cDE 基因复合物产生的 E 抗原量比 cdE 基因复合物产生的 E 抗原量要少，系受同一染色体上 D 基因的影响。②反式效应：发生在同源染色体上基因之间，如基因型为 CDe/cde 和 Cde/cDe，两者表型相同（CcDee），但后者产生的 D 抗原较前者弱，是一条染色体的 C 基因对另一条染色体上 D 基因的影响。

二、红细胞血型抗体

(一) 抗体的基本特性

红细胞血型抗体是机体受到血型抗原刺激后，B 细胞被活化，增殖分化为浆细胞，产生能与相应抗原特异性结合并引起免疫反应的免疫球蛋白。这类免疫球蛋白广泛存在于血液及体液中。

血型抗体（antibody，Ab）是免疫球蛋白（immunoglobulin，Ig）的一部分，血清蛋白电泳主要位于 γ 球蛋白区。免疫球蛋白在 60～70℃时可被破坏，并能被多种蛋白酶水解。

根据 Ig 重链 C 区抗原性不同，重链分为 γ、μ、α、δ、ε 5 种，据此决定了 Ig 分为 IgG、IgM、IgA、IgD、IgE 5 类。同一类的 Ig 根据重链 C 区的结构差异、二硫键位置及数量的不同，可进一步分为亚类。例如 IgG 分为 IgG_1、IgG_2、IgG_3、IgG_4 4 个亚类，IgM 分为 IgM_1、IgM_2 2 个亚类，IgA 分为 IgA_1、IgA_2 2 个亚类，IgD 与 IgE 无亚类。与红细胞抗体有关的 Ig 主要有 IgG、IgM 及少量 IgA。各类 Ig 与输血相关的主要特点及性质如下：

IgG 约占血清 Ig 总量的 75%，是血液中最主要的免疫球蛋白。IgG 均以单体形式存在，能通过胎盘，引起新生儿溶血病。IgG 可通过经典途径或替代途径活化补体，IgG_3 激活补体的能力最强，其次是 IgG_1。IgG 在出生后 3 个月开始合成，IgG_3 半衰期约为 7 d，IgG_1、IgG_2 和 IgG_4 半衰期约为 23 d。由于 IgG 是单体，抗原结合价是 2。

IgM 占血清 Ig 总量的 5%～10%，在血液中含量居第三位。IgM 是五聚体，五个单体之间由 J 链连接。含有巯基的试剂，如二巯基乙醇、二硫苏糖醇能够破坏 J 链，从而破坏 IgM 类抗体，以此可以鉴别 IgM 类抗体和 IgG 类抗体。IgM 在胚胎末期开始合成，B 细胞受到抗原刺激后最早产生的抗体也是 IgM，半衰期约为 5 d。IgM 是 ABO 血型系统的"天然抗体"，其最主要的生物学作用是能够激活补体，因此 ABO 血型不合输血可导致严重的溶血性输血反应，甚至死亡。

IgA 约占血清 Ig 总量的 15%，出生后 4～6 个月开始合成，分为血清型和分泌型。单体形式多存在于血液中，二聚体多为分泌型。IgA 抗体在输血医学和免疫血液学领域均具有重要作用。如缺乏 IgA 的患者输入含有 IgA 的血液后，可发生严重过敏反应。

血液中 IgE 含量极少，不参与溶血反应，但参与输血引起的过敏反应。IgD 在血液中含量较少，与 B 细胞分化成熟有关，是 B 细胞重要的表面标志，与输血关系不大。

(二) 红细胞血型抗体分类

1. 完全抗体　是在盐水介质中能够直接凝集红细胞的抗体，又称为盐水抗体，其性质多数为 IgM 类抗体。除凝集反应外，能出现沉淀、补体结合等可见反应者，也称为完全抗体。

2. 不完全抗体　与抗原（或红细胞）结合后，在盐水介质中未表现出可见的凝集反应，称为不完全抗体。不完全抗体多数为 IgG 类抗体，在盐水介质中使红细胞致敏，需通过抗人球蛋白或其他介质使红细胞凝集。

3. 天然抗体　是无明确的抗原刺激而天然存在的抗体。例如 ABO 血型系统，在未经输血、妊娠等免疫刺激时，血液中就已经存在抗 A 抗体和（或）抗 B 抗体，似乎天然产生。其实"天然抗体"也是机体对于某种抗原刺激所产生的免疫应答产物。其产生机制可能与环境中广泛存在的多种微生物、花粉、粉尘等有关，这些物质与某些血型抗原相似，通过隐性刺激机体产生了红细胞血型抗体。天然抗体多为IgM类抗体，最佳反应温度为室温或低于室温，主要存在于ABO、MNS、P1PK等血型系统。

4. 免疫抗体 是由已知抗原刺激所产生的抗体。一般通过输血、妊娠、注射3种途径接触同种异体抗原。血细胞是最佳抗原，输血又是最佳的免疫途径，所以输血是最强的免疫刺激。受血者接受了与自己血型抗原不一致的血液，就有可能产生相应的抗体。免疫抗体多数是IgG类抗体，最佳反应温度是37℃，需要用非盐水介质方法检测，常存在于Rh、Duffy、Kell、Kidd等血型系统。

5. 规则抗体 在全部血型系统中，只有ABO血型抗体的产生是有规律的，符合Landsteiner规则，即血液中规律地出现不针对红细胞A和（或）B抗原的抗体，称为规则抗体。例如A型血液中有抗B抗体，B型血液中有抗A抗体。因此ABO血型鉴定要做正、反定型。

6. 意外抗体 除ABO血型系统有抗A、抗B抗体外，其他血型系统的抗体产生不符合Landsteiner规则，即抗体的产生没有规律，称为意外抗体。意外抗体曾被称为不规则抗体。部分ABO亚型出现的抗A_1等抗体也属于意外抗体。无输血史和妊娠史者血液中很少存在有临床意义的意外抗体。

7. 同种抗体 是同种属动物之间的抗原相互刺激产生的抗体。由于输血或妊娠，人类不同个体之间抗原接触所产生的抗体即为同种抗体。例如RhD阴性者接受RhD阳性血液，或者RhD阴性女性通过妊娠产生的抗D抗体，属于同种抗体。

8. 自身抗体 是指针对自身抗原产生的抗体，或者是外来抗原与机体内某些成分结合后产生的抗体。前者可导致自身免疫病，如自身免疫性溶血性贫血（autoimmune hemolytic anemia，AIHA），该自身抗体不仅可破坏自身红细胞，也可破坏输入的红细胞。

（三）临床意义

红细胞血型抗体不一定都具有临床意义。只有导致红细胞寿命缩短、溶血性输血反应及新生儿溶血病的抗体，才具有临床意义。抗体与红细胞在37℃时不发生反应者，一般无临床意义，但不能一概而论。例如MNS、P1PK系统的抗体多数情况下无临床意义，少数情况可能导致输血反应或新生儿溶血病。抗体若有临床意义，输血时应选择相应抗原阴性且交叉配血试验（抗人球蛋白法）阴性的血液。

三、红细胞抗原抗体反应

无论是在体内还是在体外，红细胞抗体与相应抗原均可发生反应，称为抗原抗体反应。体外反应根据抗原性状、抗体类型及参与反应的介质不同，可表现为凝集反应、溶血反应、沉淀反应、中和反应等不同类型。体外试验的抗原抗体反应中，抗体多以血清的形式存在，又称为血清学试验。由于红细胞抗原抗体结合具有高度特异性，因此临床上采用已知的抗原或抗体，检测未知的抗体或抗原，用于血型鉴定、抗体筛查和抗体鉴定、交叉配血等输血相容性检测。

（一）主要类型

1. 凝集反应 红细胞抗体与相应抗原反应，并使红细胞形成凝块，这一过程称为凝集反应。出现凝块是抗体与邻近的抗原决定簇结合，红细胞聚集形成可见凝集物，凝集是试验反应终点。完全抗体可以使带有相应抗原的红细胞直接发生凝集；不完全抗体多数情况下不能使红细胞直接发生凝集。

输血前的各项免疫学检测主要采用凝集试验。凝集试验一般是抗原抗体在某种介质中进行反应，常采用玻片法或试管法。目前多用微柱凝集试验来进行输血前检测。

2. 溶血反应 体外试验的溶血表现为红细胞破裂，血红蛋白释放到液体介质中，呈红色。抗体介导的溶血依赖补体的活性，如果抗原抗体在缺乏补体活性的血清中反应，就不会发生溶血。如果将血清改为血浆，血浆中的抗凝剂螯合了血液中的 Ca^{2+} 和 Mg^{2+}，补体不能被激活，也不会发生溶血。

在红细胞抗原抗体反应中，溶血也是阳性结果。因此，当用试管法进行血清学试验时，应先观察上清液的颜色，再观察是否发生凝集反应，切不可遗漏溶血现象而误判为阴性结果。

3. 中和反应 是检测血型物质常用的试验方法。将唾液等含有可溶性血型物质的体液与已知抗体的血清混合，若血清抗体效价明显降低或消失，表明该血型物质中和了抗体，间接证明唾液（体液）中存在某种血型物质。

（二）反应特点

1. 特异性 是抗原抗体反应最主要的特点。一种抗原只能与相应的抗体结合，而不能与其他无关抗体发生反应。抗原抗体结合要求在空间构型、化学成分上相匹配，即抗原决定簇与抗体分子的超变区两者相互适应，通过化学键结合在一起。

2. 可逆性 抗原抗体结合要通过化学键，化学键由氢键、离子键、疏水作用及范德华力构成。这种非共价键的结合是可逆性的表面结合，具有相对稳定性，但并不牢固，在某种条件下可达到动态平衡。抗原抗体复合物在一定条件下可以解离，解离后生物活性不变，称为抗原抗体反应的可逆性。影响抗原抗体复合物生成与解离的因素有两方面：一是抗体亲和力，二是环境因素。环境因素包括 pH、温度、孵育时间、反应介质的离子强度、抗原抗体比例等。

3. 比例性 是指抗原抗体反应表现出可见结果，需要适当浓度和比例。如果抗原抗体比例适当，其结合最充分，能够相互交叉聚集形成网格状复合体，反应明显，结果出现时间短，称为等价带；如果抗体过多，表现为前带现象；如果抗原过多，表现为后带现象。

（三）影响凝集反应的主要因素

影响红细胞凝集反应的因素较多，常见因素如下。

1. 温度 温度对抗原抗体的结合影响很大。温度过高，会使抗原抗体变性；温度过低，则降低生物活性。故抗原抗体反应需要最适温度。通常 IgM 类抗体在低温（4~27℃）时反应较强，此类抗体也称为冷抗体；IgG 类抗体在 37℃ 时活性较高，也称为温抗体。在某一温度下具有最佳反应活性的抗体，在另一温度下也可以有反应活性。多数情况宜在室温和 37℃ 检测抗体活性。

2. 离子强度 红细胞膜上的唾液酸使细胞带有大量负电荷，在生理盐水和血浆中被带有正电荷的阳离子云所覆盖，导致红细胞相互排斥，使红细胞之间的距离至少为 25 nm，避免发生自发聚集。低离子溶液减少了红细胞周围的阳离子云，从而促进带正电荷的抗体与带负电荷的红细胞发生反应，增加了抗体筛查和交叉配血试验的敏感性，应用较广泛。

3. pH 目前认为，大部分血型抗体在接近生理 pH 范围内反应最好。抗 D 最佳 pH 是 7.0 左右，抗 M 最佳 pH 是 5.5。

4. 孵育时间 抗原抗体反应达到平衡需要一定的时间，所需时间视免疫球蛋白类型及反应条件而定。例如使用低离子溶液可减少孵育时间。一般在盐水介质中，37℃ 孵育 30 min 可以检出多数具有临床意义的抗体。对于活性较弱的抗体，可以适当延长孵育时间。

任务二　红细胞血型系统理论基础

案例 1-2

无偿献血者张某，女性，22 岁，汉族，未婚，无输血、妊娠、手术史，符合《献血者健康检查要求》。

血型鉴定结果如下：

1. 纸片法检测该献血者血型为 AB 型。
2. PK7300 全自动血型仪血型检测结果该献血者血型正、反定型相符，均为 B 型。
3. 试管法正定型显示有 A、B 抗原，单克隆抗 A 强反应，人源抗 A 弱反应；反定型 Ac 端强反应，结果表明该献血者血清中有较强的不规则抗 A_1 抗体。这些血清学特征符合 B（A）的血清学反应格局。
4. 基因测序检测结果显示献血者 ABO 血型的基因型为 B（A）。

请思考：

1. 该献血者应为何种血型？
2. 当临床输血时，如何避免亚型引起的血型鉴定错误？

一、ABO 血型系统

ABO 血型系统是人类发现的第一个血型系统，也是临床上重要的血型系统之一。ABO 血型不相容的输血会发生严重的输血反应，甚至导致患者死亡。

（一）ABO 血型基因与遗传

1. ABO 血型基因　位于人类 9 号染色体。目前已经明确，ABO 血型系统受 3 个等位基因控制，分别是 *A* 基因、*B* 基因和 *O* 基因。*A* 基因和 *B* 基因是常染色体显性基因，*O* 基因是无效等位基因。3 个基因不直接编码 ABH 抗原，其基因产物是糖基转移酶。糖基转移酶将糖分子移接到前体物质上形成抗原。*A* 基因和 *B* 基因的区别只有 7 个核苷酸的不同，*A* 型和 *B* 型糖基转移酶有 4 个氨基酸不同。

ABO 亚型是由基因突变导致的，例如 A_2 亚型是由于缺失 1 个碱基，产生的转移酶分子在 C 末端多了 21 个氨基酸。而更为罕见的顺式 AB，其基因编码产生的是嵌合酶，同时具有 A 型和 B 型糖基转移酶的特点。

2. *H* 基因及 *AB* 基因作用　ABO 血型在红细胞表面只有两种抗原，即 A 抗原和 B 抗原。H 物质是 A、B 抗原的前体物质，H 物质的形成受 *H* 基因控制。*H* 基因（基因型 HH 和 Hh）位于人类 19 号染色体，编码产生 L-岩藻糖基转移酶，在该转移酶的作用下，在糖蛋白前体物质链末端半乳糖上连接 L-岩藻糖，形成 H 物质。*H* 基因频率＞99.99%。

A 基因产生 N-乙酰半乳糖胺转移酶，将 N-乙酰半乳糖胺连接到 H 物质的半乳糖上，使之成为 A 抗原。*B* 基因产生 D-半乳糖基转移酶，将 D-半乳糖连接到 H 物质的半乳糖上，使之成为 B 抗原（图 1-1）。*O* 基因编码的糖基转移酶没有活性，也不能修饰 H 抗原，因此 O 型红细胞表面有大量 H 物质，而 A_1 或 A_1B 型者的红细胞，因大部分 H 抗原被转化为 A 抗原和（或）B 抗原，所以 H 物质很少。*A* 基因产生的糖基转移酶多于 *B* 基因，A 型红细胞表面抗原数量也多于 B 抗原数量。

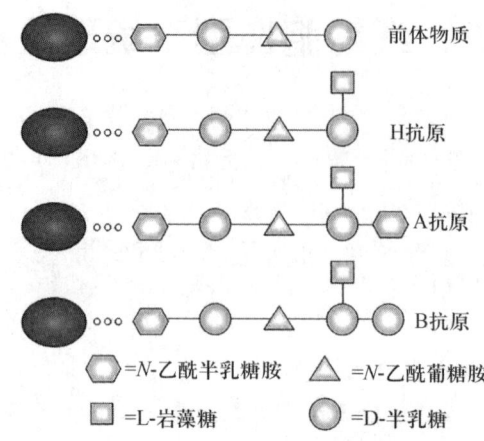

图 1-1（彩图 1） ABO 血型抗原形成模式图

3. ABO 血型遗传　是常染色体显性遗传，有 *A*、*B*、*O* 3 个等位基因。根据遗传学原理，每个子代均可从亲代各得到一个单倍体，因此可根据父母的血型推测子代的血型，有助于亲子鉴定，如父母都是 B 型，子代只可能是 B 型或 O 型，列于表 1-2。

表1-2　亲代与子代ABO血型遗传

亲代血型	亲代基因型	子代遗传因子	子代血型
B × B	*BO*×*BO*	*BB*, *BO*, *OO*	O, B
	BO×*BB*	*BB*, *BO*	B
	BB×*BB*	*BB*	B

现在很少用 ABO 血型进行亲子关系鉴定。当用 ABO 血型判定遗传关系时，应注意特殊情况，例如极罕见的顺式 AB 型。需要对家族血型进行分析及应用分子生物学技术，才能得出正确的结论。

（二）ABO 血型定型及亚型

1. ABO 血型定型　ABO 血型系统主要有 A 型、B 型、AB 型、O 型 4 种表型。根据红细胞是否具有相应抗原进行定型：具有 A 抗原是 A 型；具有 B 抗原是 B 型；A、B 抗原都有是 AB 型；A、B 抗原皆无是 O 型。在正常情况下，血液中持续存在 ABO 抗体，所以血型鉴定时必须进行正、反定型。ABO 血型鉴定列于表 1-3。

表1-3　ABO血型鉴定

ABO血型	红细胞抗原	血浆抗体	基因型
A	A	抗 B	*AA* 或 *AO*
B	B	抗 A	*BB* 或 *BO*
AB	A, B	—	*AB*
O	—	抗 A，抗 B，抗 AB	*OO*

本任务主要以 A 亚型为例，阐述 ABO 亚型。

2. A 亚型　A 亚型最主要的血清学特征是红细胞抗原数量减少，红细胞与试剂血清表现为弱凝集或者无凝集，与抗H反应较强，某些人血清中有抗A_1。

（1）A_1与A_2：是最早发现的亚型，而且是用血清学方法确认的、最重要的亚型。白种人中A_2亚型约占A型的20%，亚洲人中A_2亚型少见。

A_1细胞与标准血清抗A及抗A_1均发生凝集反应，而A_2细胞只与抗A发生凝集反应，与抗A_1不发生凝集反应。因此使用抗A_1血清可鉴别A_1亚型与A_2亚型。

A_2抗原数量比A_1少，糖基转移酶的活性也较低。两者不仅在量上有差异，而且在质上有区别，1%～2%的A_2型和22%～26%的A_2B型个体有抗A_1抗体。从基因看，A_2基因在第7外显子1059～1061处有一碱基缺失，正是该碱基缺失，使糖基转移酶分子结构在C末端多出了21个氨基酸，使A_1酶和A_2酶的作用有所不同，产生抗原也不同。

（2）其他A亚型

1）共同特点：红细胞表面A抗原数量明显减少，红细胞与抗A反应后只出现弱凝集或者无凝集，可与抗AB有不同程度的凝集。

2）A_3：红细胞最大的特点是细胞与血清的反应呈混合视野凝集，即A_3细胞与抗A孵育后，出现数个明显的小凝块，周围有较多的游离红细胞。大部分A_3型人的血液中没有抗A_1。A_3型红细胞表面H抗原较强，分泌型个体唾液中含有A血型物质。

3）A_{end}：细胞与抗血清的凝集反应类似A_3，有时表现为混合视野凝集，但是A_{end}分泌型的唾液中仅有H血型物质，无A血型物质。

4）A_x：主要血清学特征是与多数源于B型血清的抗A不出现凝集反应，与O型人的抗AB发生凝集；血液中常含有抗A_1；分泌型的唾液中有正常的H血型物质，A血型物质很少；能吸收抗A，放散能力强于A1细胞；血清中A糖基转移酶极少，多数情况不能被检出。

5）A_m：红细胞与抗A和抗AB不出现凝集反应，或者仅发生很弱的凝集；能够吸收抗A，放散能力较强；分泌型的唾液中含有A血型物质和H血型物质；血液中一般不含有抗A_1；可检测到A糖基转移酶活性。

6）A_y：其表型与A_m相似，不同之处有：细胞吸收抗A后，其放散能力弱于A_m；分泌型的唾液中含有A血型物质较少，而H血型物质较多；血清中有微量A糖基转移酶。

7）A_{el}：通常情况下不被抗A及抗AB凝集，经吸收放散试验可证实细胞能够结合抗A；分泌型的唾液中只含有H血型物质，不含有A血型物质；血液中有抗A_1；检测不到A糖基转移酶。

3. B亚型　白种人B亚型少于A亚型，中国汉族人B亚型较多见。以下介绍几种常见的B亚型，可与对应的A亚型进行比较。

1）B_3：红细胞类似A_3，与抗B孵育后出现数个明显的小凝块，周围有较多的游离红细胞，即呈混合视野凝集。B_3型红细胞表面H抗原较强，分泌型的唾液中可检出B血型物质。

2）B_m：一般与抗B和抗AB均不发生凝集反应，只能通过更敏感的方法（如吸收放散试验）才能检测到；分泌型唾液中含有与正常B型同样多的B血型物质；血清中不含有抗B，可检测到B糖基转移酶活性。

3）B_x：与抗B和抗AB可出现较弱的凝集反应。血清中含有较弱的抗B，分泌型唾液中的B血型物质通常只能通过凝集抑制试验检出；血清中未能检出B糖基转移酶活性。

4）B_{el}：与抗B和抗AB不发生凝集反应，可以通过吸收放散试验检出；分泌型唾液中无B血型物质；血清中有时可检测到弱的抗B；血清中未能检出B糖基转移酶活性。

（三）ABO血型系统抗体

1. ABO抗体特点　ABO抗体几乎存在于所有缺乏相应抗原的血清中。正常成年人没有ABO抗体者极少见。新生儿抗体很少，检测出的抗体常是来自母体的IgG，偶有在胎儿期自身产生的IgM类抗体。新生儿自出生后开始产生抗体，3～6个月时可能被检出，5～10岁时达到高峰，成年人抗体水平有逐渐减少的过程，但近年来的研究对老年人抗体减少有争议。ABO抗体称为"自然产生"的抗体，是生活环境中A物质和B物质免疫的结果。

A型或B型人的ABO抗体以IgM类抗体为主，血液中也有少量的IgG和IgA类抗体。机体内各种分泌液和体液中的ABO抗体多数是IgA类抗体。O型人的抗AB以IgG类抗体为主，由于IgG能够通过胎盘，所以O型母亲母婴血型不合，可能发生新生儿溶血病。

妊娠或者输注了ABO不相容的血液，可刺激机体ABO（IgG类）抗体亲和力和效价增加，37℃的溶血活性增强，且很难用A血型物质和B血型物质中和。

O型人的抗AB不是抗A和抗B的混合物，将B细胞与O型血清孵育后，其放散液不仅与B细胞反应，同样也与A细胞反应。如果将抗A与抗B混合，则无此种现象发生。这提示抗AB识别的是A抗原和B抗原上共同的表位。

A亚型人中可有抗A_1，A_2B个体中产生抗A_1的概率要高于A_2个体。抗A_1可干扰血型鉴定或者交叉配血试验，导致正、反定型不符或配血不合。抗A_1多数是IgM类抗体，最佳反应温度是室温或低于室温，多数情况没有临床意义。如果抗A_1在37℃与A_1细胞或A_1B细胞出现凝集，表明该抗体有临床意义，此时输血应选择O型红细胞，或者A_2（或A_2B）型红细胞。ABO及其常见亚型抗原、抗体及抗原与抗血清反应列于表1-4。

表1-4 ABO及其常见亚型抗原、抗体及抗原与抗血清反应

血型	红细胞上抗原	血清抗A、抗B抗体	与抗血清反应			
			抗A	抗B	抗A_1	抗H
A_1	A、A_1、H	抗B	4+	−	4+	+
A_2	A、H	抗B、抗A_1（1%~2%）	4+	−	−	2+
A_1B	A、A_1、B、H	−	4+	4+	4+	+
A_2B	A、B、H	抗A_1（22%~26%）	4+	4+	−	2+
B	B、H	抗A、抗A_1（少见）	−	4+	−	+
O	H	抗A、抗B和（或）抗AB、抗A_1（少见）				4+

注：A_1B含46万~85万个A抗原，A_2B含12万个A抗原。

2. ABO抗体临床意义 ABO不相容的输血可以引起溶血性输血反应，因而ABO血型系统是临床最重要的血型系统。ABO溶血是急性血管内溶血，严重者可发生弥散性血管内凝血、急性肾衰竭，甚至死亡。

ABO抗体还可引起新生儿溶血病，在器官移植、造血干细胞移植等方面具有重要的意义。

（四）特殊ABO血型

1. B（A）表型及A（B）表型 在应用单克隆抗体进行血型鉴定中，发现高效价的单克隆抗A不仅可以与A_x红细胞发生凝集反应，同时也可与某些B型红细胞有弱凝集反应，即B细胞有微量的A抗原表达。此现象引起科学家的关注，经研究发现，B（A）血型为常染色体显性遗传，正定型红细胞和抗B试剂出现强凝集反应，和抗A试剂出现弱凝集反应（<2+），并易散开。反定型血清能够凝集A_1细胞和A_2细胞。使用分子生物学技术，发现因基因突变使B糖基转移酶在234或者235氨基酸出现多态性，在起到B糖基转移酶作用的同时，还能转移N-乙酰半乳糖胺，产生了少量的A抗原。目前发现的B（A）型者多数是黑种人。

A（B）的产生机制则是血液中H糖基转移酶增多，导致H抗原增多，红细胞表面过多的H抗原使得A糖基转移酶合成了微量B抗原。

2. 顺式 AB（cisAB） 很少见。1964年在波兰的一个家庭中发现母亲血型是 A_2B 型，父亲血型是 O 型，两个子女血型均为 A_2B 型，之后又发现了同样的家庭。其最主要的特征是 *A* 基因与 *B* 基因位于同一条染色体上，两个基因同时遗传给子代。该基因能够产生一种嵌合酶，同时产生 A 抗原和 B 抗原。

常见的 cisAB 表现为 A_2B_3 型，血清中可有抗 B 抗体。通常该血型 A 抗原表达要强于 B 抗原。细胞与 IgG 类抗 B 凝集反应强，与 IgM 类抗 B 凝集反应弱，甚至无凝集。cisAB 细胞与抗 H 反应呈强阳性，基本与 A_2 细胞相同。分泌型个体唾液中有正常 A 血型物质、少量 B 血型物质和大量 H 血型物质。

3. 获得性 B 只表现于 A 型人，出现一过性正、反定型不符。表现为患者或献血者红细胞有 B 抗原，血清中存在抗 B，该抗体不与自身细胞反应，分泌液中有 A 物质和 H 物质。20世纪70年代发现该类患者无 B 糖基转移酶。20世纪90年代应用分子生物学技术研究表明，该类患者不含有 *B* 基因，从而明确了获得性 B 的性质。

获得性 B 常见于肠梗阻患者。肠道细菌进入血液后，其脱乙酰基酶的脱乙酰作用，使 A 抗原转变为类似 B 抗原的半乳糖，与抗 B 试剂反应，表现为弱凝集。细胞在正常 pH 介质中，与抗 B 出现凝集反应；当抗 B 血清 pH ≤ 6.0 时，无凝集反应。单克隆试剂能否检出获得性 B 抗原，应在说明书中说明。

如果在血型鉴定中不重视反定型，又未能严格交叉配血，获得性 B 的受血者可能会因误判 AB 型而发生严重的溶血性输血反应。

二、Rh 血型系统

Rh 血型系统在红细胞血型系统中，ISBT 序号为 004，简称 RH。Rh 血型抗体最初是从一名发生严重新生儿溶血病和溶血性输血反应的产妇血液中被发现的，在随后的研究工作中确认了该血型系统。Rh 血型系统在临床上的重要性仅次于 ABO 血型系统。Rh 血型系统非常复杂，所含有的抗原数目最多（共 56 个），但临床最主要、最常见的仅有 5 个抗原，即 D、C、c、E、e。其中免疫原性最强的是 D 抗原，在输血医学中，根据红细胞是否存在 D 抗原，将 Rh 血型分为"Rh 阳性"和"Rh 阴性"两类。

（一）RH 基因

20世纪90年代初期，应用分子生物学技术之后，明确了 Rh 血型系统基因与遗传的分子基础，并确认 Rh 血型系统基因有两组，即 *RHD* 和 *RHCE*。没有相应的"d"基因，因此没有"d"抗原和抗 D 抗体。

RH 基因位于 1 号染色体，由 *RHD* 和 *RHCE* 两个紧密连锁的基因构成，*RHD* 编码 D 抗原，*RHCE* 编码 Cc 和 Ee 抗原，CcEe 抗原可产生不同的组合，如 CE、ce、cE、Ce。新的 Rh 复合物（新的抗原）产生基于基因突变、基因重排等，所以该系统非常复杂。*RHD* 和 *RHCE* 基因方向相反，两个 3' 端相邻，形成类发夹样结构，遗传物质较容易进行交换，出现新的杂交基因，现已发现近 40 种 *RHD* 基因和 *RHCE* 基因重组方式。*RHD* 和 *RHCE* 基因之间交换产生的杂合蛋白质，会导致 *RHD* 基因中有部分 *RHCE* 结构，或者 *RHCE* 基因中有部分 *RHD* 结构，这种杂合蛋白质的产物可能会表现为独特的抗原决定簇。

RHD 基因和 *RHCE* 基因结构相似，均有 10 个外显子和 10 个内含子，由 417 个氨基酸组成，只是两者编码的蛋白质约有 35 个氨基酸不同。在欧洲人中，Rh 阴性通常只有 *RHCE* 基因，无 *RHD* 基因，而且多数人是 ce 抗原表型。而在亚洲人和非洲人中，部分 Rh 阴性者携带 *RHD* 基因，但该基因无功能（沉默），这些个体通常有 Ce 抗原。*RHCE* 基因产物 C 抗原与 c 抗原

在于第 103 位氨基酸不同，C 抗原是丝氨酸，c 抗原是脯氨酸。E 抗原与 e 抗原差异在于 226 位氨基酸，E 抗原是脯氨酸，e 抗原是丙氨酸。

（二）Rh 命名

1. Fisher-Race 命名法 1943 年提出该命名方法，又称为 CDE 命名法。该命名方法基于早期对 Rh 血型基因的认识。当时认为 Rh 血型有 3 个紧密相连的基因位点，每一个位点都有一个等位基因，即 D 和 d、C 和 c、E 和 e，3 个基因是以复合体形式遗传的。根据该理论，3 个连锁基因有 8 种组合（CDe、cDE、cDe、CDE、Cde、cdE、cde、CdE），两条染色体的 8 种基因组合能够形成 36 种遗传型。

由于受早期技术条件的限制，对 Rh 血型基因认识错误，导致该命名方法不正确。但目前在日常工作中还在使用 CDE 命名法，常用于书面交流，如当进行 Rh 分型时，出具检验报告多记为 CCDee、ccDEE 等。

2. Wiener 命名法 又称为 Rh-Hr 命名法。Wiener 认为，RH 基因产生的抗原，包括系列因子，每一个因子由一种抗体去识别。虽然该方法不够正确，但是我们可以用简单的名称表示或描述由一个单倍型产生的抗原，例如大写 R 表示有 D 抗原，小写 r 表示无 D 抗原；R1 表示 DCe，R2 表示 DcE，R_z 表示 DCE 等。

3. 现代命名法 现代命名 Rh 血型系统，应包括区分抗原、基因和蛋白质。抗原用字母表示，如 D、c、C、e、E。基因用大写字母 RHD 和 $RHCE$ 表示，并根据其所编码的抗原进行命名，如 $RHCE*ce$、$RHCE*CE$。部分 D 或变异 D 表示为 $RHD*D\text{Ⅵ}$、$RHD*DFR$ 等。蛋白质按照携带的抗原命名，如 RhD、RhcE、RhCe。

（三）Rh 抗原

在 Rh 系统中，与临床关系最密切的抗原是 D、C、c、E、e。免疫原性最强的是 D 抗原，然后依次为 E、C、c、e。血型鉴定常规检测 D 抗原，其他抗原一般不进行常规检测。Rh 抗原一般都显示剂量效应，纯合子的抗原性要强于杂合子。

1. Rh 表型 使用标准血清抗 D、抗 C、抗 c、抗 E、抗 e 试剂，能够检出上述 5 种常见的 Rh 抗原，称为 Rh 表型。血清学检测不能确定 D 阳性者是 D/D 纯合子，还是 D/- 杂合子基因，即血清学检测不能等同于基因检测。

Rh 单倍型会影响红细胞 D 抗原表达水平。当某一个体有 C 基因时，D 抗原减少。例如 R2R2（DcE/DcE）与 R1R1（DCe/DCe）个体比较，前者 D 抗原量更多。不同的单倍型个体，D 抗原强度不同，依次为 R2R2（DcE/DcE）> R2R1（DcE/DCe）> R1R1（DCe/DCe）> R2r（DcE/dce）> R1r（DCe/dce）。

2. D 抗原 ISBT 命名法记为 RH1 或者 004001。其抗原频率白种人约为 85%；黑种人约为 95%；黄种人更高，为 99% 以上，亚洲的某些地方甚至高达 100%，中国汉族人 D 抗原阳性率约为 99.7%。D 抗原只存在于人类的红细胞膜，体液和分泌液中无 D 抗原。

D 抗原位于 RHD 基因编码的 D 多肽链上，该多肽链由 416 个氨基酸组成，并贯穿红细胞膜 12 次形成 6 个环。N 端和 C 端均位于细胞质内。D 抗原表位结构较为复杂，多个表位涉及细胞外环，细胞内的氨基酸改变也能导致 D 表位的改变。目前用针对不同表位的单克隆抗体已经发现 D 抗原有 30 余种表位，用 epD1 ~ epD9 表示。

D 抗原的表达有质的变化和量的变化。质的变化主要是指 D 抗原表位减少。这类人群也表现为 D 阳性，但是也可能通过输血或者妊娠，针对缺失的抗原表位产生抗 D。

D 抗原量的变化表现为抗原数量多寡而抗原表位正常，D- 表型 D 抗原量最多，D_{el} 表型 D 抗原量最少。D 抗原数量正常为 1 万 ~ 3 万，弱 D 为 200 ~ 1 万，增强 D 为 7.5 万 ~ 20 万。

3. 弱 D（weak D） 红细胞膜上的 D 抗原数量减少为弱 D。一般情况下，弱 D 红细胞与 IgM 类抗 D 试剂反应呈阴性，抗人球蛋白法检测为阳性。弱 D 产生是基于单个核苷酸的突变，其氨基酸改变位于细胞膜内或者跨膜区，影响到 D 抗原多肽链插入细胞膜，使红细胞 D 抗原数量减少，但不会影响 Rh 蛋白的免疫反应性。这些突变形成弱 D 表型，分为弱 D1 型至弱 D76 型，其中最常见的是弱 D1 型。如果 D 抗原阳性的个体同时有 *RHD* 基因和 *RHCe* 基因，且两个基因不在同一条染色体上，由于位置效应，也会使 D 抗原减少。

弱 D 献血者和受血者在临床上意义不同。弱 D 献血者由于红细胞上带有 D 抗原，可以刺激阴性者产生抗 D，所以该类血液应作为阳性血供给临床。而对于弱 D 受血者，因常用的血清学技术无法鉴别是 D 抗原数量减少（弱 D），还是 D 抗原表位部分缺失（部分 D），此种情况一般认作 D 抗原阴性。

4. 部分 D（partial D） 一些 D 抗原表达正常或减弱，并且血清中可含有抗 D 的 Rh 阳性者，称为部分 D。完整的 D 抗原应包括 9 个抗原决定簇，应用单克隆抗体，可以发现缺乏不同抗原决定簇的部分 D。通过分子生物学技术，测序结果发现部分 D 的产生多数是由于 *RHD* 基因部分被 *RHCE* 基因替代，产生了杂合基因。新基因产生的杂合蛋白质不仅丢失了部分 D 抗原决定簇，而且可能会产生新的抗原。部分 D 还可能由于单个氨基酸改变所致，与弱 D 不同的是，这些氨基酸的改变位于细胞膜外。

5. 放散 D（D_{el}） D 抗原在 D_{el} 红细胞上表达极弱，使用常规的血清学方法常被漏检，易误判为 D 抗原阴性。但用吸收放散试验在放散液中可检测到抗 D，因此证明这些阴性细胞实际上带有微弱的 D 抗原。D_{el} 型是由于 *RHD* 基因突变所致，与 Ce(r') 单体有关，属于变异体。亚裔人种 D 阴性者中 D_{el} 占 10%～30%，欧洲人约占 0.027%。

D_{el} 型血清学检测常为阴性，需要进行吸收放散试验和基因检测。

6. D 抗原阴性 使用血清学方法检测红细胞，如果红细胞没有 D 抗原，为 D 抗原阴性。D 抗原阴性在白种人中较为常见，在亚洲人中则少见。种族不同，其 D 抗原阴性个体所携带的基因也有差异。白种人多数情况是完全缺乏 *RHD* 基因，而其他种族的 D 抗原阴性常因 *RHD* 基因失活突变所致。例如非洲裔 D 抗原阴性的个体中，66% 是由于 *RHD* 基因中插入一段 37bp 碱基，导致编码 D 抗原密码子提前终止。另有 15% 具有 *RHD-CE-D* 杂合基因，表现为红细胞 C 抗原减弱，无 D 抗原。亚洲裔 D 抗原阴性的个体，大部分由于一条染色体 *RHD* 基因突变，另一条染色体为 Ce 单倍型。亚洲 D 阴性者有 10%～30% 实际是 D_{el} 型。

7. C/c 和 E/e 抗原 *RHCE* 基因编码 Cc 和 Ee 抗原。*RHCE* 基因有 50 余种等位基因，易发生突变，导致抗原表达改变或减弱。

（1）复合抗原：包括 CE、Ce、cE、ce。ISBT 规范命名 CE 为 RH22，Ce 为 RH7 和 RH41 两种，cE 为 RH27，ce 为 RH6。

以往观点认为复合抗原是顺式基因的产物，该基因位于同一条染色体的单倍体的同一基因内。目前已经清楚复合抗原是同一蛋白质分子表达。

（2）变异体：*RHCE* 基因突变会导致 C/c 和 E/e 抗原数量及质量改变，C 抗原和 e 抗原改变频率较高。欧洲人中 C 抗原的改变与 RhCe 蛋白第一个细胞外环氨基酸突变有关，伴有 C^W 抗原或者 C^x 抗原表达，还有可能产生新抗原。这些红细胞虽然表现为 C 抗原阳性，但是受到免疫刺激后，可能产生抗 C 抗体或者抗 Ce 抗体。非洲人的 C 抗原表达的改变与杂合基因（*RH-CE-D*）有关，该基因不编码 D 抗原，编码异常的 C 抗原。

RHCE 基因多处突变可发生 e 抗原的变异，常见于非洲人。该红细胞表达 e 抗原，但源于基因突变有可能产生抗 e，且容易被误认为是自身抗体。

（四）Rh 抗原抗体检测的临床意义

1. 新生儿溶血病 Rh 血型抗体主要是 IgG 类，与新生儿溶血病相关的主要是 IgG_1 亚类。抗 D 是新生儿溶血病最主要的病因，常发生于多次妊娠。Rh 血型抗体引起的新生儿溶血病要比 ABO 溶血严重。一是 ABO 血型抗原在出生时发育尚不完全，二是 ABO 溶血依赖于补体，而补体的量在新生儿时期很少，且 Rh 抗体对于补体依赖性较差，并可同时引起血管内和血管外溶血，病情更为严重、复杂，需要及时治疗。

2. 溶血性输血反应 在临床输血中，Rh 血型抗原的意义仅次于 ABO 血型。与 ABO 血型不同的是，中国汉族人群中 Rh 阴性个体少见，Rh 抗体更少见。当 D 阴性的患者输注 D 阳性红细胞时，并非所有患者均产生抗 D。研究表明，重复免疫后产生抗体的概率为 80%～90%，而 D 阴性患者首次输注 D 阳性红细胞，产生抗体的概率为 32% 左右。在中国汉族人群中，比较常见的 Rh 抗体是抗 E，这与抗原分布有关。对于血液中有抗 E 的患者，大约从 50% 的献血者中能够找到相合的血液。尽管 Rh 抗体少见，如果输血前漏检，则可发生溶血性输血反应。

需要引起重视的是，自身免疫性溶血性贫血等疾病患者，其自身抗体有时具有特异性，除抗 I 外，比较常见的是抗 e，其次是抗 c、抗 E、抗 D 和抗 C。这些抗体偶尔单独存在，更多的是同时存在。自身抗体干扰输血前检测的试验结果，较难发现同种抗体。因此应选择合适的血清学检测方法。

三、其他红细胞血型系统

（一）H 血型系统

H 血型系统 ISBT 命名为 H，序号为 018。该系统只有 1 个抗原，即 H 抗原（H1：018001）。H 抗原是 A 抗原和 B 抗原的前体物质，只有 H 抗原无 AB 抗原的红细胞为 O 型红细胞，除稀有的孟买（Bombay）血型红细胞 Oh 外，所有人红细胞表面都表达 H 抗原。人体内几乎所有组织的细胞膜上，以及分泌液、体液和血浆中都含有 H 抗原。红细胞 H 抗原数量与 ABO 血型相关，O 型红细胞 H 抗原数量最多，而 A 型、B 型红细胞上的 H 抗原绝大部分已被转化，H 抗原较弱。常见成年人 ABO 血型红细胞上 H 抗原从强到弱排列顺序为：$O > A_2 > B > A_2B > A_1 > A_1B$。

1. *H* 基因及生化结构 H 抗原合成受 *H* 和 *Se* 两个基因控制，其位于 19 号染色体，是紧密连锁的两个基因位点。*H* 基因也称为 *FUT1* 基因，*Se* 基因也称为 *FUT2* 基因。两个基因各自编码 L-岩藻糖基转移酶。*H* 基因编码 4 个外显子，编码的糖基转移酶作用的底物是 II 型糖链，主要将红细胞 II 型寡糖前体链转化为 H 抗原。*Se* 基因编码的糖基转移酶作用的底物是 I 型糖链，主要将分泌液 I 型寡糖前体链转化为分泌型 H 抗原。*FUT2* 基因（分泌基因）决定了分泌液中是否存在 ABH 物质，FUT2 酶在红细胞不表达，在唾液腺及泌尿生殖系统等组织中表达。非分泌型为 *se* 基因（隐性基因），不表达 I 型糖链，但有低表达 *H* 基因，唾液中含有微量 I 型糖链的 H 抗原，用凝集抑制试验一般不能被检出。红细胞上 I 型糖链的 *H* 抗原是从血浆中吸附而来的。

2. 抗原缺失表型

（1）孟买型：1952 年 Bhende 等在印度孟买发现 3 个人的红细胞为 O 型，缺失 H 抗原，分泌液中无 H 抗原，但血清中有抗 H 抗体，称该类血型为孟买型，记为 Oh。

1）血清学特征：无 ABH 抗原，该类型人红细胞与标准血清抗 A、抗 B、抗 AB、抗 H 均无凝集,易误判为 O 型;唾液中无 ABH 物质;血清中存在抗 A、抗 B、抗 H,所以与 A 型、B 型、O 型红细胞全部凝集,抗体在很大温度范围内均有活性,能引起溶血性输血反应。孟买型人输血,只能输注孟买型的血液。

2)遗传:孟买型携带的 *ABO* 基因可以遗传给子代,但因其自身缺乏 H 基因(基因为 *hh*)和分泌基因(基因为 *sese*),不能形成 H 物质,所以即使有 *ABO* 基因,也不能形成 ABO 抗原。血清和细胞均缺乏岩藻糖基转移酶;为隐性遗传。

(2)类孟买型:该型个体缺乏 *H* 基因,其基因也为 *hh*,但至少有一个 *Se* 基因。虽然不能检测出红细胞表面 H 抗原,但有少量的 A 抗原和(或)B 抗原,记为 Ah、Bh、ABh。类孟买型血清学特征是:正定型被检红细胞与抗 H 无凝集,与抗 A、抗 B 凝集反应很弱,甚至用吸收放散试验才能检出 A 抗原和(或)B 抗原。因为类孟买型分泌液及血浆中含有 Ⅰ 型链 A 物质和(或)B 物质,红细胞从血浆中吸附 A 抗原和(或)B 抗原,从而表达微弱的 A 抗原和(或)B 抗原。唾液中含有少量的 ABH 物质。与孟买型抗 H 不同,类孟买型是抗 HI。

(二)Lewis 血型系统

Lewis 血型系统 ISBT 简称 LE,其序号为 007。1946 年发现该血型抗体,并以该患者的姓氏 Lewis 命名。Lewis 血型有 6 个抗原,即 Le^a、Le^b、Le^{ab}、Le^{bH}、ALe^b 和 BLe^b,ISBT 分别表示为 LE1(007001)、LE2(007002)、LE(007003)、LE(007004)、LE(007005)、LE(007006)。其中 Le^a、Le^b 为最重要的两个抗原,可有 3 种表型,即 Le(a+b-)、Le(a-b+)及 Le(a-b-)。血小板、内皮细胞、泌尿生殖系统及消化系统上皮细胞也表达 Lewis 抗原。Lewis 抗原不是由红细胞合成,而是从血浆中吸附而来的,唾液中也含有 Lewis 抗原。

1. 基因及生化结构 Lewis 抗原的合成受控于 *Le* 基因(*FUT3*)及 *Se* 基因(*FUT2*)。*Se* 基因编码的糖基转移酶在前体物质 Ⅰ 型链末端加上岩藻糖,形成 Ⅰ 型链 H 抗原。在此基础上,*Le* 基因编码 α-1,4-L-岩藻糖糖基转移酶,该酶将一岩藻糖链接到 Ⅰ 型 H 链次末端 N-乙酰葡糖胺上,形成 Le^a 抗原。如果在 *Se* 基因编码的糖基转移酶作用下,在 Ⅰ 型链 H 抗原末端再加一岩藻糖,即可形成 Le^b 抗原。

2. Lewis 抗原表达 新生儿时期的红细胞很少表达 Lewis 抗原,故红细胞 Lewis 抗原较弱或检查不到。若使用间接抗人球蛋白试验或者用无花果蛋白酶处理脐带血红细胞,50% 能检出 Lea 抗原。出生后不久,首先生成 Le^a 抗原。由于 Se 酶的活性很低,Le^b 抗原频率也很低,随着 Se 酶活性增高,可能表现为一过性的 Le(a+b+)。5~6 岁以后,Lewis 抗原表达与成年人相同。妊娠期间 Lewis 抗原量可能会减少,出现一过性 Le(a-b-)表型,甚至可能产生抗 Lewis 抗体。分娩后,随着 Lewis 抗原的恢复,抗体逐渐消失。红细胞为 Le(a+b-)或者 Le(a-b+)的唾液能够抑制抗 Le^a 的活性,前者的抑制能力更强。另外,在人的乳汁、尿液、消化液、羊水等中可检测出 Lewis 抗原。

3. Lewis 抗体 多数为 IgM,一般没有明确的免疫刺激,是自然产生的抗体。Le(a-b-)的个体可能产生抗 Le^a、抗 Le^b 及抗 Le^{a+b}。抗 Le^{a+b} 抗体既能凝集 Le^a 阳性细胞,又能凝集 Le^b 阳性细胞。红细胞表型为 Le(a-b+)一般不产生抗 Le^a,因为唾液和血浆中含有少量的 Le^a 抗原。大多数 Lewis 抗体最佳反应温度是室温,在 37℃ 出现的凝集反应较弱。用抗人球蛋白试验有时可检出该抗体。但 Lewis 抗体一般无临床意义,因为该抗体在 37℃ 没有活性。另外,供者血浆中 Le^a、Le^b 抗原,以及供者红细胞表面 Le^a、Le^b 抗原也会脱落释放到血浆中,这些抗原中和受血者的 Lewis 抗体,所以临床极少出现 Lewis 抗体引起的溶血性输血反应。对于有 Lewis 抗体的患者,选择 37℃ 交叉配血相合的血液即可,一般不需要检查供血者该抗原是否阴性。尽管 Lewis 抗体比较常见,但该抗体不能通过胎盘,且新生儿体内未形成 Le^a、Le^b 抗原,通常不发生新生儿溶血病。

(三) MNS 血型系统

MNS 血型系统是继 ABO 血型系统之后第二个被发现的血型系统。ISBT 命名为 MNS，序号为 002。目前已经确认的抗原有 50 个，常见的有 M、MN、N、S、Ss、s 等，常见的抗体主要有抗 M、抗 N、抗 S、抗 s 等。

1. 基因及生化特征

（1）基因：编码 MNS 血型系统抗原的是 *GYPA* 和 *GYPB* 两个紧密连锁的基因。它们位于 4 号染色体上，分别编码 GPA（血型糖蛋白 A）和 GPB（血型糖蛋白 B）。*MN* 基因位点有一罕见的等位基因产物 M^g 抗原，在亲子鉴定中具有重要意义。

（2）抗原生化特征：GPA 和 GPB 是红细胞膜上主要的唾液酸糖蛋白，GPA 在红细胞上的数量多达 10^6，GPB 数量约为 2×10^5。GPA 分子上有 MN 抗原，GPB 分子上主要携带有 Ss 抗原，还有少量 N 抗原。MN 抗原特异性是由 GPA 氨基末端第 1 位和第 5 位氨基酸所决定的。M 抗原第 1 位是丝氨酸，第 5 位是甘氨酸；N 抗原第 1 位是亮氨酸，第 5 位是谷氨酸。S 抗原和 s 抗原的区别在于 GPB 肽链第 29 位氨基酸的不同，S 抗原是蛋氨酸，s 抗原是苏氨酸。Mg 抗原与抗 M 和抗 N 试剂均不发生反应，易将基因型 MgN 误定为表型是 NN 型；基因型 MgM 误定为表型是 MM 型。

2. 抗原抗体临床意义 人体血液中比较常见的是抗 M 抗体，多为自然产生，也有报道因输血或细菌感染而产生。抗 M 抗体最佳反应温度是 4℃，37℃反应较弱或全部不反应。与抗 M 相比，抗 N 抗体比较罕见，几乎均为 IgM，表现为典型的冷凝集性质，在 25℃以上很快失去活性。经研究证实，木瓜蛋白酶、菠萝蛋白酶等对 MNS 系统的抗原具有破坏作用。红细胞经这些酶处理时，GPA 和 GPB 被破坏，MN 抗原也随之被破坏。但当用木瓜蛋白酶处理红细胞时，不易破坏 S 抗原。因此，在做抗体筛查时，可灵活地应用酶处理红细胞的方法，以鉴别是否有 MNS 系统抗体存在。如果患者血液中检出 37℃有活性的抗 M 抗体或抗 N 抗体，输血时应选择抗人球蛋白试验配血相合的血液，或者相应抗原阴性的红细胞。多数抗 M 抗体及抗 N 抗体在 37℃不发生反应，故没有临床意义。该抗体引起新生儿溶血病较少见。

多数抗 S 抗体是自然产生的，也可免疫产生。抗 s 抗体均是免疫性 IgG 类抗体。抗 S 和抗 s 抗体通常是非补体结合性 IgG 类抗体，能够引起新生儿溶血病和溶血性输血反应。

(四) P1PK 血型系统

P1PK 血型系统是第三个被发现的血型系统。P1PK 血型系统原来包括 P1、P、P^k 和 LKE 抗原，但 ISBT 红细胞膜抗原命名工作组将这些抗原分为：P1PK 血型系统（P1，003）、Globoside 血型系统（P，028）和血型集合（209）。P1PK 血型系统包括 3 个抗原，即 P1（003001）、P^k（003002）和 NOR1（003004）。Globoside 血型系统只有 1 个抗原，即 GLOB1（028001）。血型集合包括 LKE（209003）和 PX2（209004）2 个抗原。GLOB1、LKE 和 PX2 不被包括在 P 系统中，是因为这些抗原不受同一基因控制，抗原的生物合成途径也不同。但由于这些抗原在血型血清学和生物化学方面的紧密关联性，故在此一并阐述。

1. 基因及生化特征 P1PK 血型系统基因位于 22 号染色体，编码的合成酶是一种 α-半乳糖基转移酶，以副糖苷脂或糖苷脂为底物，合成了副糖苷脂抗原（P1）和糖苷脂抗原（P^k、NOR1）。GLOB1 合成酶是 $β_1$,3N-乙酰半乳糖胺转移酶，以 PK 为底物合成了 GLOB1 抗原。PX2 抗原合成酶也属于此酶，以乳糖四糖副糖苷脂为底物合成了 PX2 抗原。LKE 抗原合成酶则属于 3-α-唾液酸转移酶，以乳糖五糖糖苷脂为底物合成了 LKE 抗原。

2. 抗原抗体的临床意义 P1 抗原频率在人群中差异较大：白种人中约为 80%；非洲人

中更高些；亚洲人中稍低，约为30%。婴幼儿时期P1抗原尚未发育成熟，7岁以后逐步发育完全。流式细胞术显示P1抗原除红细胞外，还在粒细胞、淋巴细胞、单核细胞上表达。

人血清中抗P1比较常见。通常是冷抗体，凝集反应很弱，如果温度超过25℃，一般不出现凝集反应，也不会发生溶血反应，因此临床意义不大，不用挑选P1抗原阴性的红细胞用于临床。个别抗P1在37℃有活性，用抗人球蛋白法交叉配血阳性，可引起溶血性输血反应，应选择P1抗原阴性血液配血。

P^K抗原是高频抗原，所有人群分布都>99%。P^K抗原属于膜分化抗原，不仅表达在红细胞膜上，而且表达在淋巴细胞、单核细胞、粒细胞、血小板、组织细胞及恶性肿瘤细胞。抗PK可为免疫产生或自身抗体，能引起溶血性输血反应、自身免疫性溶血性贫血及新生儿溶血病。抗PK是引起孕妇自然流产的特征性抗体。

NOR1抗原是低频抗原。抗NOR1只有IgM类抗体的报告，没有关于溶血性输血反应和新生儿溶血病的报告。

GLOB1抗原在出生时已发育完全，是人类细小病毒B19的细胞受体。人类细小病毒B19是儿童常见的感染病毒，偶尔引起红细胞生成严重失调。所有表型为PK的个体，血液中都有抗GLOB1，在补体存在的情况下，抗GLOB1可使GLOB1抗原阳性红细胞发生溶血。阵发性冷性血红蛋白尿症是一种溶血性疾病，多发于儿童感染病毒后。患者体内能检测到抗GLOB1，冷热溶血试验呈阳性，当温度降至20℃以下时，冷抗体与红细胞结合并激活补体。当温度提高至37℃时，抗体与红细胞分离，脱落到血浆中，已激活的补体占据了抗体的位置，与红细胞结合，在红细胞上扎洞，导致红细胞破碎溶血。

（五）Kell血型系统

Kell血型系统ISBT简称为KEL，序号为006，目前ISBT已确认的KEL抗原有37个，如K（KEL1：006001）、k（KEL2：006002）。

1. 基因及生化特征 KEL基因位于7号染色体，编码区有19个外显子，编码732个氨基酸，产物是Ⅱ型糖蛋白。K1和K2是两种常见的基因，DNA序列差异在于第6个外显子，因此其产物有所不同，即193位的苏氨酸变为蛋氨酸。用二硫苏糖醇（dithiothreitol，DTT）等处理红细胞后，可破坏Kell血型抗原，该抗原对DTT的敏感性表明保持原活性的基础是二硫键。

2. 抗原抗体临床意义 Kell血型抗原性较强，在输血中具有较重要的意义。抗K及抗k主要是通过免疫产生的，抗体是IgG，多数是IgG_1亚类。IgG类抗体能够通过胎盘，导致新生儿溶血病。抗K能引起新生儿溶血病、急性和迟发性溶血性输血反应。白种人献血者中K抗原阴性者约占90%，阳性者约占10%。曾经认为中国汉族人群100%为K抗原阴性，但近年来有报道在献血者和干细胞捐献者中发现K抗原阳性，但是迄今为止尚未有抗K的报道。因此抗K在中国汉族人群中意义不大。抗k发生率极低，其临床意义和血清学特征与抗K相似。抗Kp^a、抗Kp^b、抗Js^a及抗Js^b抗体均较抗K少见，临床意义相同，均可发生溶血性输血反应和新生儿溶血病。Kell系统抗体与某些自身免疫性溶血性贫血有关，少部分自身免疫性溶血性贫血患者的自身抗体针对Kell抗原，不易区分自身抗体和同种抗体。如果患者有Kell系统抗体，应选择交叉配血相合且相应抗原阴性的血液。

（六）Lutheran血型系统

Lutheran血型系统ISBT简称为LU，序号为005，目前确定的抗原有26个。1945年，Callender等在一名有两次输血的红斑狼疮患者血清中检出Lutheran血型的第一个抗体——抗Lu^a。1956年，Cutbush等发现了抗Lu^b抗体。

1. 基因及生化特征 *LU* 基因位于 19 号染色体，基因产物是 Lutheran 糖蛋白，是 597 个氨基酸的多肽链。该多肽链单次穿过红细胞膜，成熟的 LU 蛋白有 5 个二硫键，在细胞外属于免疫球蛋白超家族功能区。该糖蛋白可能具有黏附功能和介导细胞内信号传递功能。

2. 抗原抗体临床意义 LU 抗原在脐带血红细胞上表达很弱，常被认为是 Lu（a-b-），到 15 岁左右逐步发育成熟，达到成年人水平。Lutheran 系统抗体不常见，抗 Lu^a 抗体及抗 Lu^b 抗体是通过妊娠和输血产生的，但在没有红细胞刺激的情况下自然产生的抗体也有发生。抗体以 IgM 为主，也有 IgG 类免疫球蛋白。可通过盐水法或抗人球蛋白法检测 LU 抗体。用糜蛋白酶处理红细胞可破坏 LU 抗原，木瓜酶处理红细胞对 LU 抗原作用不明显。一般认为 LU 抗体临床意义不大，多无严重不良反应。有时只能引起轻微溶血（偶尔轻度黄疸）和新生儿溶血病。

任务三　白细胞抗原系统理论基础

人类白细胞表面表达多种抗原，一般将其分为三类：第一类为人类白细胞抗原（human leucocyte antigen，HLA），是白细胞与其他组织细胞共有的血型抗原，也是最强的同种抗原，HLA 在移植医学、输血医学及法医学等领域有着极其重要的意义；第二类为白细胞所特有的血型抗原，如人类粒细胞抗原（human neutrophil alloantigen，HNA）包括 HNA-1a、HNA-1b、HNA-1c、NB、NC、ND、NE 等，以及淋巴细胞上的 Gr 系统抗原等；第三类为与红细胞共有的血型抗原，如 ABO、P1PK、Lewis、Diego、Ii、Kidd、Kell 血型系统中的 A、B、H、Tj^a、Le^a、Le^b、Di^b、I、i、U、K、k 等抗原，但这些红细胞抗原在白细胞上表达量较少，临床意义不大。

一、HLA 抗原系统

HLA 是白细胞与其他组织细胞共有的抗原，编码人类白细胞抗原的基因群称为主要组织相容性复合体（major histocompatibility complex，MHC）。HLA 表达在细胞表面，具有个体特异性和重要的免疫功能。虽然 HLA 的发现比红细胞血型晚了半个多世纪，但目前广泛应用在器官移植、临床输血、亲子鉴定和某些疾病的诊断与鉴别诊断中。

（一）HLA 复合体的结构

HLA 复合体位于第 6 号染色体短臂 6p21.31~21.33 区域，全长 3600 kb，共有 224 个基因位点，其中 128 个为功能基因，96 个为假基因。HLA 基因具有多基因性、多态性和连锁不平衡等遗传特点，从而形成复杂的基因多样性。HLA 复合体按其编码分子的结构、表达方式、组织分布和功能等特性不同，可分为三类，即 HLA-Ⅰ类、HLA-Ⅱ类和 HLA-Ⅲ类，各类基因都含有多个基因位点（图 1-2）。

1. HLA-Ⅰ类基因 位于 6 号染色体顶端，长度约为 2000 kb，包括经典 HLA-Ⅰ类基因和非经典 HLA-Ⅰ类基因。

（1）经典 HLA-Ⅰ类基因：又称为 HLA-Ⅰa 基因，包括 HLA-A、HLA-B 和 HLA-C，分别编码 HLA-A、HLA-B 和 HLA-C 抗原重链。

（2）非经典 HLA-Ⅰ类基因：又称为 HLA-Ⅰb 基因，为免疫功能相关基因，包括 HLA-E、HLA-F、HLA-G、HLA-H 和 HLA-J，分别编码免疫原性和多态性均较低的分子（HLA-E、HLA-F、HLA-G、HLA-H 和 HLA-J）。

2. HLA-Ⅱ类基因 靠近染色体着丝点，从中心开始依次为 *DP*、*DMA*、*DMB*、*LMP2*、*TAP1*、*LMP7*、*TAP2*、*DQ* 和 *DR* 基因亚区域，分为经典 HLA-Ⅱ类基因和非经典 HLA-Ⅱ类基因。其中经典 HLA-Ⅱ类基因包括 *DP*、*DQ*、*DR*，编码经典 HLA-Ⅱ类分子，即双肽链（α、 β）分子；非经典 HLA-Ⅱ类基因包括 *LMP*、*TAP*、*DM*，编码与抗原加工和提呈有关的分子。

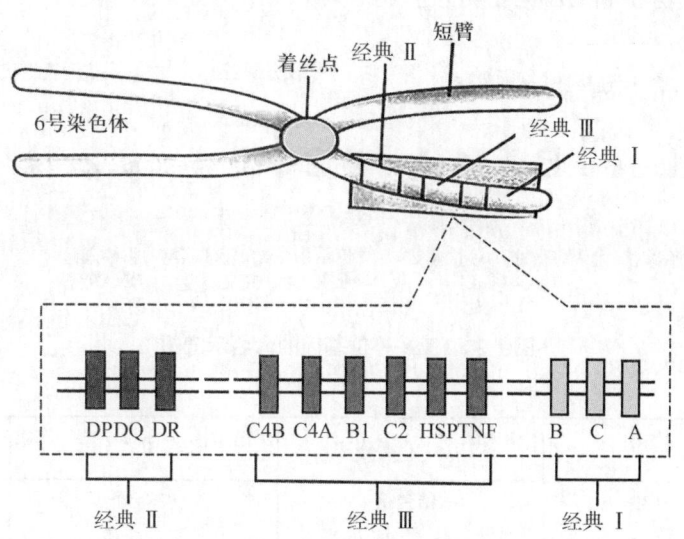

图 1-2（彩图 2） HLA 复合体结构示意图

3. HLA-Ⅲ类基因 位于 HLA-Ⅰ类基因和 HLA-Ⅱ类基因的中段，也称中央区，长度约为 1000 kb，是人类基因组中密度最大的区域。HLA-Ⅲ类基因主要包括与免疫系统有关的基因，如 *C2*、*C4A* 与 *C4B*、*Bf*、肿瘤坏死因子（*TNF*）和热休克蛋白 70（*HSP70*）基因，分别编码 C2、C4、B 因子、TNF-α 与 TNF-β 和 HSP70 分子。

（二）HLA 等位基因的命名

等位基因是指位于一对同源染色体的相同位置上，控制着相对性状的一对基因。HLA 等位基因的命名遵循以下原则：

（1）星号（*）作为分隔符，星号前为基因座位，以大写字母 A、B、C、DR、DQ 及 DP 等表示。

（2）HLA 等位基因的命名依赖于等位基因序列及其有关联的基因序列。一般采用四组数字表示，数字间用冒号隔开。第一组数字表示基因组，与血清学中的同种异型抗原特异性相对应；第二组数字表示等位基因的亚型，依据 DNA 序列进行编号；第三组数字用于区分编码区同义突变的等位基因；第四组数字用于区分非编码区序列多态性的等位基因。前两组数字不同，核苷酸不同，其编码蛋白质的氨基酸序列也不同。

（3）等位基因数字后的字母表示基因表达状态，如"N"表示"基因不表达"、"L"表示"基因编码蛋白低表达"、"S"表示"基因编码可溶性分泌型分子"、"C"表示"等位基因产物为细胞质内分子"、"A"表示"蛋白是否表达存在疑问"、"Q"表示"等位基因突变影响其正常表达水平"。

根据以上命名原则，HLA 等位基因的命名可表示为：HLA+连接符（-）+基因所属座位名+星号（*）+数字编码+基因表达状态（图 1-3）。

（三）HLA 分子的结构

依据 HLA 基因分类情况，其编码的产物依次被称为 HLA-Ⅰ类分子、HLA-Ⅱ类分子和 HLA-Ⅲ类分子。HLA-Ⅰ类分子和 HLA-Ⅱ类分子为细胞表面的Ⅰ型跨膜蛋白，HLA-Ⅰ类分子几乎表达在所有有核细胞表面，且不同细胞表达量有所不同，以淋巴细胞表达量最高；

HLA-Ⅱ类分子主要表达在抗原提呈细胞（APC）表面；HLA-Ⅲ类分子以可溶性形式存在于血浆中。HLA-Ⅰ类分子和 HLA-Ⅱ类分子及编码基因结构，见图1-4。

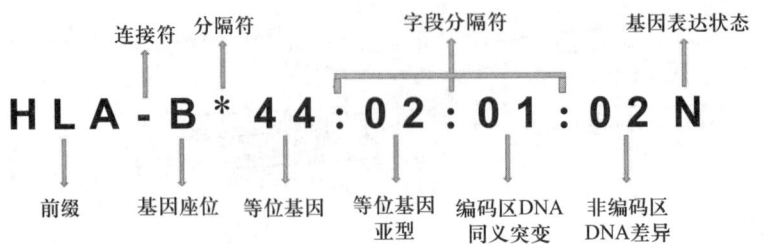

图1-3　HLA等位基因的命名示意图

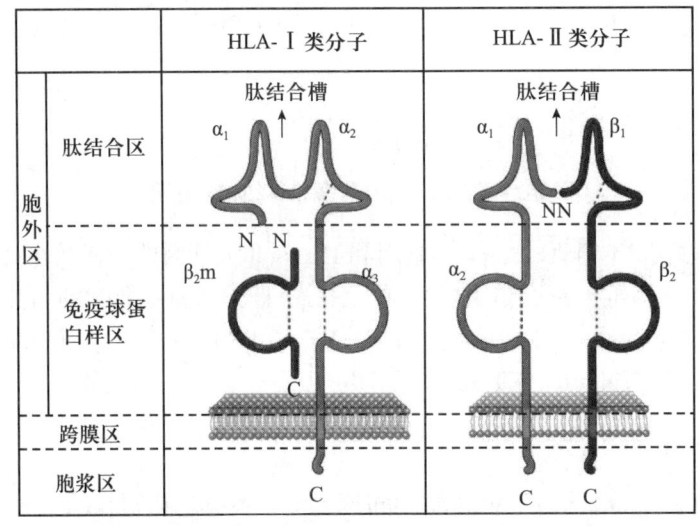

图1-4（彩图3）　HLA-Ⅰ类分子和 HLA-Ⅱ类分子及编码基因结构

1. HLA-Ⅰ类分子结构　HLA-Ⅰ类分子由两条肽链组成，一条是由 HLA 基因编码的 α 链（重链）；另一条是由15号染色体上非 HLA 基因编码的 β 链（$β_2$微球蛋白，$β_2$m），$β_2$m 链分子量为12 kDa；两条肽链通过非共价键结合形成异二聚体。其中，α 链由 HLA-A、B、C 位点基因编码形成，可分为3个区，即胞浆区、跨膜区和胞外区。

2. HLA-Ⅱ类分子结构　HLA-Ⅱ类分子空间结构与 HLA-Ⅰ类分子类似，由 HLA-DP、DQ 和 DR 位点基因编码抗原形成的 α 链和 β 链以非共价键连接组成，α 链和 β 链内均有二硫键，两条肽链的2/3以上在细胞外。两条链也可分为胞浆区、跨膜区和胞外区。

3. HLA-Ⅲ类分子结构　HLA-Ⅲ类分子是指处于 HLA-Ⅰ类和 HLA-Ⅱ类基因间的等位基因，能产生许多生物学功能不同的分子，如 C4、C2、B 因子、TNF-α、TNF-β、HSP70。

（四）HLA 分子的命名

HLA 基因有 A、B、C、DR、DQ 及 DP 等位点，不同基因位点的产物便是相应的 HLA 抗原或 HLA 分子，如 *HLA-A* 基因位点的产物是 HLA-A 抗原，*HLA-DQ* 基因位点的产物是 HLA-DQ 抗原等。其命名遵循以下原则：

（1）不同基因位点的产物分别命名为与其相对应的抗原。如 HLA-A、HLA-B、HLA-C、HLA-DR、HLA-DQ 及 HLA-DP 基因位点的产物分别命名为 HLA-A 抗原、HLA-B 抗原、HLA-C 抗原、HLA-DR 抗原、HLA-DQ 抗原及 HLA-DP 抗原。

（2）HLA-A 抗原特异性用基因位点后的数字表示，从 1 开始，按顺序排列，且数字相互不重复。如有 HLA-A$_1$、HLA-A$_2$、HLA-A$_3$、HLA-B$_7$ 和 HLA-B$_8$，但没有 HLA-B$_1$、HLA-B$_2$、HLA-B$_3$、HLA-A$_7$ 和 HLA-A$_8$。

（3）细胞学技术与处理淋巴细胞试验确定的 HLA-DP、HLA-D 特异性以 HLA-D$_{PW}$、HLA-D$_W$ 表示。

（4）可以进一步裂解的 HLA 抗原，当裂解前、后特异性不同时，需进行特异性标记。如宽特异性 HLA-A$_{10}$ 裂解为窄特异性 HLA-A$_{25}$ 和 HLA-A$_{26}$，需在其后进行宽特异性标记，即 HLA-A$_{25}$（10）或 HLA-A$_{26}$（10）。

（5）抗原特异性之间以"，"隔开，各位点之间以"；"隔开。

根据以上命名原则，HLA 分子可以表示为：HLA+ 连接符（-）+ 基因所属座位名 +1～2 位数字编码 + 抗原（或分子）(图 1-5)。

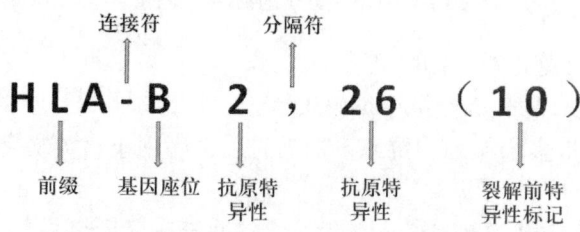

图 1-5　HLA 分子的命名示意图

（五）HLA 分子的组织分布

HLA 分子主要分布在细胞表面，也存在于体液中，如血清、唾液、尿液、乳汁及精液中也可检出游离的可溶性 HLA- Ⅰ、HLA- Ⅱ类分子。

1. HLA- Ⅰ类分子　广泛分布于体内所有的有核细胞表面，但是不同组织、细胞表达 HLA- Ⅰ类分子的密度不同。淋巴细胞表达 HLA- Ⅰ类分子水平最高；其次为巨噬细胞、树突状细胞及中性粒细胞；成纤维细胞、肌细胞、心脏、肝、肺、神经细胞和角膜细胞表达 HLA- Ⅰ类分子水平较低。某些特殊类型的红细胞（如网织红细胞）也可检出 HLA- Ⅰ类分子，但滋养层细胞和成熟红细胞不表达 HLA- Ⅰ类分子。

2. HLA- Ⅱ类分子　表达范围较狭窄，主要表达在部分免疫细胞的表面，如巨噬细胞、树突状细胞、B 淋巴细胞等专职抗原提呈细胞（antigen presenting cell，APC）表面。此外，某些组织上皮细胞和内皮细胞表达的 HLA- Ⅱ类分子与某些自身免疫病的发生有关；精子细胞和活化 T 淋巴细胞表面也表达 HLA- Ⅱ类分子，表达水平与细胞分化及抗原刺激有关；而未致敏的 T 淋巴细胞、中性粒细胞、肾、肝、脑及胎儿滋养层细胞等不表达 HLA- Ⅱ类分子。

二、粒细胞抗原系统

粒细胞抗原一般分为两大类：一类是粒细胞与其他细胞共有的抗原，如 HLA 抗原和红细胞血型抗原等；另一类为粒细胞及其前体细胞的特异性抗原。本节主要阐述粒细胞特异性抗原。

粒细胞特异性抗原是指仅分布于粒细胞表面的抗原，除中性粒细胞外，也可分布于嗜酸性粒细胞和嗜碱性粒细胞表面，但后两者细胞数量极少且临床意义不大。因其在中性粒细胞上易被检测到，故又称为人类粒细胞抗原（human neutrophil alloantigen，HNA）。目前已发现的 HNA 有 10 种，其名称分别为：HNA-1a、HNA-1b、HNA-1c、HNA-2、HNA-3a、HNA-3b、

HNA-4a、HNA-4b、HNA-5a 和 HNA-5b，归属于 5 个粒细胞抗原系统。

（一）HNA 的命名

根据粒细胞同种特异性抗原的特性，1998 年 ISBT 粒细胞抗原工作组在西班牙建立了新的命名法，即 HNA+ 数字 + 小写字母（图 1-6），并遵循以下原则：

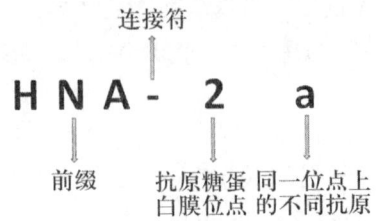

图 1-6　HNA 分子的命名示意图

（1）命名为人类粒细胞抗原（HNA）。
（2）不同糖蛋白位点以 HNA 后数字编码表示。
（3）若同一位点携带多个粒细胞抗原，根据先后次序用小写英文字母表示，如 HNA-1a、HNA-1b。
（4）新发现的粒细胞抗原暂时用字母缩写命名，直至正式命名。
（5）粒细胞抗原的等位基因编码按国际人类基因图谱研究组规定命名。

（二）HNA 的生化特性

HNA-1 抗原系统包括 HNA-1a、HNA-1b 及 HNA-1c，均位于糖蛋白 $Fc\gamma R\ III\ b$ 上，$Fc\gamma R\ III\ b$ 只分布在粒细胞上，是 IgG_1 和 IgG_3 的低亲和力受体，它与 IgG 类抗体的 Fc 段结合，静息的中性粒细胞主要通过 $Fc\gamma R\ III\ b$ 结合免疫复合物；HNA-2 是分子量为 56~64 kDa 的糖蛋白（CD177），作为一种锚定膜表面糖蛋白，表达在中性粒细胞和胞内次级颗粒的表面；HNA-3a 抗原是粒细胞糖蛋白，分子量为 70 ~ 95 kDa。

任务四　血小板血型系统理论基础

血小板是从骨髓中成熟的巨核细胞胞质裂解脱落下来的具有生物活性的小块胞质，具有激活、黏附、释放、聚集、促凝和血块收缩等基本功能，主要发挥凝血、止血和修补破损血管的作用。血小板表面的血型抗原系统较复杂，既有与其他组织或细胞共有的抗原，又有其特有的抗原，在自身免疫、同种免疫和药物诱导的血小板免疫反应中发挥重要作用，血小板血型系统抗原及其对应抗体的检测在临床医学和输血实践中具有重要意义。

一、血小板血型系统抗原

血小板表面具有复杂的血型抗原系统，由遗传决定。血小板血型系统抗原包括两大类，即血小板相关性抗原（platelet-associated antigen）和血小板特异性抗原（platelet-specific antigen）。

（一）血小板相关性抗原

血小板表面存在的与其他细胞或组织共有的抗原，称为血小板相关性抗原，又称血小板非特异性抗原或血小板共有抗原，主要包括某些红细胞血型系统抗原和人类白细胞抗原

（HLA）。

1. 与红细胞血型系统共有抗原 现已证明，血小板表面存在 ABO、Lewis、Li、P1PK 等红细胞血型系统抗原，但无 Rh、Kidd、Lutheran、Duffy、Kell 等红细胞血型系统抗原。血小板上的 ABH 抗原由两部分组成，大部分是从巨核细胞分化而来，或者是血小板膜糖蛋白（glycoprotein，GP）本身所表达的，小部分是从血浆中吸附的。早期研究认为，血小板上的 ABH 抗原是从血浆中吸附的。在体外试验中，将 O 型血小板与 A 型或 B 型人血清温育，血小板上黏附有 A 抗原或者 B 抗原，由此证明血小板上的 A 抗原或 B 抗原是从血浆中吸附的。但近几年的研究表明，血小板表面的 ABH 抗原可由 GP 本身表达，如 GPⅡb、GPⅢa、GPⅣ、GPⅤ、PECAM-1、GpⅠb/Ⅸ、GPⅠa/Ⅱa 和 CD109。在 GP 中，GPⅡb/Ⅲa 表达的 ABH 血型抗原含量最高，而在血小板表面，GPⅡb 和 PECAM-1 表达的 ABH 血型抗原含量最高。目前临床血小板输血推荐 ABO 血型同型输注，否则容易出现血小板无效输注。

2. 与 HLA 系统共有血型抗原 血小板表面存在 HLA-A、HLA-B 和少量 HLA-C 位点的 HLA-Ⅰ类抗原，这类抗原大部分位于血小板内膜，为内源生成的完整血小板膜蛋白，是血小板膜的组成部分之一，少部分是从血浆中可溶性 HLA 抗原吸附获得的。迄今未发现血小板表面存在 HLA-DR、HLA-DQ 和 HLA-DP 位点的 HLA-Ⅱ类抗原。但在特定细胞因子的刺激下，血小板表面可以表达 HLA-DR 抗原。多次输血后可能产生与其相关的 HLA 同种免疫抗体，所以临床上推荐应用去除白细胞的血液制品，以减少由白细胞产生的输血不良反应。

3. 其他血小板非特异性抗原 血小板表面除表达红细胞血型系统抗原、HLA 抗原系统外，还表达 CD36、CD109 抗原。其中，CD36 是一种多功能的细胞膜糖蛋白，存在于血小板的 GPⅣ上，也可视为血小板特异性抗原。CD36 缺失人群，经多次输血或妊娠后可以产生 CD36 抗体，导致血小板无效输注或输血后紫癜。

（二）血小板特异性抗原

血小板特异性抗原是血小板膜糖蛋白携带的一类特异性抗原，由特定的抗原决定簇组成，表现出血小板独特的遗传多态性和特异性，又称为人类血小板抗原（human platelet antigen，HPA）。血小板特异性抗原基因属于双等位共显性遗传系统，具有单核苷酸多态性（single nucleotide polymorphism，SNP），多态性分布存在种族差异。HPA 是通过相应特异性抗体检测而被发现的，表达在血小板和巨核细胞上。最新研究发现，HPA 并非血小板所特有，也分布在其他细胞上，如 HPA-1 和 HPA-4 存在于内皮细胞、成纤维细胞和平滑肌细胞上；HPA-5 存在于活化 T 淋巴细胞和内皮细胞上。大部分 HPA 定位于细胞膜糖蛋白 GPⅡb/Ⅲa、GPⅠa/Ⅱa、GPⅠb/Ⅳ 和 CD109 上。

1. 血小板特异性抗原的命名 1959 年，VanLoghem 等在多次输血的妇女血清中发现 Zwa，这是第一个被鉴定的人类血小板抗原。随后，Ko、Bak、Yuk、Gov、Mo、Max 等抗原相继被发现，以发现者的名字或最先提供抗血清患者的名字进行命名。为了避免新、旧血小板抗原名称的混淆，1990 年国际血液学标准化委员会（International Committee for Standardization of Hematology，ICSH）和国际输血协会（International Society of Blood Transfusion，ISBT）统一了血小板特异性抗原系统国际命名方法。2003 年，ISBT 和国际血栓与止血协会（International Society for Thrombosis and Hemostasis，ISTH）联合成立了血小板命名委员会（Platelet Nomenclature Committee，PNC）对血小板抗原系统的命名进一步完善，建立了命名原则和认可新抗原的标准。命名方式为：①血小板特异性抗原系统统一命名为人类血小板抗原，用英文缩写 HPA 表示；②不同的抗原系统按发现时间的先后顺序进行数字编号；③共显性双等位基因遗传系统中，基因频率大于 50% 为高频率抗原，用"a"表示，基因频率小于 50% 为低频率抗原，用"b"表示。只有当 2 个对偶抗原全被检测出来，才能称之为系统，无对应等位基因的抗原，用"w"表示。

对于新抗原的认定，PNC 提出如下 5 条标准：①必须阐明该同种抗原的遗传学基础，提供相应基因和基因组 DNA 序列资料，或至少是 cDNA 序列资料；②必须使用特异性蛋白免疫分析方法，阐明基因突变和相应蛋白质之间的关联；③至少有 2 个参比实验室证实血清学和分子生物学的鉴定结果；④必须提供该抗原的群体资料，如果提供家系资料，将更有价值；⑤应尽可能提供血样，以建立细胞株。

2. 血小板特异性抗原系统 目前 ISBT 确认的血小板特异性抗原已有 6 个系统，即 HPA-1~HPA-5 和 HPA-15。依据人类血小板抗原免疫多态性数据库（immune polymorphism database of human platelet antigen，IPD-HPA），使用免疫血清学方法已经确定了 35 个血小板同种特异性抗原（HPA-1~29bw），其中 12 个对偶抗原已纳入 6 个系统。在已知的血小板抗原中，基因多态性大多是由相应血小板膜糖蛋白结构基因中的单核苷酸多态性引起，导致相应位置单个氨基酸变异。唯一例外的是 HPA-14bw（由 3 个核苷酸缺失导致 1 个氨基酸残基缺失）。血小板特异性抗原分布及其多态性列于表 1-5。

表1-5 血小板特异性抗原分布及其多态性

抗原	CD	糖蛋白定位	氨基酸改变	DNA 多态性
HPA-1a	CD61	GPⅢa	Leu33	T176
HPA-1b			Pro33	C176
HPA-2a	CD42b	GPⅠbα	Thr145	C482
HPA-2b			Met145	T482
HPA-3a	CD41	GPⅢb	Ile843	T2621
HPA-3b			Ser843	G2621
HPA-4a	CD61	GPⅢa	Arg143	G506
HPA-4b			Gln143	A506
HPA-5a	CD49b	GPⅠa	Glu505	G1600
HPA-5b			Lys505	A1600
HPA-6bw	CD61	GPⅢa	Gln489Arg	G1544G
HPA-7bw	CD61	GPⅢa	Ala407Pro	G1297C
HPA-8bw	CD61	GPⅢa	Cys636Arg	T1984C
HPA-9bw	CD41	GPⅡb	Met837Val	A2602G
HPA-10bw	CD61	GPⅢa	Gln62Arg	A263G
HPA-11bw	CD61	GPⅢa	His633Arg	A1976G
HPA-12bw	CD42c	GPⅠbβ	Glu15Gly	A119G
HPA-13bw	CD49b	GPⅢa	Met799Thr	T2483C
HPA-14bw	CD61	GPⅢa	Lys611Del	AAG Del
HPA-15a	CD109	CD109	Tyr703	T2108
HPA-15b			Ser703	C2108
HPA-16bw	CD61	GPⅢa	Thr140Ile	C497→T497
HPA-17bw	CD61	GPⅢa	Thr195Met	C662T
HPA-18bw	CD49b	GPⅠa	Gln716His	G2235T
HPA-19bw	CD61	GPⅢa	Lys137Gln	A487C
HPA-20bw	CD41	GPⅡb	Thr619Met	C1949T

续表

抗原	CD	糖蛋白定位	氨基酸改变	DNA多态性
HPA-21bw	CD61	GPⅢa	Glu628Lys	G1960A
HPA-22bw	CD41	GPⅡb	Lys164Thr	A584C
HPA-23bw	CD61	GPⅢa	Arg622Trp	C1942T
HPA-24bw	CD41	GPⅡb	Ser472Asn	G1508A
HPA-25bw	CD49b	GPⅠa	Thr1087Met	C3347T
HPA-26bw	CD61	GPⅢa	Lys580Asn	G1818T
HPA-27bw	CD41	GPⅡb	Leu841Met	C2614A
HPA-28bw	CD41	GPⅡb	Val740Leu	G2311T
HPA-29bw	CD61	GPⅢa	Thr7Met	C98T

二、血小板血型系统抗体

血小板抗原HLA和HPA均具有多态性，可通过输血或妊娠等免疫刺激产生同种血小板抗体，包括HLA抗体和血小板特异性抗体，引发同种免疫性血小板减少。另外，免疫系统失调的患者，机体会产生针对自身血小板相关性抗原（HPA、HLA）的自身抗体，从而导致血小板自身免疫病。

（一）HLA抗体

血小板上HLA抗原的免疫原性比白细胞弱，但其在血小板上的数量较多，约占外周血HLA-Ⅰ类抗原总量的70%，多次输注血小板的患者可能引起HLA同种免疫抗体的产生，导致血小板无效输注。基础疾病、免疫抑制药的使用以及血液制品中是否含有足量的白细胞等多种因素，均可影响输注相关HLA同种免疫抗体的产生，这些因素对于多次接受血小板输注的患者来说具有重要的临床意义。若供体血液制品中含有足量的白细胞，由于白细胞上有HLA-Ⅰ、HLA-Ⅱ类抗原，可能导致患者出现初期同种免疫，产生记忆B淋巴细胞，当患者再次接受含有少量HLA抗原的血小板（或其他血液制品）时，机体就会产生强烈的免疫反应，产生大量的HLA抗体，导致输入的血小板被破坏。因此，临床为降低白细胞造成的不利影响，输注血液制品前需进行白细胞滤过处理。

（二）血小板特异性抗体

HPA是血小板表面所具有的血小板独特性抗原，具有遗传多态性。受血者因输注与之不合的血小板、多次妊娠或骨髓移植等免疫刺激，机体可能产生抗血小板抗体（如HPA-1a、HPA-2b、HPA-3a、HPA-4a抗体），多为IgG型，引起输血后紫癜（post-transfusion purpura，PTP）、血小板无效输注（platelet transfusion refractoriness，PTR）或新生儿同种免疫性血小板减少症（neonatal alloimmune thrombocytopenia，NAIT）。由于人种间血小板抗原频率不同，同种免疫产生的特异性抗体也不尽相同。欧美国家PTR与NAIT多数是由于HPA-1a抗体引起的。中国由于HPA-1a阳性率>99%，故HPA-1a抗体引起的PTR不多见，但HPA-3a、HPA-4a抗体可以引起NAIT。

（三）血小板自身抗体

自身免疫病患者由于体内自身免疫系统失调，机体产生针对自身血小板抗原（如 HPA、HLA）的抗体，多为 IgG 或 IgA 类抗体，可导致特发性血小板减少性紫癜（idiopathic thrombocytopenic purpura，ITP）。

自测题

一、单项选择题

1. Rh 血型系统的抗体一般是
   A. IgA   B. IgD   C. IgM   D. IgG   E. IgE

2. 下列基因型不是纯合子的是
   A. 基因型为 DD
   B. 基因型为 EE
   C. 基因型为 Ee
   D. 基因型为 dd
   E. 基因型为 cc

3. AB 型的红细胞和下列哪一种血型的全血混合不会发生凝集反应
   A. A 型   B. B 型   C. O 型   D. AB 型   E. A_2 型

4. 母亲是 AB 型，父亲是 O 型，其子女可能的血型是
   A. 只能是 A 型、B 型
   B. 只能是 A 型、B 型、AB 型
   C. 只能是 AB 型
   D. A 型、B 型、O 型、AB 型均有可能
   E. 除 ABO 血型系统外的特殊血型

5. 人类 ABO 血型的发现者是
   A. Karl Landsteiner
   B. Coombs
   C. Thomsen
   D. Bernstein
   E. Okamoto

6. 经典 HLA-Ⅱ类基因包括
   A. DR、DQ、DP
   B. E、F、G
   C. A、B、C
   D. DMA、TAP、LMP
   E. C2、C4、TNF

7. 下列属于 HLA-Ⅰ类分子的是
   A. HLA-DP
   B. HLA-DR
   C. HLA-DQ
   D. HLA-A
   E. C2

8. HLA-Ⅱ类抗原主要表达在
   A. 红细胞
   B. B 淋巴细胞
   C. T 淋巴细胞
   D. 血小板
   E. 中性粒细胞

9. 因 HLA 抗体引起的输血反应，最常见的是
   A. 溶血反应
   B. 发热性非溶血性输血反应
   C. 输血后紫癜
   D. 循环超负荷
   E. 过敏反应

10. 血小板血型系统抗原主要有
    A. 粒细胞抗原
    B. 仅 ABO 系统抗原

C. 仅HLA-A、HLA-B位点抗原　D. 仅血小板特异性抗原（HPA）

E. 人类白细胞抗原、红细胞血型系统抗原及血小板特异性抗原均包含

二、简答题

1. ABO血型的特性是什么？
2. 简述HLA分子的命名原则。

（吕长坤　张子萍）

项目二

输血相关实验室检查

学习目标

通过本项目内容的学习，学生应能够：

识记
1. 说出输血相关传染病病原标志物的检测项目。
2. 列举输血前红细胞相容性检测的内容。

理解
1. 解释输血相关传染病病原标志物的检测方法与原理。
2. 区分输血前红细胞相容性检测的检测方式及用途。

运用
1. 利用输血相关传染病病原学标志物检测原理进行临床相关项目的检测。
2. 应用输血前红细胞相容性检测技术完成临床血型鉴定、交叉配血等相关操作。

任务一 输血相关传染病病原学标志物检测

案例 2-1

某患者，男性，78岁，A型RhD（+），入院诊断为肝占位，后因消化道出血（Hb 63 g/L）申请输血，于2017年12月8日输入去白细胞悬浮红细胞4 U，冰冻血浆400 ml，于2017年12月9日输入去白细胞悬浮红细胞2 U，冰冻血浆200 ml。患者因病于2018年再次入院，当年4月25日患者检测传染病四项，结果HCV抗体阳性。该患者首次住院传染病检测结果：输血前用酶联免疫法检测HBsAg、HCV抗体、HIV抗体和TP抗体均为阴性。2018年4月25日检测结果为HCV抗体阳性，余三项为阴性。对患者所输血液标本进行再次检测，传染病四项结果均为阴性。换用可检测HCV抗原的试剂，显示有一位供血者为弱阳性。

请思考：

根据该患者提供的信息，导致该患者感染HCV的原因可能是什么？

输血相关传染病的检测项目包括人类免疫缺陷病毒（HIV）感染标志物、乙型肝炎病毒（HBV）感染标志物、丙型肝炎病毒（HCV）感染标志物、梅毒螺旋体感染标志物、谷丙转氨酶（ALT）检测，以及国家和省级卫生健康行政部门规定的地方性、时限性输血相关传染病标志物。检测方法主要包括核酸扩增检测技术、血清学检测技术及酶学检测技术。以下对血清学检测方法及核酸扩增检测方法作主要介绍。

一、输血相关传染病病原学标志物的血清学检测方法

（一）乙型肝炎病毒（HBV）表面抗原检测

【原理】

应用双抗体夹心酶联免疫吸附试验原理检测乙型肝炎表面抗原（HBsAg）。在聚丙乙烯微孔板条上预包被纯化的乙型肝炎表面抗体（抗HBs），在微孔板各孔中分别加入血清或血浆样品后，再加入酶标记乙型肝炎表面抗体（HBsAb-HRP），则血清或血浆标本中所含的HBsAg将会与之形成"包被抗体-抗原-酶标抗体"复合物。洗涤后加入显色底物，底物在酶的催化作用下发生显色反应，生成蓝色底物，终止反应后，变为黄色。

【标本】

血清或血浆。

【器材与试剂】

1. 器材 移液器（加样枪）、水浴箱（温箱）、洗板机、酶标仪、振荡器等。

2. 试剂 乙型肝炎表面抗原检测试剂盒（ELISA法）。

【操作步骤】

1. 试剂的平衡 依据检测样本数量，从试剂保存冰箱内取出试剂盒、试剂槽、阴性及阳性对照品、质控物载架等，平衡至室温。

2. 试剂盒的检查 检查试剂盒的完整性，查看有无破损；试剂有无更换批号，是否在有效期内；各试剂瓶有无渗漏，试剂瓶标签是否完整。

3. 试剂的添装 将各种试剂装入相应的试剂槽中，添加适量阴性、阳性对照品和质控物。

4. 洗液的配制 浓缩洗涤液配制前应充分摇匀（如有晶体，应充分溶解），浓缩洗涤液和去离子水按试剂说明书要求的比例稀释后使用。

5. 微孔板的检查 从试剂盒的微板密封袋中取出微孔板，用手轻压微孔板，使之平整，检查微板孔有无裂缝、破损、异物。当实验标本数不足整板时，在安插好有效试验板条的同时，根据仪器洗板机的洗板要求用废旧板条补齐，填补的微孔板一定要按压平整，避免影响洗板过程。剩余板条密封后放入试剂冰箱，次日优先使用。

6. 加样 将准备好的微孔板、血液样本、阴性及阳性对照品、质控品和加样针加载到全自动加样系统上，根据设备加样软件的提示进行操作，完成加样过程。阴性、阳性对照品位置和顺序按试剂说明书的要求设置，阴性、阳性对照品加完后紧接着加一孔质控物。

7. 加样效果的检查 加样完成的微孔板，需目视确认标本及试剂是否漏加，加注位置是否正确；全自动加样系统在加样，加阴性、阳性对照品及质控品全过程都需要工作人员值守，以确保样本及试剂无漏加且加注位置正确。

8. 检测 加样完成后，仪器根据设定程序完成实验后处理过程。

【结果判读】

微孔板本底正常，无花板、白板，试验阴性、阳性对照品结果符合试剂说明书要求，质控血清测定结果S/CO值在控，试验结果确定为有效。

1. 双试剂检测总结果的判定原则　两种试剂检测均为"无反应性",则其HBsAg总结果为"阴性"。两种试剂检测任一种或两种为"可疑"或"反应性",则其HBsAg总结果为"待查"。

2. 待查标本的处理　工作人员于实验结束后将待查标本条码登记。单试剂"待查"标本做相应单试剂双孔复试。如双孔复试结果其中任一孔或两孔均为"可疑"或"反应性",则该样本判定为HBsAg"阳性";两孔均为"无反应性",则判定为HBsAg"阴性"。

双试剂"待查"样本,将条码号记录在样本剪样登记表上,剪取对应的血辫后做双试剂单孔复试。双试剂单孔复试结果其中任一种试剂检测为"可疑"或"反应性",则该样本HBsAg判定为"阳性";两种试剂均为"无反应性",则判定为"阴性"。

【注意事项】

（1）开始试验前,将所有试剂恢复至室温。

（2）标本应新鲜,不得有高血脂、溶血及颗粒。若要贮藏,必须少量分装保存于低温（2~8℃）冰箱。若长期保存,请置于-20℃,并避免样本反复冻融;标本不能含叠氮钠（NaN_3）,因为NaN_3是辣根过氧化物酶（HRP）的抑制剂。

（3）试剂盒在保质期内使用,不同批号的试剂不得混用;不同制造商或不同批号的试剂不得混用。

（4）在储存及孵育过程中,避免将试剂暴露在强光中。所有试剂瓶盖须盖紧以防止蒸发和污染,试剂避免受到微生物的污染,因为蛋白水解酶的干扰将导致出现错误的结果。

（5）如果包装袋破损或者已开启装有干燥剂的包装袋而未用夹子封紧,不要继续使用。

（6）小心吸取试剂并严格遵守给定的孵育时间和温度。在吸取标本/对照血清,酶结合物或底物时,如果第一个孔与最后一个孔加样之间的时间间隔过大,将会导致不同的"预孵育"时间,从而明显地影响到测量值的准确性及重复性。

（7）应用微量移液器要按规定的量加入微孔板的底部,避免加在孔壁上部,并注意不可溅出,不可产生气泡。加样枪的枪头不要触及微孔的内壁;每次加样应更换吸嘴,做到一样一吸头,以免发生交叉污染;酶标工作液、样本稀释液和底物等公共组分要悬臂加样,不得碰到微孔;不得重复使用封板膜;滴加试剂时,应先摇匀,并弃去1~2滴后,垂直滴加。

（8）洗涤不充分将影响试验结果,应该小心地洗涤,所有的孔内均应加入相同体积的洗涤缓冲液。洗涤结束时,应将微孔板倒扣于纸巾上并轻轻敲打,以确保所有孔内均无洗涤缓冲液,避免产生泡沫。如果使用自动洗板机,注意正确操作。

（9）达到规定的反应时间后需要立即终止。请在15 min内完成结果判读。

（10）每次实验均要做阴性和阳性对照。

【临床意义】

HBsAg阳性是HBV感染和携带的标志,用于肝炎的鉴别诊断、流行病学研究和输血安全保证。急性肝炎可以在转氨酶升高或症状出现前1~7周测出,发病3周约半数呈阳性,高峰在感染后2~3个月,多数患者半年后清除,然后表面抗体升高。HBsAg阳性持续半年或1年以上为HBV慢性携带者,垂直传播感染者可携带HBV数十年,此期间虽无明显症状,但可有肝细胞损害,与免疫功能紊乱或合并丙型肝炎病毒或丁型肝炎病毒感染有关,其中部分患者将发展为慢性肝炎、肝坏死、肝硬化。后者中少数患者发生肝细胞癌。对HBsAg阳性患者,应该进一步检查谷丙转氨酶、谷草转氨酶、乙型肝炎e抗原（HBeAg）和乙型肝炎e抗体（抗HBe）以判明传染性、活动性或HBV变异株感染。

（二）丙型肝炎病毒（HCV）抗体检测

【原理】

采用间接酶联免疫吸附试验检测人血清或血浆标本中丙型肝炎病毒抗体（抗HCV）。将待测标本加入已包被抗原（HCV 抗原）的反应孔内孵育，若标本中含有 HCV 抗体，则该抗体与微孔内抗原形成"包被抗原-抗体"复合物，洗板去除未结合物质；加入酶标记物，经二次孵育后，酶标记物连接至抗原抗体复合物上，形成"包被抗原-抗体-酶标抗体"复合物，再次洗板后加入显色剂；复合物上连接的 HRP 催化显色剂反应，生成蓝色物质，终止反应后，变为黄色。

【标本】

血清或血浆。

【器材与试剂】

1. 器材 移液器（加样枪）、水浴箱（温箱）、洗板机、酶标仪、振荡器等。

2. 试剂 丙型肝炎病毒抗体检测试剂盒（ELISA 法）。

【操作步骤】

操作步骤同乙型肝炎表面抗原检测。

【结果判读】

微孔板本底正常，无花板、白板，试验阴性、阳性对照品结果符合试剂说明书要求，质控血清测定结果 S/CO 值在控，试验结果确定为有效。

1. 双试剂检测总结果的判定原则 两种试剂检测均为"无反应性"，则其抗 HCV 总结果为"阴性"；两种试剂检测任一种或两种为"可疑"或"反应性"，则其抗 HCV 总结果为"待查"。

2. 待查标本的处理 工作人员于试验结束后将待查标本条码登记。单试剂"待查"标本做相应单试剂双孔复试。双孔复试结果中任一孔或两孔均为"可疑"或"反应性"，则该样本判定为抗 HCV"阳性"；两孔均为"无反应性"，则判定为抗 HCV"阴性"。

双试剂"待查"样本，将条码号记录在样本剪样登记表上，剪取对应的血辫后做双试剂单孔复试。双试剂单孔复试结果中任一种试剂检测为"可疑"或"反应性"，则该样本抗 HCV 判定为"阳性"；两种试剂均为"无反应性"，则判定为"阴性"。

【注意事项】

（1）试剂盒应置于 2~8℃ 避光保存，在有效期内使用。

（2）微孔板打开包装后，应立即将未使用的板条装入有干燥剂的自封袋中密封，置于 2~8℃ 避光保存，尽快使用。

（3）未使用完的酶结合物、阳性对照品、阴性对照品、洗涤液、显色剂 A、显色剂 B 和终止液，在没有其他试剂污染的情况下，保存于原试剂瓶，并拧紧瓶盖，置于 2~8℃ 避光保存。

（4）配制成工作浓度的洗涤液如出现絮状沉淀，应立即更换，并清洗洗板机。

【临床意义】

丙型肝炎是由 HCV 引起的病毒性肝炎。抗 HCV 有 IgG 和 IgM 类抗体，其中 IgM 类抗体为 HCV 近期感染指标，慢性期和恢复期患者抗 HCV 多为 IgG 型。两类特异性抗体均为 HCV 感染指标。HCV 感染者血液中存在针对 HCV 不同蛋白的抗体，且抗体出现的时间、持续的长短均有所差异，因此，酶联免疫吸附试验（ELISA）测定时所使用的包被抗原必须全面，才能有效地检出所存在的抗体。检测试剂经历了第一代、第二代和第三代的发展，第三代 HCV 抗体试剂检测的窗口期为 49~56 d。

（三）人类免疫缺陷病毒（HIV）抗原/抗体检测

【原理】

采用双抗原夹心法和双抗体夹心法酶联免疫吸附试验原理，在微孔条上预包被重组 HIV

抗原和抗 P24 单抗，配以生物素抗体、酶标记抗原、酶标记亲和素及 TMB 显色剂等其他试剂，检测人血清或血浆中的 HIV-1 型抗体和（或）HIV-2 型抗体及 P24 抗原。

【标本】

血清或血浆。

【器材与试剂】

1. 器材　移液器（加样枪）、水浴箱（温箱）、洗板机、酶标仪、振荡器等。

2. 试剂　人类免疫缺陷病毒抗原抗体检测试剂盒（ELISA 法）。

【操作步骤】

操作步骤同乙型肝炎表面抗原检测。

【结果判读】

微孔板本底正常，无花板、白板，试验阴性、阳性对照品结果符合试剂说明书要求，质控血清测定结果 S/CO 值在控，试验结果确定为有效。

1. 双试剂检测总结果的判定原则　两种试剂检测均为"无反应性"，则其 HIV 总结果为"阴性"。两种试剂检测任一种或两种为"可疑"或"反应性"，则其 HIV 总结果为"待查"。

2. 待查标本的处理　工作人员于实验结束后将待查标本条码登记，单试剂"待查"标本做相应单试剂双孔复试。双孔复试结果中任一孔或两孔均为"可疑"或"反应性"，则该样本判定为 HIV "阳性"；两孔均为"无反应性"，则判定为 HIV "阴性"。

双试剂"待查"标本，将条码号登记后，剪取对应的血辫后做双试剂单孔复试。双试剂单孔复试结果中任一种试剂检测为"可疑"或"反应性"，则该样本 HIV 判定为"阳性"；两种试剂均为"无反应性"，则判定为"阴性"。

【HIV 初筛阳性标本的送检】

（1）HIV 初筛阳性标本实行双人双锁管理制度。对于 HIV 初筛阳性的血标本，由疫情上报人员填写送检单。

（2）疫情上报人员穿好工作衣、戴好手套，在安全管理员的协助下将当日 HIV 初筛结果为阳性的标本挑出，取 HIV 初筛阳性标本血清 500 µl 置于"子弹头"形离心管中，在管外标识对应的条码号，经双人核对无误后，放入密封塑料袋，并标识"HIV 可疑标本"，填写 HIV 初筛阳性样本送检记录。

（3）用固定、密封的贴有生物危险标识的钢制套筒盛装密封样本的塑料袋，再放入贴有生物危险标识的保温桶中。

（4）疫情上报人员用红色记号笔在 HIV 初筛阳性的原始样本条码上注明日期，放在 HIV 初筛阳性的样本专用试管架上，保存于 2~8℃已检不合格样本专用冰箱中，填写阳性标本保存记录单。

（5）疫情上报人员在安全管理员的协助下，于发现 HIV 初筛阳性样本的当日将包装后的分样样本、HIV 初筛阳性样本送检记录和 HIV 初筛阳性送检化验单用专车运送至当地疾病预防控制中心 HIV 确证实验室。血标本送达后，按要求履行交接手续。

【注意事项】

（1）HIV 检测必须符合《全国艾滋病检测技术规范（2020 年修订版）》，严格防止交叉感染。操作时必须戴手套，穿工作衣，严格健全和执行消毒隔离制度。

（2）将试剂置于 2~8℃避光保存，使用前将试剂放置室温 30 min。在检测和保存过程中应避免阳光直接照射，避免在有挥发性物质及次氯酸类消毒剂的环境下操作。

（3）封板膜不能重复使用，不同批次的酶标板、酶标试剂、阴性及阳性对照品不可混用。

（4）当加样品和液体试剂时，必须用加液器加注，并经常校准。

（5）洗涤时，各孔均须加满洗液，浸泡 30~60 s，防止孔口有游离酶而不能洗净。

（6）测定结果的判定必须以酶标仪为准。读取结果时，应擦干酶标板底部，且孔内不能有气泡。不要触碰孔底部的外壁，指印或划痕都可能影响板孔的读值。

（7）所用样品、废液和废弃物都应按传染性材料处理。

（8）初试阳性者应重新取样双孔复试，复试阳性者应按《全国艾滋病检测技术规范（2020年修订版）》送HIV确证实验室进行确证实验。

【临床意义】

本实验为初筛实验，人体受到人类免疫缺陷病毒（HIV）感染后2~3个月血清中出现HIV抗体，而且抗体可以长期存在，试验呈阳性反应。HIV抗体阳性说明患者处在HIV感染的潜伏期、HIV隐性感染期、获得性免疫缺陷综合征（艾滋病）相关综合征或艾滋病期，如同性恋者、静脉药瘾者（吸毒者）、血友病患者、艾滋病患者的配偶。如遇献血者中有阳性反应的报告，应送本地最高级别检测中心确认。在献血者筛查时，任何一种检测方法检测结果出现阳性即被取消献血资格。

（四）梅毒螺旋体检测

梅毒螺旋体血清学检查是诊断梅毒的重要依据。当人体感染梅毒螺旋体后4~10周，血清中可产生一定数量的抗类脂质抗原的非特异性反应素和抗梅毒螺旋体抗原的特异性抗体，主要是IgM、IgG。这些抗体均可用免疫学方法进行检测。根据检测所用抗原不同，梅毒血清学试验分为两大类：一类为非梅毒螺旋体抗原血清试验，包括性病研究实验室（VDRL）试验、梅毒快速血浆凝集素试验（PRP）、梅毒甲苯胺红不加热血清试验（TRUST），这些试验主要应用于梅毒的筛查和疗效观察。另一类为梅毒螺旋体抗原血清试验，包括梅毒螺旋体颗粒凝集试验（TPPA）、梅毒螺旋体血细胞凝集试验（TPHA）、荧光密螺旋体抗体吸收试验（FTA-ABS）、酶联免疫吸附试验（ELISA）等。这些试验主要用于确证试验，不用于疗效观察。以下主要介绍PRP、TRUST和ELISA。

梅毒快速血浆凝集素试验（RPR）

【原理】

梅毒患者血清中存在着能与VDRL抗原发生凝集反应的反应素。将标准的心磷脂抗原吸附在特制的活性炭颗粒上，这种含炭颗粒抗原与患者血清混合在一起后，可以和血清抗心磷脂抗体起反应，在白色纸卡上形成肉眼可见的黑色凝集颗粒。

【标本】

血清或血浆。

【器材与试剂】

1. 器材　移液器、一次性枪头、旋转仪、计时器。

2. 试剂　RPR试剂、阳性对照品、阴性对照品等。

【操作步骤】

按照梅毒快速血浆凝集素试验（RPR）检测试剂盒说明书进行操作。

【结果判读】

1. 阴性反应（-）　可见均匀的抗原颗粒而无凝集物。

2. 弱阳性反应（+ ~ ++）　可见较小的黑色凝集物。

3. 阳性反应（+++ ~ ++++）　可见中等或较大的黑色凝块，溶液清亮。

【注意事项】

（1）本试验在23~29℃室温中进行，试剂及待检血清由冰箱取出后应恢复至室温后再试验。

（2）RPR试剂在使用前应充分摇匀。

（3）血清中加入试剂后应充分振荡，使其混匀。

（4）定性试验呈弱阳性或阳性反应者，需结合临床进行综合分析、判断，同时再做特异性密螺旋体试验加以确诊。因为本试验是梅毒非特异性反应素试验，麻风病等患者可出现生物学假阳性反应。

（5）吸取试剂、血清时要更换枪头，避免污染试剂。试剂盒中的专用滴管、针头只能用于吸取RPR试剂，不能用于吸取血清或作为其他用途。

（6）试剂盒应视为有传染性物质，请按传染病实验室检查规程处理。

【临床意义】

本试验主要用于梅毒螺旋体感染人群的筛查，隐性梅毒患者阳性率为80%，梅毒患者阳性率为80%~95%。本试验可进行半定量检测，以配合临床治疗。阳性检测结果应注意是否进行进一步的梅毒螺旋体特异性抗体检测（如TPPA、TPHA），并与患者的临床表现相结合，从而得出较为全面的结论。

梅毒甲苯胺红不加热血清试验（TRUST）

【原理】

采用VDRL的抗原（类脂质抗原：心磷脂、卵磷脂及胆固醇），混悬于含有特制的甲苯胺红溶液中，在白色卡片上与待测血清中反应素反应，出现肉眼可见的凝集，可作为梅毒病的诊断和疗效参考。

【标本】

血清或血浆。

【器材与试剂】

1. 器材 专用滴管及针头一套、振荡仪。

2. 试剂 TRUST抗原悬液、阳性及阴性对照品等。

【操作步骤】

按照梅毒甲苯胺红不加热血清试验（TRUST）检测试剂盒说明书进行操作。

【注意事项】

（1）TRUST试剂使用前应充分摇匀，不同批号的试剂不能混用，抗体浓度过高时可出现并区现象，应给予充分关注。

（2）TRUST的敏感性和特异性有一定的局限性，同时结果为肉眼观察，易出现漏检和误判，因此本试验只适用于筛选，不适用于梅毒的诊断。请结合其他的检查结果以及临床症状进行综合判断。

（3）当废弃试剂和容器等时，要按照有关废弃物的规定操作，将医疗废弃物和产业废弃物分开处理。

（4）试剂盒配套阴性对照品和阳性对照品，应置于2~8℃冰箱保存，在有效期内使用；质控品应置于-20~-15℃保存，有效期为2年；开封后质控品应置于2~8℃冰箱保存，1周内有效，避免反复冻融；质控品从冰箱取出后需在室温放置30 min以上，充分混匀后再测定。

（5）试剂含有防腐剂、稳定剂等化学成分，存在一定的刺激性和毒性，若不慎溅到人体表面（如皮肤、眼），必须用清水冲洗。

梅毒螺旋体抗体酶联免疫吸附试验

【原理】

采用双抗原夹心 ELISA 方法定性检测血清或血浆样品中梅毒螺旋体抗体,在微孔板上预包被梅毒螺旋体抗体的基因重组抗原,用酶标记抗原,与样本中的梅毒螺旋体抗体发生特异性反应,然后用 TMB 底物作用,检测人血清或血浆中的梅毒螺旋体抗体。

【标本】

血清或血浆。

【器材与试剂】

1. 器材 手工加样仪、全自动加样及酶联免疫吸附处理系统。

2. 试剂 梅毒螺旋体抗体诊断试剂盒(ELISA 法)。

【操作步骤】

操作步骤同乙型肝炎表面抗原检测。

【结果判读】

微孔板本底正常,无花板、白板,试验阴性、阳性对照品结果符合试剂说明书要求,质控血清测定结果 S/CO 值在控,试验结果确定为有效。

1. 双试剂检测总结果的判定原则 两种试剂检测均为"无反应性",则其抗 TP 总结果为"阴性";两种试剂检测任一种或两种为"可疑"或"反应性",则其抗 TP 总结果为"待查"。

2. 待查标本的处理 工作人员于实验结束后将待查标本条码登记。单试剂"待查"标本做相应单试剂双孔复试。双孔复试结果中任一孔或两孔均为"可疑"或"反应性",则该样本判定为抗 TP"阳性";两孔均为"无反应性",则判定为抗 TP"阴性"。

双试剂"待查"样本,将条码号记录在样本剪样登记表上,剪取对应的血辫后做双试剂单孔复试。双试剂单孔复试结果中任一种试剂检测为"可疑"或"反应性",则该样本抗 TP 判定为"阳性";两种试剂均为"无反应性",则判定为抗 TP"阴性"。

【注意事项】

(1)从冰箱中取出的试剂盒应在室温下平衡 30 min 以上。每次实验前都应检查试剂批号。对于新批号试剂,要及时在管理系统中进行批号的添加和更改。

(2)每次实验前试剂最多可添加试剂槽的 3/4 量,添加时应小心,防止试剂喷溅导致试剂污染。

(3)整个实验过程中应严格遵守仪器和项目操作规程进行操作,不得擅自离岗。

梅毒检测方法学评价列于表 2-1。

表2-1 梅毒检测的方法学评价

方 法	评 价
梅毒快速血浆凝集素试验(RPR)	RPR 是非特异性试验,受某些自身抗体免疫疾病和传染病的影响,常会出现假阳性。同时,RPR 对梅毒早期、治疗后梅毒及潜伏梅毒往往出现假阴性,因此它的敏感性和特异性有一定的局限性,且肉眼判断易受检验者主观因素的影响
梅毒甲苯胺红不加热血清试验(TRUST)	TRUST 是一种非梅毒螺旋体抗原试验,可作为常规试验,还可用于人群的筛查
梅毒螺旋体抗体酶联免疫吸附试验	敏感度及特异性较高,在操作中可以同一时间进行多份样本检测,常用于大批量筛查

二、输血相关传染病病原学标志物核酸扩增检测方法

【原理】

聚合酶链反应（PCR）扩增检测采用 TaqMan 荧光探针标定技术。人类免疫缺陷病毒、丙型肝炎病毒、乙型肝炎病毒核酸扩增分别采用不同的荧光染料标记的探针，故可对提取的标本和内对照模板同时进行 HIV1（RNA）、HCV（RNA）、HBV（DNA）检测。在反转录酶的作用下，HCV RNA/HIV1 RNA/内对照 RNA 反转录成 cDNA，再与 HBV DNA/内对照 DNA 一同作为模板，在 TaqDNA 聚合酶的作用下扩增病毒核酸的保守区域和内对照特定区域。TaqDNA 聚合酶 5'→3' 外切酶活性切割反应系统中带荧光标记的 TaqMan 探针产生荧光信号，随着 PCR 的进行，荧光信号不断积累。实时荧光定量 PCR 扩增仪通过检测达到和超过荧光阈值的信号，给出样品的阴性和阳性结果。

【标本】

利用 EDTA-K2 真空采血管留取血标本。

【器材与试剂】

1. **器材** 荧光定量 PCR 扩增仪。
2. **试剂** HIV、HBsAg、HCV（DNA）核酸扩增荧光检测试剂盒等。

【操作步骤】

严格按照荧光定量 PCR 扩增仪标准操作规程操作。

【结果判读】

1. **结果判读对照表** 列于表 2-2 和表 2-3（以某一厂家核酸检测系统为例）。

表2-2　阳性对照、阴性对照、内对照结果判定规则

分析项目	内对照		HBV DNA	HCV RNA	HIV-1 RNA	备注
检测荧光	HEX	TAMRA	FAM	ROX	CY5	/
阴性对照	+	+	-	-	-	否则重测
阳性对照	/	/	+	+	+	否则重测

表2-3　检测样本结果判定规则

分析项目	内对照		HBV DNA	HCV RNA	HIV-1 RNA	结果判定
检测荧光	HEX	TAMRA	FAM	ROX	CY5	
检测样本	+	+	-	-	-	HBV DNA/HCV RNA/HIV-1 RNA 阴性
	/	/	+	/	/	HBV DNA 阳性
	/	/	/	+	/	HCV RNA 阳性
	/	/	/	/	+	HIV-1 RNA 阳性
	-	-	-	-	-	所有结果重新测定
			-			HBV DNA 结果重新测定
				-	-	HCV RNA 或 HIV-1 结果重新测定

注："/" 表示不考虑；FAM/ROX/CY5 荧光层："-" 表示 Ct > 45 或无 Ct；"+" 表示 Ct ≤ 45；HEX/TAMRA 荧光层："-" 表示 Ct > 40 或无 Ct；"+" 表示 Ct ≤ 40。

2. 实验有效性的判定 参照表2-2、表2-3规则，对每孔结果的有效性及阴性、阳性进行判断，当阴性、阳性对照与外部质控品（质控品达到预期结果）同时有效时，整批实验有效；否则整批实验无效，需重做。

3. 结论的判定 ①采用混检（八混一）模式进行核酸检测。当混检结果呈非反应性（-）时，该混检孔内的标本均判为合格标本；②当混检结果某一项或多项呈反应性（+）时，混检孔内的所有标本均为待查标本，须进行拆分单样本检测；③当拆分检测呈非反应性（-）时，则该标本为合格标本；当拆分单样本检测某一项或多项呈反应性（+）时，该样本判为不合格。

【标本保存】

对照检测报告，将检测呈反应性的POO1所对应的标本挑出，放置于2~8℃冰箱，留待次日进行样本拆分检测。对照检测记录，将检测呈非反应性的标本按照日期，每10个标本作为一个单位放在样本盘上，贴上留样标签，放置于-20℃冰箱保存。

【注意事项】

（1）PCR扩增板须严格按照编写的扩增板图从左至右顺序摆放。

（2）PCR扩增板放入PCR仪的扩增槽后，如扩增板少于6条，应取相同数量八连管从右至左摆放与其配平，如扩增板大于6条，少于12条，应将剩下的空扩增槽用八连管补齐。

（3）按《PCR实验室消毒管理制度操作指南》进行PCR扩增实验室清洁消毒。

任务二 输血前红细胞相容性检测

案例 2-2

某患者，女性，60岁，因外伤到当地中心医院入院治疗，急诊手术，术中出血1500 ml。经主治医师评估需输注红细胞6 U、血浆600 ml、冷沉淀10 U。

请思考：

1. 该患者输血前需要做哪些实验室检查？
2. 血液的安全输注应该注意哪些方面？

一、ABO血型鉴定

根据红细胞膜表面有无A抗原和（或）B抗原，将红细胞ABO血型分为A型、B型、AB型及O型4种。血凝试验是指抗体和红细胞在液体介质中发生肉眼可见的凝集或溶血反应。通过红细胞凝集试验，进行正、反定型，从而准确地鉴定ABO血型。正定型是指用抗A和抗B血型定型试剂来测定红细胞表面有无相应的A抗原和（或）B抗原。反定型是指应用A_1型和B型试剂红细胞来测定血清中有无相应的抗A抗体和（或）抗B抗体。根据受检者红细胞表达的A抗原、B抗原及血清（或血浆）中的抗A抗体、抗B抗体情况判断ABO血型。临床常用的检测方法包括玻片法、试管法、微柱凝胶介质血型卡法等。以下主要介绍试管法和微柱凝胶介质血型卡法。

(一) 试管法

【原理】

利用商品化 IgM 抗 A、抗 B 血型定型试剂鉴定红细胞表面 ABO 抗原，即正定型。利用已知 ABO 血型的试剂红细胞鉴定同一标本血清（或血浆）中的抗 A 抗体和（或）抗 B 抗体，即反定型。如正、反定型结果一致，方可确定受检标本 ABO 血型；若正、反定型结果不一致，需增加辅助试验，以确定 ABO 血型。

【器材与试剂】

1. 器材 台式低速离心机、血型血清学专用离心机、显微镜、阅片灯箱、试管架、硬试管、塑料滴管、记号笔、载玻片等。

2. 试剂 抗 A、抗 B 血型定型试剂，生理盐水，2%~5% A 型、B 型、O 型试剂红细胞。

【标本】

EDTA-K_2 抗凝全血。

【操作步骤】

1. ABO 血型正定型试验

（1）取两支洁净试管，做好标记，按照标记分别向试管中加入 1 滴抗 A、抗 B 血型定型试剂。

（2）向标记试管中各加入 1 滴 2%~5% 被检红细胞悬液（红细胞悬液可以由自身血浆、自身血清或生理盐水配制而成，推荐使用生理盐水，必要时用生理盐水洗涤红细胞至少 1 次）。

（3）轻轻混合试管内容物，以离心力 $1000 \times g$，离心 15 s，或遵照离心机说明书要求离心。

（4）将试管从离心机中取出，拿成锐角，缓慢倾斜，使液体反复冲刷细胞凝块，当红细胞不再附着在试管壁上时，继续缓慢地倾斜和振摇，观察试管内是否形成均匀的红细胞悬液或凝集块。

2. ABO 血型反定型试验

（1）取两支洁净试管，做好标记，向每支试管中各加 2 滴被检血清（或血浆）。

（2）向标记试管中分别加入 1 滴 2%~5% A_1、B、O（必要时）试剂红细胞悬液。

（3）轻轻混合试管内容物，经血型血清学专用离心机以离心力 $1000 \times g$，离心 15 s，或遵照离心机说明书要求离心。

（4）将试管从离心机中取出，拿成锐角，缓慢倾斜，使液体反复冲刷细胞凝块，当红细胞不再附着在试管壁上时，继续缓慢地倾斜和振摇，观察试管内是否形成均匀的红细胞悬液或凝集块。

（5）怀疑为弱凝集者，应转移至显微镜下观察结果，记录观察到的凝集强度（表 2-4）或溶血程度。与正定型结果相互验证。

表2-4 试管法红细胞凝集强度结果判断

判断标准	凝集强度
红细胞凝集成一大块，血清清晰、透明	4+
红细胞凝集成数大块，血清尚清晰	3+
红细胞凝块分散成许多小块，周围可见到游离红细胞	2+
肉眼可见大颗粒，周围有许多游离红细胞	1+
镜下可见数个红细胞凝集在一起，周围有许多游离红细胞	±

续表

判断标准	凝集强度
混合凝集外观（mf），镜下可见少数红细胞凝集，而绝大多数红细胞仍分散分布	mf
表示部分溶血，有一些红细胞残留	PH
表示完全溶血，无红细胞残留	H
镜下未见凝集，红细胞分布均匀	-

【注意事项】

（1）推荐使用有国家药品监督管理局（NMPA）正式批准文号的商品化试剂红细胞；如实验室自制试剂红细胞，应选择3人份以上健康献血者同型新鲜红细胞混合，用生理盐水充分洗涤至少3次，以除去血清中的抗体、蛋白成分及可溶性抗原，并经血型定型试剂正定型鉴定无误后方可使用。

（2）试剂使用前应仔细阅读说明书并检查试剂的贮存条件是否符合要求、是否变质及失效；试剂血清用量、被检红细胞悬液的浓度和用量要遵照试剂说明书。

（3）反复输血的受血者应抽取新的标本。当出现混合外观等情况时，一般要核对标本，必要时可重新抽取血样。

（4）注意血浆纤维蛋白块对凝集反应结果判读的影响。

（5）试验过程通常先加血清，后加红细胞，注意离心力、温度、红细胞浓度及抗原抗体的比例对试验结果的影响。

（6）注意患者所使用药物对检测标本的影响。如果使用右旋糖酐、聚乙烯吡咯烷酮（PVP）等治疗，应注意将红细胞洗涤；如果受血者使用肝素治疗，则应尽量在使用鱼精蛋白中和之后，再留取血标本。

（二）微柱凝胶介质血型卡法

【原理】

将特定配比的葡聚糖凝胶颗粒分散装于特制的凝胶微柱中，制成凝胶微柱卡。正定型采用特异性微柱凝胶，反定型采用中性微柱凝胶。凝胶柱的上层为抗原抗体反应区，凝胶柱的下层为"分离池"。红细胞抗原与相应抗体在凝胶介质中发生肉眼可见的凝集反应，利用凝胶颗粒之间的间隙形成的分子筛作用，经低速离心，红细胞与相应抗体结合凝集成块，凝块体积大被凝胶阻滞不能通过凝胶层，留于凝胶介质的上层或中间，即阳性反应；未凝集游离红细胞体积小，能通过凝胶之间的间隙沉积于微柱凝胶检测管底部（管底尖部），形成细胞凝块，即阴性反应。

【标本】

EDTA-K_2抗凝全血。

【器材与试剂】

1. 器材 台式低速离心机、微柱凝胶卡式离心机、微柱凝胶卡式孵育器、试管架、移液器、硬试管、塑料滴管、移液器吸头、记号笔、全自动微柱凝胶血型检测设备（条件具备时）。

2. 试剂 微柱凝胶介质血型卡；合适浓度的A_1型、B型标准红细胞试剂。

【操作步骤】

（1）配制红细胞悬液：按试剂说明书要求配制要求浓度的待检红细胞悬液。

（2）标记、添加红细胞悬液：按实验室要求用标记笔在微柱血型卡上标记；按试剂卡说明书要求，用微量加样器在标有抗 A、抗 B 和质控管的微柱中加一定量待检的红细胞悬液（正定型）；在标有 A、B 红细胞的微柱中分别加一定量的 A_1 型、B 型红细胞悬液试剂（反定型）。

（3）加血浆、离心：按试剂卡说明书要求在标有 A、B 红细胞的微柱反应腔中央内加一定量的待检血浆（反定型）；按试剂卡说明书要求在专用离心机水平离心。

（4）观察结果：取出凝胶微柱卡，肉眼观察。①阳性：对照管细胞沉淀在管底，检测管凝集块在胶上或胶中；②阴性：质控管和检测管的红细胞均沉淀在管底；③试验失败：质控管红细胞在胶上或胶中，应重新试验。凝集强度判断列于表 2-5。

表2-5　微柱凝胶介质血型卡反应凝集强度结果判断

判断标准	凝集强度
红细胞全部在柱的上面凝集，并形成一个环形带	4+
发生凝集的大部分红细胞位于凝胶柱上半部分，少部分位于凝胶柱中部	3+
发生凝集的大部分红细胞位于凝胶柱中部，柱的底部也可见到少量红细胞	2+
发生凝集的大部分红细胞位于凝胶柱下半部分，凝胶柱的底部也可见到一些红细胞	1+
大部分凝集红细胞在凝胶柱的底部形成一个粗糙而非平整的红细胞凝集带，凝集带上方有少量红细胞	±
少数凝集的红细胞位于凝胶柱上面，而绝大多数红细胞沉于凝胶柱底部	混合凝集
凝胶柱中液体出现清澈透明红色	溶血反应
所有红细胞穿过凝胶颗粒间隙沉积在凝胶柱的底部	-

（5）比对结果：对比正、反定型结果。结果一致，方可报告血型结果。

（6）报告结果：红细胞 ABO 血型鉴定：　　　型（微柱凝胶介质血型卡法）。

【注意事项】

1. 标本　血清标本应完全去除纤维蛋白；血浆标本建议用 EDTA-K_2 或枸橼酸盐抗凝；按说明书要求配制红细胞悬液浓度。标本应新鲜（血液采集后 2～8℃可保存 7 d），避免细菌污染或红细胞破碎引起的假阳性。

2. 离心机　要准确校准离心参数，一般使用专用水平离心机。

3. 凝胶卡

（1）中性凝胶卡可用于 ABO 血型正、反定型，特异性凝胶卡只能于用正定型。

（2）卡中有的液体试剂含有防腐试剂叠氮钠、抗凝剂和增强剂等，冷冻或蒸发都有可能影响未凝集红细胞通过凝胶颗粒而到达微柱底部。为避免试剂卡产生气泡，凝胶卡从冰箱取出后应平衡至室温才可使用；实验前，应检查凝胶卡封口是否完整，液面是否低于凝胶，凝胶中是否气泡。

4. 加样　当使用中性凝胶卡鉴定 ABO 型时，应先向反应腔内加入红细胞，后加血清（血浆）或抗体。加样量按试剂卡说明书要求（一般红细胞悬液和血浆各加 50 μl）。加样时动作要轻，不要破坏凝胶面。

ABO 血型鉴定的方法较多，临床上往往根据实际工作需要选择合适的鉴定方法。方法学评价列于表 2-6。

表2-6 ABO血型鉴定方法学评价

方法	评价
盐水介质玻片法	操作简单，无需特殊仪器。但灵敏度差，反应时间长，不能用于反定型，结果不能保存，人为因素影响大，易发生血液污染
盐水介质试管法	常用，应用广泛，较玻片法灵敏，结果准确，反应时间短，适用于急诊血型鉴定。但结果不能保存，人为因素影响大
微柱凝胶介质血型卡法	特异性强，灵敏度高，结果准确，保存时间长，标本和试剂用量少，并且可以标准化和自动化，减少了医源性污染。但需要专门的离心设备和试剂卡，成本较高

（三）ABO血型正反不符的常见原因及处理原则

1. 产生原因分析 当正、反定型结果不一致时，不能判断血型，需要查明原因。可能有操作问题、待检红细胞自身或血清自身的问题。

（1）技术失误和人为因素

1）器材不洁净、试剂失效或污染、标准抗血清效价和亲和力达不到要求：如抗 A 效价不高，可将 A 亚型误定为 O 型，AB 型误定为 B 型等。

注：《中国药典》2020 版对抗 A、抗 B 试剂要求如下。①效价：抗 A 血型试剂对 A_1、A_2、A_2B 血型红细胞的凝集效价和抗 B 血型试剂对 B 血型红细胞的凝集效价均不得低于国家参考品的同步测定结果。②特异性：抗 A 应与 A_1、A_2B 血型红细胞产生凝集，与 B、O 血型红细胞不产生凝集；抗 B 应与 B 型红细胞产生凝集，与 A_1、O 血型红细胞不产生凝集；且应均不出现溶血和其他不易分辨的现象。③亲和力：抗 A 与 A_1、A_2、A_2B 血型红细胞出现凝集的时间应分别不长于 15 s、30 s、45 s；抗 B 与 B 血型红细胞出现凝集的时间应不长于 15 s，且在 3 min 内凝集块面积必须达到 1 mm^2 以上。此试剂质量性能符合合格试剂的要求。

2）错加标本或试剂、细胞与血清反应比例不适当（红细胞悬液过浓或过淡，体积比例不当）、离心过度或不足、未注意观察溶血现象均可产生假阳性或假阴性结果。

3）结果判断、记录或书写错误等。

（2）受检者红细胞的因素

1）红细胞抗原性减弱：新生儿或老年人；受检者红细胞上抗原位点过少（如 A_2、A_2B 等亚型）；白血病或骨髓增生异常综合征患者 ABO 血型抗原在红细胞表面的表达受抑制。

2）多凝集红细胞：红细胞膜发生异常，红细胞与其他所有人的血清（甚至包括自身血清）都出现凝集。①微生物引起的多凝集：细菌感染，细菌酶通过肠壁或其他方式进入血液，修饰红细胞膜，可表现为多凝集。主要有 T 多凝集（细菌唾液酸酶作用于红细胞膜上的唾液酸，暴露 T 抗原，同时白细胞和血小板也可能同时表达 T 抗原，多数人血清中含有抗 T 抗体）、Th 多凝集和 Tk 多凝集等；获得性类 B 抗原（由于革兰氏阴性菌的作用，红细胞可获得"类 B"的活性，表现为 B 型变成"O"型或者 A 型变成"AB"型）。②非微生物引起的多凝集：如造血干细胞发生突变，导致寡糖生物合成阻断，引起 Tn 凝集。③遗传性多凝集：包括 Cad、HEMPAS、NOR 及 Hyde Park 多凝集，简称 Cad 多凝集。Cad 是一种频率很低的抗原，正常人血清中一般含有抗 Cad。

3）嵌合体血型：体内有两组红细胞群体，定型时可以出现"混合外观凝集"，可见于异卵双胎。

4）红细胞致敏：受 IgG 不完全抗体致敏的红细胞，在含高蛋白介质的试剂中可发生凝集。

5）异形红细胞：当使用微柱凝胶介质血型卡法检测时，镰形红细胞可致假阳性结果。

（3）受检者血清因素

1）抗体减弱或缺乏：新生儿和出生6个月之内的婴儿血液中无ABO抗体或抗体很弱，老年人血清中ABO抗体水平下降，反定型时可出现不凝集或弱凝集；丙种球蛋白缺乏症患者血清中缺乏应有的抗A、抗B。

2）获得性抗体：新生儿血清中可能存在来自母体的抗体；使用大量非同型的血浆进行置换治疗，标本血清中含有供血者的抗A、抗B。

3）异常血浆蛋白：肝病、多发性骨髓瘤患者血清中球蛋白增多，心肌梗死、感染及外伤等引起患者血清中纤维蛋白原增多，这些常引起红细胞呈缗钱（串）状排列，造成假凝集。

4）血型特异性物质过高：部分卵巢囊肿患者血液中血型物质浓度很高，可中和抗A、抗B，需多次洗涤待检红细胞。

5）自身抗体：自身免疫性贫血患者血清中存在温性自身抗体，能凝集自身和其他血型红细胞。

6）不规则抗体：受检者血浆中含有ABO血型抗体以外的不规则抗体，与标准红细胞上其他血型抗原系统的抗原起反应。

7）药物：如低分子右旋糖酐、聚乙烯吡咯烷酮及静脉注射某些造影剂，致血液黏滞度增加，可使红细胞凝集而表现出类似凝集的现象。

2. 处理原则 应重复试验，严格执行操作规程，使用质量合格的试剂并仔细观察凝集结果。如重复试验仍然结果不符，则进一步进行以下试验：

（1）重新采集受检者的新鲜血标本，避免标本采集错误或原标本受污染所导致的错误结果。

（2）查询受血者既往史、输血史和用药史等。

（3）将受检者红细胞洗涤数次，换用新开启的确定为无细菌污染的生理盐水洗涤红细胞，用抗AB、抗A_1或抗H检测红细胞。

（4）对受检者红细胞进行直接抗人球蛋白试验，如为阳性，表示红细胞已被致敏。

（5）用A_1、A_2、B、O型红细胞及自身红细胞检查受检者血清。

（6）如怀疑为A抗原或B抗原减弱，则可将受检红细胞与抗A或抗B血清作吸收及放散试验，将受检者唾液作A、B及H物质测定。

（7）分析O型筛选细胞检测结果，确定是否为同种异型或自身冷抗体干扰正、反定型结果。

二、RhD血型鉴定

Rh血型系统抗原有50余个，其中D抗原的免疫原性最强，1ml以上的RhD阳性血输给RhD阴性个体后，大约会导致25%的个体产生抗D。Rh抗原在胎儿早期就充分发育且维持一生，脐带血或新生儿的红细胞Rh血型抗原性与成年人一样强。RhD抗原鉴定根据抗体类型分别选择不同的方法，如为IgM抗D抗体，可用盐水介质法、中性凝胶介质微柱血型卡法；如为IgG抗D抗体，则可采用酶介质法、抗人球蛋白介质法、凝聚胺介质法和抗人IgG类抗体特异凝胶介质微柱法等。以下以盐水介质法和微柱凝胶介质血型卡法作主要介绍。

（一）盐水介质法

【原理】

利用单克隆IgM抗D试剂与红细胞上D抗原反应，在盐水介质中产生肉眼可见的凝集反应。

【标本】

EDTA-K_2 抗凝全血。

【器材与试剂】

1. 器材　台式低速离心机、血型血清学专用离心机、显微镜、阅片灯箱、试管架、硬试管、塑料滴管及记号笔等。

2. 试剂　抗 D 血型定型试剂（单克隆 IgM 抗 D 或 IgM+IgG 混合型抗 D）、生理盐水。

【操作步骤】

1. 标记　取 3 支小试管，分别标记为待检管、阳性对照管、阴性对照管。

2. 加试剂　向各管加入 50 μl 单克隆 IgM 抗 D 试剂。

3. 加红细胞悬液　向标记的各管中分别对应加入 50 μl 待检红细胞悬液、5% RhD 阳性和阴性红细胞悬液，混匀。

4. 离心　以离心力 $1000 \times g$ 离心 15 s（或按照试剂说明书要求进行）。

5. 观察结果　轻摇试管，肉眼或镜检观察红细胞有无凝集或溶血反应。

6. 判断结果　阳性管凝集，阴性管不凝集。待测管凝集为阳性，不凝集为阴性。

【注意事项】

（1）Rh 定型主要鉴定 D 抗原，定型时应按抗 D 血清试剂使用说明书的要求进行，并注意必须有严格的对照试验，包括阴性对照、阳性对照和试剂对照试验。

（2）Rh 血型系统的抗体多由后天免疫刺激（输血或妊娠）产生，无须做反定型试验，也不能通过反定型验证 Rh 血型。

（3）待检红细胞与抗 D 试剂在盐水介质中（如玻片法、试管法）不凝集，应进行 Rh 阴性确认试验，一般使用 3 种以上 IgG 抗 D 试剂进行间接抗人球蛋白试验。如 3 种 IgG 抗 D 试剂抗人球蛋白试验的结果均为阴性，即可判定为 Rh 阴性，如果抗人球蛋白试验有一种或一种以上的 IgG 抗 D 试剂的结果为阳性，即可判定为 Rh 阳性，该个体为弱 D 表型。

（4）部分弱 D 型个体经输注 D 阳性红细胞后可能产生抗 D 抗体，所以受血者若为弱 D 型，应作 Rh 阴性处理，输注 Rh 阴性血液。供血者若为弱 D 型，其血液应作为 Rh 阳性血液。

（二）微柱凝胶介质血型卡法

【原理】

原理同 ABO 血型鉴定微柱凝胶介质血型卡法。

【标本】

EDTA-K_2 抗凝全血。

【器材与试剂】

1. 器材　台式低速离心机、微柱凝胶卡式离心机、微柱凝胶卡式孵育器、移液器、试管架、洁净试管、一次性塑料滴管、移液器吸头、记号笔、全自动血型检测设备（条件具备时）。

2. 试剂　RhD 血型鉴定微柱凝胶卡、生理盐水、稀释液（自动化检测时）。

【操作步骤】

1. 手工操作　严格按照微柱凝胶介质血型卡使用说明书的要求操作。

2. 全自动检测　严格按照全自动检测设备使用说明书的要求进行操作。

【注意事项】

（1）如标本抗凝不完全，可出现假阳性结果。

（2）改变孵育时间、离心力也可能出现假阳性或假阴性结果。

（3）如果应用不抗凝血标本，血清析出充分，排除纤维蛋白干扰，制备的红细胞悬液不能含有凝块。

（4）离心过程中要防止孔间污染，以免干扰结果。

（5）如果质控孔表现为阳性，提示结果不可靠，应使用生理盐水洗涤红细胞并重新配制悬液重新检测；如果质控孔结果变为阴性，则可以判读结果。

（6）微柱凝胶介质血型卡法 RhD 血型鉴定试验通常与 ABO 血型鉴定试验共用微柱凝胶卡，共用对照（质控）孔，两个试验同步进行。

RhD 血型鉴定的常用方法还有酶介质法、低离子强度溶液试验、抗人球蛋白试验等，各种方法的评价列于表 2-7。

表2-7 RhD血型鉴定方法学评价

方 法	评 价
盐水介质法	操作简单，省时，特异性强，灵敏度高，应用广泛，但试剂较贵
微柱凝胶介质血型卡法	操作简单，特异性好，灵敏度高，可检测到微弱凝集的红细胞，重复性好，结果便于保存备查
酶介质法	简便、经济，准确性和稳定性欠佳，反应时间长
抗人球蛋白试验	结果准确，是检查不完全抗体最可靠的方法。但操作烦琐、费时，试剂较贵
低离子强度溶液试验	反应时间短，灵敏度高

三、交叉配血试验

交叉配血试验也称血液配合性试验或血液相容性试验，是为了检测受血者和供血者血液之间是否存在不配合的情况，是保证安全输血的必要条件。配血相合，说明供者、受者血液之间无相应的抗原抗体免疫反应，即可输注。除非紧急输血时，输血相容性检测规则应当服从临床用血时限要求，否则任何一次输注红细胞之前都要进行交叉配血试验。交叉配血试验包括两个部分：一是主侧配血试验（major cross matching test），是采用受血者血清（或血浆）与供血者红细胞进行的相容性试验；二是次侧配血试验（minor cross matching test），是采用供血者血清（或血浆）与受血者红细胞进行的相容性试验。在进行检测方法的选择时，应尽可能多地检测出具有临床意义的抗体，包括不配合的 IgM 类抗体和 IgG 类抗体，最大限度地减少抗体的漏检，防止溶血性输血反应的发生。交叉配血试验主要包括盐水介质法、微柱凝胶介质抗人球蛋白法和低离子凝聚胺介质法，以下对微柱凝胶介质抗人球蛋白法和低离子凝聚胺介质法作主要介绍。

（一）微柱凝胶介质抗人球蛋白法

【原理】

将供血者红细胞和受血者血清、受血者红细胞和供血者血清加入含有抗人球蛋白试剂的微柱凝胶孔内，放置于 37℃ 孵育器中孵育后，如果血清（血浆）中存在针对红细胞抗原的血型抗体（无论是 IgM 型或 IgG 型），离心后，发生红细胞凝集，凝胶柱中的凝胶或小玻璃珠的间隙具有分子筛作用，凝集反应阳性的红细胞凝块留在微柱凝胶检测管的上面或中间，凝集反应阴性的红细胞沉于微柱凝胶的底部。

【标本】

受血者标本使用 EDTA 抗凝静脉血，供血者标本为 CPDA 抗凝静脉血，标本量 ≥ 3 ml。

【器材与试剂】

1. 器材 试管架、小试管、微量移液器、微柱凝胶卡式孵育器、微柱凝胶卡式离心机、标记笔等。

2. 试剂 用于交叉配血试验的抗人球蛋白微柱凝胶试剂卡、红细胞稀释液。

【操作步骤】

（1）取受血者和供血者的血标本，以 3000 r/min 离心 3 min，分离血清或血浆，并分别制备 0.8% 红细胞悬液。

（2）取出微柱凝胶卡，标明主侧和次侧。

（3）主侧加入 1 滴 0.8% 供血者红细胞，1 滴受血者血清（血浆）。

（4）次侧加入 1 滴 0.8% 受血者红细胞，1 滴供血者血清（血浆）。

（5）将加样后的微柱凝胶卡置于 37℃ 孵育器中 15 min。

（6）将孵育好的微柱凝胶卡放入卡式离心机中，严格按试剂说明书的要求离心。

【结果判读】

1. 阴性结果 主侧管和次侧管内红细胞完全沉降于凝胶管底部，表明受血者与供血者血液相容，供血者血液可以输给受血者。

2. 阳性结果 若主侧管和（或）次侧管内红细胞凝集块位于凝胶表面或凝胶中，或出现溶血，提示受血者和供血者血液不相容。

【注意事项】

（1）不同生产厂商提供的血清试剂对于加样量、孵育时间的要求可能有所不同，应严格按照试剂说明书的要求操作。

（2）实验前要将微柱凝胶卡空卡放入微柱凝胶卡式离心机中，以 1000 r/min 离心 1 min，避免卡中的凝胶在运输途中产生胶质不均匀、胶面不整或气泡等情况。

（3）微柱凝胶介质抗人球蛋白法可一次性检出 IgM 型和 IgG 型红细胞血型抗体，因此在临床输血实际使用时，可以省去盐水介质交叉配血试验。

（4）标本标识应清晰、完整、规范，能反映受检者当前免疫学状态；不能使用溶血、细菌污染、脂血标本进行交叉配血试验。

（二）低离子凝聚胺介质法

【原理】

红细胞表面带有大量的负电荷，使红细胞之间相互排斥，不易凝集。凝聚胺（polybrene）是一种高价阳离子季铵盐多聚物，液相中产生的正电荷能中和红细胞膜表面唾液酸带有的负电荷，使红细胞 Zeta 电位降低，红细胞间距离缩短，在离心力的作用下，红细胞发生可逆性、非特异性聚集。低离子介质溶液能降低反应介质的离子强度，减少红细胞周围的阳离子云，促进抗原和抗体结合。在血清（或血浆）和红细胞反应体系中添加一定量凝聚胺试剂和低离子介质溶液后，经一定条件离心，加入带有负电荷的柠檬酸盐重悬液，其负电荷能与凝聚胺上的正电荷中和，使红细胞非特异性聚集散开，而当红细胞上有 IgG 类抗体结合时，其特异性凝聚是不可逆的，呈现肉眼可见的凝集现象，即为阳性结果。

【标本】

同微柱凝胶介质抗人球蛋白法。

【器材与试剂】

1. 器材 试管架、小试管、微量移液器、微柱凝胶卡式孵育器、微柱凝胶卡式离心机、标记笔等。

2. 试剂 低离子强度溶液、凝聚胺溶液、重悬液。

【操作步骤】

（1）取供血者、受血者的红细胞，用生理盐水（必要时用生理盐水洗涤 1~3 次）配制成 2%~5% 红细胞悬液。

（2）取洁净试管 2 支，分别标明主侧和次侧。

（3）在主侧管中加入 2 滴受血者血清（或血浆）和 1 滴供血者红细胞悬液，次侧管中加入 2 滴供血者血浆和 1 滴受血者红细胞悬液。

（4）向各管中加入一定量低离子介质溶液（LIM），混匀（添加剂量以及是否需要室温孵育，请参照试剂使用说明书）。

（5）向各管中再加入 2 滴凝聚胺溶液，混匀，以离心力 $1000\times g$ 离心 15 s，弃上清液，不要沥干，让管底残留约 0.1 ml 液体，轻摇试管，肉眼观察有无凝集，如无凝集，必须重做试验。

（6）向各管中加入 2 滴重悬液。

（7）轻轻混匀，1 min 内观察凝集是否消失，有无溶血现象。

（8）呈弱凝集反应时，取洁净载玻片 1 张，用一次性塑料滴管从疑似弱凝集反应管内吸取 1 滴红细胞混悬液，滴放在载玻片上并涂成薄片，在显微镜下观察，记录结果。

【结果判读】

1. 阴性结果 阳性对照管凝集不消失，阴性对照管凝集消失。如果主侧管和次侧管内红细胞凝集在 1 min 内散开，则为凝聚胺交叉配血试验阴性，表示供血者和受血者血液凝聚胺介质交叉配血相合。

2. 阳性结果 如果主侧管和（或）次侧管内红细胞凝集不散开，则为凝聚胺交叉配血试验阳性，提示供血者和受血者血液凝聚胺介质交叉配血不相合。

【注意事项】

（1）可用 EDTA 抗凝标本代替血清，而不能使用含枸橼酸钠和肝素的抗凝标本。

（2）当血清（血浆）中存在冷凝集素时，可影响配血结果的判断。此时，可在最后滴加重悬液时，将试管立即放入 37℃ 水浴箱中，轻轻转动试管，并在 1 min 内观察结果。

（3）缺乏唾液酸的细胞（如 T 细胞及 Tn 细胞）无作用，只能使正常红细胞发生凝集。

（4）凝聚胺是一种抗肝素试剂，若受血者血标本中含有肝素，可使红细胞之间的非特异性凝集反应减弱。因此，血液透析患者血样常会导致主侧不出现凝聚胺引起的非特异性凝集反应。在临床工作中，须多加几滴凝聚胺试剂以中和肝素。最好改用抗人球蛋白交叉配血试验，确保试验准确、可靠，避免输血反应的发生。

（5）操作过程中加样量不准、反应时间不够、离心力不足及看结果时振摇动作过重都会造成阳性结果减弱。因此，操作者必须熟悉试剂说明书，严格按有关操作说明操作。

（6）每次质控试验应至少选择两组质控品。一组为一个包含 IgM 类抗体受血者质控品、一个阳性供血者质控品和一个阴性供血者质控品。另一组为一个包含 IgG 类抗体受血者质控品、一个阳性供血者质控品和一个阴性供血者质控品。至少应在每日试验开始前、试验中途更换试剂批号后做质控试验，受检标本与质控品应该采用完全相同的试验操作步骤，质控结果与预期靶值相符，结果在控，受检标本检测结果可用；质控结果与预期靶值不相符，结果失控，受检标本检测结果不可用，需再查找原因，待纠正影响因素后，重复检测。

（7）室间质评，按照要求参加国家级或省级输血相容性检测室间质量评价活动交叉配血项目。当出现成绩不合格时，实验室应停止该检测项目，认真分析、查找原因，制定并实施整改、预防措施，在得出满意的评估结果之后方可重新开展本检测项目。

交叉配血试验还有盐水介质法、酶介质法等，临床上常用的几种交叉配血试验的方法学评价列于表 2-8。

表2-8 交叉配血试验的方法学评价

方　法	评　价
微柱凝胶介质抗人球蛋白法	敏感性高、特异性强、重复性好，结果可靠、稳定，便于自动化、标准化。但孵育和离心时间较长，不适用于急诊标本配血，不适合 DAT 阳性受血者配血，易受血液成分干扰出现假阳性
低离子凝聚胺介质法	对 Kell 系统之外的大多数血型系统敏感性高，操作简便、快速，假阳性少。但容易漏检低效价抗体，该方法交叉配血阳性还需用抗人球蛋白试验对结果进行确认
盐水介质法	适用于 ABO 血型交叉配血，操作简便、快速，但不能检出不相配合的 IgG 类抗体
酶介质法	操作简便，对 Rh 抗体检出尤为显著。但酶活性保存期短，还可产生非特异性凝集，准确性欠佳

四、不规则抗体筛查与鉴定

不规则抗体检测是输血相容性试验之一，主要包括不规则抗体的筛选与鉴定，输血前检测受血者血液中是否存在具有临床意义的不规则抗体，选择对应抗原为阴性的红细胞制品给受血者输注，避免输血不良反应的发生，提高输血安全。

（一）不规则抗体的筛查

不规则抗体也称为意外抗体，是指除抗 A、抗 B 外的血型抗体。有 0.3%～2% 的住院患者血清中含有意外抗体，通常可能由妊娠、输血或注射药物所引起。抗体筛查试验的目的是检测受检者血清（或血浆）中是否存在不规则抗体，通常选择 2 个或 3 个，具有能覆盖常见的、有临床意义的血型抗原的 O 型红细胞，检测患者血清中（37℃）有反应活性的抗体。不规则抗体可引起急性、迟发性溶血性输血反应（hemolytic transfusion reaction），可以使患者体内或输入的红细胞寿命缩短和引起新生儿溶血病（hemolytic disease of the newborn，HDN）。常用的不规则抗体筛查试验方法包括经典抗人球蛋白法、凝聚胺介质法、微柱凝胶介质抗人球蛋白法。

经典抗人球蛋白法

【原理】

在盐水介质中，多数 IgG 血型抗体与红细胞膜上相应血型抗原结合后，只能发生致敏反应，而不能出现肉眼可见的凝集反应。当加入抗人球蛋白试剂后，该抗体（二抗）可与多个包被在红细胞膜上的 IgG 类抗体（一抗）的 Fc 段结合，通过抗人球蛋白的桥联作用，使致敏红细胞发生肉眼可见的凝集反应。

【标本】

推荐使用 EDTA 抗凝静脉血，标本采集量 ≥ 3 ml。

【器材与试剂】

1. 器材　台式低速离心机、血型血清学专用离心机、阅片灯箱、显微镜、试管架、微柱凝胶卡式离心机、微柱凝胶卡式孵育器、全自动检测系统。

2. 试剂　抗体筛查红细胞试剂（2 系或 3 系）、抗 IgG 抗人球蛋白血清试剂、生理盐水、微柱凝胶介质抗人球蛋白卡、LISS 液。

【操作步骤】

以使用 3 系抗体筛查红细胞试剂为例。

（1）取 4 支洁净试管，分别做好Ⅰ、Ⅱ、Ⅲ和自身标识。

（2）向每支试管中分别加入 2 滴患者血浆（或血清），再分别加入 1 滴相应的 2%~5% 筛查红细胞和自身红细胞，混匀。

（3）以离心力 $1000\times g$ 离心 15 s，观察有无凝集和溶血，记录结果。

（4）直接离心结果为阳性者不必继续后续试验，阴性者置 37℃ 水浴箱内孵育 30~60 min。

（5）从水浴箱中取出试管，以离心力 $1000\times g$ 离心 15 s，观察有无凝集和溶血，记录结果。

（6）再分别用生理盐水洗涤红细胞 3 次，末次弃尽上清液。

（7）在各管内分别加入 1 滴抗人球蛋白血清（剂量及最适稀释度请参照试剂说明书），以离心力 $1000\times g$ 离心 15 s。

（8）观察结果：先以肉眼观察有无溶血现象，如无溶血，将试管缓慢倾斜摇动，观察有无凝集，记录结果。

（9）疑为弱凝集反应时，取洁净载玻片 1 张，从疑似弱凝集反应管内吸取红细胞混悬液 1 滴，滴放在载玻片上，涂成薄层，在显微镜下观察，做好原始试验结果记录。

【结果判读】

（1）自身对照管及Ⅰ、Ⅱ、Ⅲ管均无凝集或溶血，表明未检出 IgG 意外抗体。

（2）自身对照管无凝集或溶血，Ⅰ、Ⅱ、Ⅲ管中至少有 1 管出现凝集或溶血，表明受检者血清（或血浆）含有 IgG 意外抗体。

（3）自身对照管及Ⅰ、Ⅱ、Ⅲ管均凝集，表明受检者血清（或血浆）含有自身抗体或同时伴有同种意外抗体。

凝聚胺介质法

【原理】

原理同交叉配血试验的低离子凝聚胺介质法。

【标本】

标本同经典抗人球蛋白法。

【器材与试剂】

1. 器材　台式低速离心机、血型血清学专用离心机、显微镜、阅片灯箱、试管架、硬试管、一次性塑料滴管、载玻片、记号笔等。

2. 试剂　2%~5% 意外抗体筛查试剂红细胞（2 组或 3 组）、低离子介质溶液（LIM）、凝聚胺试剂溶液（polybrene reagent）、重悬液、生理盐水。

【操作步骤】

（1）取 4 支洁净试管，分别做好Ⅰ、Ⅱ、Ⅲ和自身对照标记。

（2）向每支试管中分别加入 2 滴患者血浆（或血清），再分别加入 1 滴相应 2%~5% 筛查红细胞和自身红细胞，混匀。

（3）向各管中加入低离子介质溶液（LIM）0.65 ml，混匀（加入量以及是否需要室温孵育，请参照试剂使用说明书）。

（4）向各管中再加入凝聚胺溶液 2 滴，混匀，以离心力 $1000\times g$ 离心 15 s，弃上清液，不要沥干，让管底残留约 0.1 ml 液体，轻摇试管，肉眼观察有无凝集。如有凝集，可进行下一步试验；如无凝集，可能为试剂失效或离心条件不符合要求，需要查找原因后重做试验。

（5）向各管中加入 2 滴重悬液。

（6）轻轻混匀，1 min 内观察凝集是否消失，有无溶血现象。

（7）疑为弱凝集反应时，取洁净载玻片 1 张，用一次性塑料滴管从疑似弱凝集反应管内吸取 1 滴红细胞混悬液，滴放在载玻片上，涂成薄层，在显微镜下观察，记录结果。

【结果判读】

结果判读同经典抗人球蛋白法。

微柱凝胶介质抗人球蛋白法

【原理】

将不规则抗体筛查红细胞和被检血清分别加入微柱凝胶卡中，置于 37℃ 孵育器中孵育后，如果血清（血浆）中存在针对红细胞抗原的血型抗体（IgM 或 IgG），离心后，发生红细胞凝集，凝胶柱中的凝胶或小玻璃珠的间隙具有分子筛作用，凝集反应阳性的红细胞凝块留在微柱凝集检测管的上面或中间，凝集反应阴性的红细胞沉于微柱凝胶的底部。

【标本】

推荐使用 EDTA 抗凝静脉血，标本采集量 ≥ 3 ml。

【器材与试剂】

1. 器材 台式低速离心机、微柱凝胶卡式离心机、微柱凝胶卡式孵育器、试管架、微量移液器、记号笔、一次性硬质试管、抗人球蛋白微柱凝胶试剂卡。

2. 试剂 生理盐水、0.8%～1% 筛查红细胞。

【操作步骤】

操作步骤包括手工操作和全自动检测，应严格按照微柱凝胶卡使用说明书的要求进行操作。

【结果判读】

1. 自身对照管及 Ⅰ、Ⅱ、Ⅲ 管均无凝集或溶血，表明未检出 IgG 意外抗体。

2. 自身对照管无凝集或溶血，Ⅰ、Ⅱ、Ⅲ 管中至少有 1 管出现凝集或溶血，表明受检者血清（或血浆）含有 IgG 意外抗体。

（二）不规则抗体的鉴定

若不规则抗体筛查试验结果为阳性，应进一步作抗体特异性鉴定。当抗体强度弱，或血清中含有两种及以上抗体时，应结合吸收放散试验，对抗体的特异性进行分析。

【标本】

待检者不抗凝静脉血 4.0 ml，分离血清，48 h 内使用。

【器材与试剂】

1. 器材 试管架、小试管、一次性吸管、标记笔、微量移液器、不规则抗体筛选微柱凝胶卡、离心机、37℃ 水浴箱等。

2. 试剂 鉴定谱红细胞，除包括常见的抗原外，还有 C^w、Kp^a、Kp^b、Js^a、Js^b、Lu^a、Lu^b、Xr/min^a 等。每次用 11 套试剂进行抗体鉴定（表 2-9）；抗人球蛋白试剂，即多特异性抗球蛋白血清（IgG、C3d）；致敏红细胞（质控细胞）。

【操作步骤】

1. 盐水介质法

（1）取小试管 12 支并标记，取受检者血清 2 滴，滴于标为 1～12 的 12 支小试管中，第 12 管为自身对照管。

表2-9 红细胞血型谱细胞反应格局表

序号	Rh-hr					Kell		Duffy		Kidd		Lewis		P	MNS				Luth	
	D	C	E	c	e	K	k	Fy^a	Fy^b	Jk^a	Jk^b	Le^a	Le^b	P_1	M	N	S	s	Lu^a	Lu^b
1	+	+	0	0	+	0	+	+	+	0	+	0	+	+	+	+	+	+	0	+
2	+	+	0	0	+	+	+	0	+	+	0	0	+	+	0	+	0	+	0	+
3	+	0	+	+	0	0	+	+	0	+	0	0	0	+	+	+	+	0	0	+
4	0	+	0	+	+	+	+	+	+	0	+	+	0	+	+	0	+	0	0	+
5	0	0	0	+	+	0	0	+	0	+	+	0	+	+	0	+	+	+	0	+
6	0	0	0	+	+	+	+	0	+	0	0	0	+	0	+	+	0	+	0	+
7	0	0	0	+	+	0	+	+	+	+	0	0	+	0	+	+	0	+	0	+
8	+	0	0	+	+	0	+	0	+	0	0	0	+	+	+	0	0	+	0	+
9	0	0	0	+	+	0	+	+	+	+	+	0	+	+	+	0	0	0	0	+
10	0	0	0	+	+	+	+	0	+	0	+	+	0	+	+	0	0	+	0	+
11	0	0	0	+	+	0	+	0	+	0	+	0	0	+	+	+	+	+	+	+

注：+. 阳性；0. 阴性。

（2）在12支小试管中分别加入11套2%~5%鉴定谱细胞生理盐水悬液1滴及待检者红细胞生理盐水悬液1滴，37℃孵育30 min。

（3）以1000 r/min离心1 min，观察凝集和溶血情况，并记录反应结果。

2. 抗人球蛋白法

（1）取小试管12支并标记，第12管为自身对照管。

（2）再取受检者血清2滴，滴于标记有1~12的12支小试管中。

（3）在12支小试管中分别加入11套鉴定谱细胞悬液1滴，37℃孵育30 min。

（4）用足量的生理盐水洗涤1~11支小试管中的红细胞，并沥干盐水。

（5）加入多特异性抗球蛋白血清1滴，混匀。

（6）以1000 r/min离心1 min，观察凝集和溶血情况，并记录反应情况。

3. 微柱凝胶介质抗人球蛋白法

（1）将11套鉴定谱细胞对应加入标记有1~11的微柱凝胶卡中各1滴，自身对照孔加入待检者自身红细胞悬液1滴。

（2）再各加入被检血清1滴。

（3）将不规则抗体筛选微柱凝胶卡置于微柱凝胶卡式孵育器内，孵育15 min。

（4）将不规则抗体筛选微柱凝胶卡置于微柱凝胶离心机内，按说明书要求离心。

（5）取出微柱凝胶卡，观察结果。

【注意事项】

（1）自身对照试验应为阴性。若自身对照试验为阳性，则可能存在自身免疫抗体。如患者近期输过血，还应考虑同种抗体的存在。

（2）按照抗体筛选观察到的反应结果或按照患者表型选择谱红细胞。

（3）临床上很难找到完全覆盖所有抗原的谱红细胞，因此只用一套谱红细胞不能对所有的不规则抗体进行鉴定。应选择不同厂家来源的谱红细胞，以鉴定不同的特异性抗体。

（4）临床上常见的抗体主要是针对ABO、Rh、MNS、Kell、Kidd、Duffy等血型系统主要抗原的抗体。其中主要是Rh系统的同种抗体，出现的频率由高到低为抗E＞抗D＞抗c＞抗C＞抗e。

（5）不规则抗体鉴定试验至少要包括如下几种。

1）自身细胞检查：观察受血者血清与自身细胞的反应情况，确定血清中是否存在自身抗体、同种抗体或两种抗体同时存在。

2）谱红细胞：是用于不规则抗体鉴定的标准红细胞，一般是由8~20单人份的已知血型表型的O型红细胞配套组成的。谱红细胞的功能必须具备能够检测出常见抗体及某些罕见抗体，因此不仅要求涵盖常见且具有临床意义的抗原，而且要保证这些抗原在一组谱红细胞的分布特点，以便在检测相应抗体时会出现不同的反应格局。另外，为了能从统计学上保证对抗体特异性的确认，每一种血型抗原最好在谱红细胞上保持一定的阴性和阳性比例，使血清型检查的结果表现出客观规律性，而不是偶然的结果。

（6）试剂选择时，应结合本地区不规则抗体分布的特点并尽量满足以下要求：

1）由8~20人份O型红细胞组成一套谱细胞，应包含D、C、c、E、e、M、N、S、s、Mi^a、Mur、Jk^a、Jk^b、Di^a、K、k、P1、Fy^a、Fy^b、Le^{a}和Le^{b}等抗原，能鉴定Rh、MNS、P1PK、Lewis、Kell、Kidd、Duffy、Diego等血型系统的常见抗体。

2）在每套谱细胞中，应保证其中表达某抗原阴性或阳性的试剂红细胞数应≥2个。

3）Rh、MNS、Duffy和Kidd系统的多数抗体均表现有剂量效应，试剂红细胞上相应的抗原应尽量为纯合子。

4）能鉴定大多数单一抗体和多种混合抗体，能区分复合抗体和混合抗体。

5）应标明 Rh 基因型，如 R_1R_1、R_1R_2。
6）尽可能多地检测出有临床意义的抗体，少检出无临床意义的抗体。

任务三　特殊的血型血清学试验

案例 2-3

某患者，女性，33 岁，汉族。妊娠前曾输同型血 400 ml。曾妊娠 2 个月流产 3 次，妊娠 8 个月早产死胎 1 次。现为第 5 次妊娠，妊娠 8 个月时因有早产征象住院保胎。经药物治疗维持到妊娠 36 周时行剖宫产术，术前备血，发现患者 ABO 血型鉴定正、反定型不符，患者红细胞与抗 A 凝集 4+、与抗 B 无凝集，患者血清与 A1 细胞凝集 2+、B 细胞凝集 4+、O 细胞凝集 2+。患者不规则抗体筛查盐水法和抗人球蛋白法均为阳性，自身对照阳性。患儿出生后 12 h 出现黄疸，Hb 120 g/L，RBC 3.45×10^{12}/L。

请思考：
1. 为正确鉴定患者 ABO 血型和患者血清中的抗体性质，可以做哪些补充试验？
2. 若怀疑患儿是新生儿溶血病，应如何检测？

一、血型抗体效价测定

血型抗体在一定介质条件下与相应红细胞抗原结合后会出现红细胞凝集，不同的凝集强度会间接反映出血型抗体结合抗原的能力（效价）。由于不同标本在血型抗体反应活性均较高的情况下都会使相应红细胞出现强凝集，无法真正区分不同标本间血型抗体结合抗原的能力差异。因此，通过将血清（或血浆）连续倍比稀释，观察稀释后血清与相应抗原红细胞凝集反应强度，能够发现不同标本之间血型抗体反应活性的差异或同一受检者不同时期血型抗体反应活性的变化情况。在确定统一凝集强度的情况下（最后一个 1+），产生凝集的最高稀释度的倒数即为该标本的抗体效价。血型抗体效价测定通常适用于：

（1）胎儿与母亲发生同种免疫时，通过检测被免疫孕妇的血型抗体效价（活性）变化情况，从而监控、评估胎儿发生新生儿溶血病的风险。

（2）商品化标准抗体血清的性能验证。

（3）辅助评价异体 ABO 不同型造血干细胞移植后的植入情况。

（4）确定抗体是否高效价低亲和力的抗体，这种抗体通常为 Knops、Chido/Rodgers、Cs^a、JMH 系统。

（5）观察巯基还原剂对抗体活性的影响，确定免疫球蛋白的类型（IgG 或 IgM）等。

（一）IgM 类 ABO 血型抗体效价测定（试管法）

【原理】

IgM 类 ABO 血型抗体可以在盐水介质中与携带对应血型抗原的红细胞发生凝集反应，通过对 IgM 类 ABO 血型抗体连续倍比稀释，可以测定其抗体效价，以评定其抗体反应活性。

【标本】

推荐使用 EDTA 抗凝静脉血，在静脉血管条件不好或紧急情况下也可以使用动脉血。也可以使用不抗凝血标本，标本采集量≥3 ml。标本标识应清晰、完整、规范。标本质量符合要求，无血液稀释、细菌污染，离心后无溶血及重度乳糜。根据检测目的确定检测时机，不能及时检测的，可以将血浆或血清经离心分离后冻存。

【器材与试剂】

1. 器材 台式低速离心机、血型血清学专用离心机、阅片灯箱、试管架、移液器、硬试管、移液器吸头、一次性塑料滴管、记号笔等。

2. 试剂 2%~5% A_1 型、B型试剂红细胞、生理盐水。

【操作步骤】

（1）根据血清（或血浆）稀释度标记10支试管（如1:1、1:2）。1:1代表1体积未稀释血清，1:2代表1体积血清被稀释至2体积（50%体积比）。

（2）除第1管（未稀释，1:1）外，其余每支试管中加1体积生理盐水。

（3）向前两管（1:1和1:2）中各加1体积待检血清（或血浆）。

（4）用移液器吸头吹吸、混匀1:2中的液体数次，转移1体积至下一支试管（1:4）。

（5）重复相同的步骤，直至完成所有倍比稀释。从最后一管中吸去1体积稀释过的血清（或血浆），可留存，以备后续稀释使用。

（6）按稀释度标记另外10支试管。

（7）从每个稀释过的血清中转移2滴至对应标记的试管。向各管中加1滴2%~5%红细胞悬液（A_1型或B型）。

（8）充分混匀，室温孵育15 min，以离心力1000×g离心15 s。

（9）肉眼观察各管结果，记录评分和凝集强度。

【结果判读】

1. 结果判定标准 以试管法红细胞凝集强度结果判断（表2-4）进行判读。

（1）阳性结果：红细胞凝集或发生溶血。

（2）阴性结果：红细胞无溶血，肉眼及镜下均未见凝集。

2. 结果解释

（1）观察肉眼凝集1+的最高稀释度，效价用最高稀释度的倒数表示。

（2）如果稀释度最高的血清仍有凝集，说明还未到达反应终点，应继续稀释并检测。

（3）对照试验中，抗体会出现不同的效价，最大差异能达到3个稀释度或更大。试验方法的不同和抗体固有的、内在的反应活性都会造成抗体效价有差异。例如一管血清的准确抗体效价是32，但是在不同的重复试验中可能为32、64或者16。

（4）单纯用抗体效价来反映抗体的凝集能力可能是不客观的，还可以根据抗体凝集的强度进行评分，将每一管的评分相加求和来反映抗体的凝集能力，也可以采取终点反应效价来评价抗体的凝集能力。

（5）表2-10是3个标本的抗体效价、终点反应效价和评分，可以看出这3个标本的终点反应效价都是256，但它们的抗体效价和评分却不同，说明抗体的反应能力不同。

表2-10 标本的抗体效价、终点反应效价和评分个例

		血清效价									效价	终点反应效价	评分
		1	2	4	8	16	32	64	128	256	512			
标本1	凝集强度	3+	3+	3+	2+	2+	2+	1+	±	±	0	64	256	
	分数	10	10	10	18	8	8	5	3	3	0			65

续表

		血清效价									效价	终点反应效价	评分
		1	2	4	8	16	32	64	128	256	512			
标本2	凝集强度	4+	4+	4+	3+	3+	2+	2+	1+	±	0	128	256	
	分数	12	12	12	10	10	8	8	5	3	0			80
标本3	凝集强度	1+	1+	1+	1+	±	±	±	±	0		8	256	
	分数	5	5	5	5	3	3	3	3	0				35

注:+.阳性;±.弱阳性;0.阴性。

【注意事项】

(1)抗体效价测定是一种半定量的方法。采用不同的试验方法,对结果影响很大,应尽量采用统一的方法和标准进行试验,否则不具有可比性。

(2)通常情况下,大体积的标本比小体积标本检测准确,熟练操作是获得可靠结果的保证,应提前计算好血清用量,以确保每一个稀释度的血清量足够,批量操作一般比单个标本单独检测更准确。

(3)红细胞存放的时间、红细胞表型和稀释度都可能会影响试验结果。

(4)温度、离心力和离心时间必须保持一致。

(5)当对比多个标本的效价时,试剂红细胞最好是新鲜制备的并且应来源于同一个献血者,或者至少应保证试剂红细胞是同一表型的。不对比效价而做独立标本时,可以用不同的试剂红细胞。

(6)如果一份血清要和不同的红细胞标本反应,所有红细胞都应采用相同的采集和保存方法并稀释到相同的浓度。所有试验都应来自同一份标本,标本只有同时做检测,结果比较才有效。

(7)红细胞悬液必须是同一浓度,才能保证结果具有可比性。

(8)如果要避免结果误读,最好先观察稀释度最高的试管,依次判读,直至未稀释标本管。

(二)IgG类ABO血型抗体效价测定(盐水抗人球蛋白法)

【原理】

用巯基试剂处理待检血清(或血浆)中的IgM抗A、抗B抗体,消除其干扰后,可以用A_1型、B型试剂红细胞采用盐水抗人球蛋白法,检测其中含有的IgG类抗A或(和)抗B抗体效价。

【标本】

推荐使用EDTA抗凝静脉血,在静脉血管条件不佳或紧急情况下也可以使用动脉血。也可以使用不抗凝血标本,标本采集量≥3 ml。标本标识应清晰、完整、规范。标本质量符合要求,无血液稀释、细菌污染,离心后无溶血及重度乳糜。根据检测目的确定检测时机,不能及时检测的,可以将血浆或血清经离心分离后冻存。

【器材与试剂】

1. 器材 台式低速离心机、血型血清学专用离心机、阅片灯箱、试管架、移液器、恒温水浴箱、洁净试管、移液器吸头、一次性塑料滴管、记号笔等。

2. 试剂 2%~5% A_1型、B型试剂红细胞生理盐水悬液、抗人球蛋白试剂、生理盐水、0.01 mol/L二硫苏糖醇(dithiothreitol,DTT)或0.1 mol/L 2-巯基乙醇(2-Hydroxy-1-ethanethiol,2-Me)。

【操作步骤】

（1）将 0.01 mol/L DTT（或 0.1 mol/L 2-Me）与待检血清或血浆按 1∶1 比例混合，混匀后置于 37℃孵育 30 min（或依据试剂说明书的要求操作）。

（2）巯基试剂处理效果的验证：用生理盐水代替巯基试剂做平行对照，若巯基试剂破坏后效价低于生理盐水对照效价，认为巯基试剂有效，并可用巯基试剂处理过的标本进行后续试验；或将巯基试剂处理后的血浆倍比稀释，用一次性塑料吸管取 2 滴巯基试剂处理后的各稀释度血浆，再加入 1 滴对应血型 2%～5%试剂红细胞悬液，混匀，室温孵育 15 min，以离心力 1000×g 离心 15 s，观察记录结果。若巯基试剂破坏后血浆抗体效价小于 IgG 类抗体效价检测强度，可认为检测结果可靠。

（3）根据血清（或血浆）稀释度标记 10 支试管（如 1∶2、1∶4）。

（4）除第 1 管（1∶2）外，向其余每支试管中加 1 体积生理盐水。

（5）向前两管（1∶2 和 1∶4）中各加 1 体积待检血清（或血浆）。

（6）用移液器吸头吹吸、混匀 1∶4 管（第 2 管）中的液体数次，转移 1 体积至下一支试管（1∶8，第 3 管）。

（7）重复相同的步骤，直至完成所有倍比稀释，从最后一管中吸去 1 体积稀释过的血清（或血浆），可留存，以备后续稀释使用。

（8）再次按稀释度另外标记 10 支试管。

（9）从每个稀释过的血清（或血浆）中转移 2 滴至对应标记的试管，每个稀释度使用一支独立的吸管。向各管中加 1 滴 2%～5%红细胞悬液（A_1 型或 B 型）。

（10）置于 37℃孵育 30～60 min。

（11）用生理盐水洗涤 3～4 次，末次洗涤后弃上清液。

（12）控干细胞凝块，按试剂说明书的要求加入抗 IgG 抗人球蛋白试剂。

（13）以离心力 1000×g 离心 15 s。

（14）肉眼观察结果，记录评分和凝集强度情况。

【结果判读】

1. 结果判定标准　以试管法红细胞凝集强度结果判断（表 2-4）进行判读。

（1）阳性结果：红细胞凝集或发生溶血。

（2）阴性结果：红细胞无溶血，肉眼及镜下均未见凝集。

2. 结果解释　观察肉眼凝集 1+ 的最高稀释度，效价用最高稀释度的倒数表示。

【注意事项】

IgG 抗 A、抗 B 抗体效价测定，由于第 1 管的血清（或血浆）已经使用等体积的巯基试剂破坏，故起始稀释度为 1∶2。

（三）IgG 类 ABO 血型抗体效价测定（微柱凝胶抗人球蛋白法）

【原理】

用巯基试剂处理待检血清（或血浆）中的 IgM 抗 A、抗 B 抗体，消除其干扰后，可以用 A_1 型、B 型试剂红细胞采用微柱凝胶抗人球蛋白卡检测其中含有的 IgG 类抗 A 或（和）抗 B 抗体效价。

【标本】

推荐使用 EDTA 抗凝静脉血，在静脉血管条件不佳或紧急情况下也可以使用动脉血。也可以使用不抗凝血标本，标本采集量 ≥ 3 ml。标本标识应清晰、完整、规范。标本质量符合要求，无血液稀释、细菌污染，离心后无溶血及重度乳糜。根据检测目的确定检测时机，不能及时检测的，可以将血浆或血清经离心分离后冻存。

【器材与试剂】

1. 器材　台式低速离心机、微柱凝胶卡式离心机、微柱凝胶卡式孵育器、移液器、试管架、硬试管、移液器吸头、一次性塑料滴管、记号笔、全自动血型检测设备（条件具备时）。

2. 试剂　微柱凝胶介质抗人球蛋白卡、0.8%~1% A_1型、B型试剂红细胞生理盐水悬液、生理盐水、0.01 mol/L 二硫苏糖醇（DTT）或 0.1 mol/L 2-巯基乙醇（2-Me）稀释液（自动化检测时）。

【操作步骤】

（1）将 0.01 mol/L DTT（或 0.1 mol/L 2-Me）与待检血清或血浆 1∶1 混合，混匀后置于 37℃孵育 30 min（或依据试剂说明书的要求操作）。

（2）根据血清（或血浆）稀释度标记 10 支试管（如 1∶2、1∶4）。

（3）除第 1 管（1∶2）外，向其余每支试管中加 1 体积生理盐水。

（4）向前两管（1∶2 和 1∶4）中各加 1 体积待检血清（或血浆）。

（5）用移液器吸头吹吸、混匀 1∶4 管（第 2 管）中的液体数次，转移 1 体积至下一支试管（1∶8，第 3 管）。

（6）重复相同的步骤，直至完成所有倍比稀释，从最后一管中吸去 1 体积稀释过的血清（或血浆），可留存，以备后续稀释使用。

（7）取出并标记微柱凝胶抗人球蛋白卡，撕去铝箔，垂直放置在卡槽内。

（8）使用移液器向每卡孔加 1 体积 0.8%~1% 试剂红细胞悬液（A_1型或 B 型），再从每个稀释过的血清（或血浆）中转移 1 体积至对应标记的卡孔内，每个稀释度使用一支独立的移液器吸头。

（9）将微柱凝胶介质抗人球蛋白卡放入微柱凝胶卡式孵育器中，按试剂说明书要求孵育。

（10）孵育完成后，将微柱凝胶介质抗人球蛋白卡放入微柱凝胶卡式离心机离心，肉眼观察结果，记录凝集强度情况。

【结果判读】

1. 结果判定标准　如图 2-1 所示。

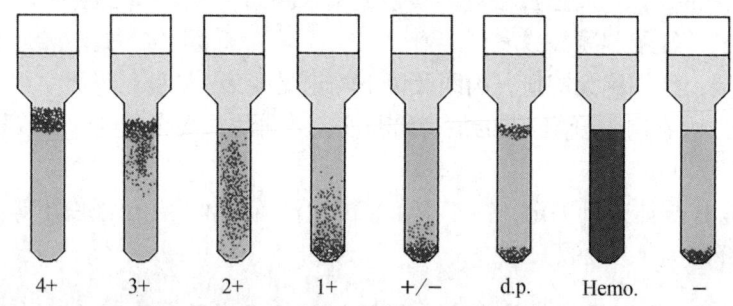

图 2-1（彩图 4）　微柱凝胶卡反应结果示意图

（1）阴性结果：红细胞全部沉在微柱介质的底部，形成一个平整的红细胞聚集带。

（2）阳性结果：红细胞发生溶血或凝集（浮在介质表面或散布在介质之中），阳性凝集强度判读见图 2-1。

2. 结果解释　观察肉眼凝集 1+ 的最高稀释度，效价用最高稀释度的倒数表示。

【注意事项】

（1）IgG 抗 A、抗 B 抗体效价测定，第 1 管的血清（或血浆）已经使用等体积的巯基试剂破坏，已经稀释 1 倍，所以起始稀释度为 1∶2。

（2）由于微柱凝胶介质抗人球蛋白法与盐水抗人球蛋白法灵敏度存在差异，相同标本可能出现不同的结果。如果需要对效价结果进行比较，应选择相同的方法学、相同的操作步骤，由同一人员操作。

（四）非 ABO 血型抗体效价测定

对于非 ABO 系统抗体，如 Rh 系统的抗 D、抗 E，如果需要测定其抗体效价，应根据所采用方法学选择合适浓度、表达目标抗体对应抗原（以纯合子双剂量抗原为宜）的 O 型红细胞生理盐水悬液，IgM 类抗体效价测定参照 IgM 抗 A、抗 B 抗体效价测定方法学，IgG 类抗体效价测定可参照 IgG 类抗 A、抗 B 抗体效价测定方法学。

二、抗人球蛋白试验

抗人球蛋白试验是英国免疫学家罗宾·库姆斯（Robin Coombs）等于 1945 年发明的血清学试验方法，又称库姆斯（Coombs）试验，主要用于检测血清中的不完全抗体和（或）补体。不完全抗体多是 IgG 类抗体，IgG 免疫球蛋白为 7s 的单体结构，分子量小。由于只能与一方红细胞抗原的决定簇结合，而不能同时与双方红细胞抗原的决定簇连接，在盐水介质中不完全抗体只能致敏红细胞，而不能使红细胞出现可见的凝集反应。加入抗人球蛋白试剂后，抗人球蛋白分子的 Fab 片段与包被在红细胞上的球蛋白分子的 Fc 片段结合，从而通过抗人球蛋白分子的搭桥作用而产生红细胞凝集，未被抗体致敏的红细胞不会发生凝集，因此采用此种方法能够检测出血清中是否存在不完全抗体。

抗人球蛋白试验包括直接抗人球蛋白试验（direct antiglobulin test，DAT）和间接抗人球蛋白试验（indirect antiglobulin test，IAT）。直接抗人球蛋白试验检测已经黏附在红细胞表面的不完全抗体和（或）补体，这些抗体和（或）补体有时会破坏红细胞，导致红细胞溶血。间接抗人球蛋白试验检测血清中的不完全抗体，这些血清中的不完全抗体可以与某些红细胞抗原发生溶血反应。抗人球蛋白试剂包括多特异性试剂和单特异性试剂。多特异性抗人球蛋白试剂包含抗 IgG 和抗 C3d，还可能含有抗 C3b、抗 C4b 等。单特异性抗人球蛋白试剂只含有一种抗人球蛋白，如抗 IgG、抗 IgA、抗 IgM、抗 C3d。

（一）直接抗人球蛋白试验

【原理】

患者体内若有自身红细胞抗原不相合的不完全抗体存在，可与红细胞结合形成抗原抗体复合物。但因不完全抗体分子量小，不能有效地连接红细胞，仅使红细胞处于致敏状态。抗人球蛋白试剂可以与红细胞上吸附的不完全抗体结合，在致敏红细胞之间搭桥，出现肉眼可见的凝集。

【标本】

EDTA 抗凝静脉血，在静脉血管条件不佳或紧急情况下也可以使用动脉血，标本采集量 ≥ 3 ml。标本标识应清晰、完整、规范。标本采集后立即检测。

【器材与试剂】

1. 器材 台式低速离心机、血型血清学专用离心机、37℃水浴箱、显微镜、阅片灯箱、试管架、硬试管、一次性塑料滴管、记号笔、全自动检测系统（条件具备时）。

2. 试剂 多特异性抗人球蛋白试剂（含有抗 IgG 和抗补体 C3d）、单特异性抗 IgG 抗体、单特异性抗人 C3d 抗体、生理盐水、微杜凝胶介质抗人球蛋白卡（多特异、单特异）、稀释液。

【操作步骤】
1. 试管法
（1）制备2%~5%致敏红细胞悬液：取O型RhD阳性试剂红细胞与等容量的IgG抗D血清，置于37℃水浴箱中孵育，洗涤后离心去除上清液，用生理盐水配成2%~5%红细胞悬液，作为抗人球蛋白试验的阳性对照和质控细胞待用。

（2）受检红细胞经生理盐水洗涤3次后，配制成2%~5%红细胞生理盐水悬液。

（3）取洁净试管，标记受检管、阳性对照管、阴性对照管。向各管分别加入多特异抗人球蛋白试剂1滴（或遵照试剂使用说明书），再向受检管中加入受检者2%~5%红细胞生理盐水悬液1滴，阳性对照管加入5%致敏红细胞悬液1滴，阴性对照管加入2%~5% O型试剂红细胞悬液1滴。

（4）以离心力 $1000 \times g$ 离心15 s，观察有无红细胞凝集。

（5）阳性对照管应观察到凝集，阴性对照管应无凝集，如对照管结果完全正确，表明本次实验结果可信，然后观察受检者试管。

（6）受检管试验结果为阴性，加1滴2%~5% IgG抗D致敏红细胞悬液，离心，观察结果。如产生凝集，表明受检者直接抗人球蛋白试验阴性，受检者红细胞未被抗体或补体包被。如加1滴2%~5% IgG抗D致敏红细胞悬液后无凝集，表明试验失败，需查找失败原因。

（7）受检管试验结果为阳性，可以根据需要，选择是否继续使用抗IgG和抗C3d抗人球蛋白试剂继续检测，确认红细胞致敏类型。

2. 微柱凝胶卡式法
（1）制备0.8%~1%致敏红细胞悬液：取O型RhD阳性试剂红细胞与等容量的IgG抗D血清，置于37℃水浴箱中孵育，洗涤后离心去除上清液，用生理盐水配成0.8%~1%红细胞悬液，作为抗人球蛋白试验的阳性对照和质控细胞待用。

（2）受检红细胞经生理盐水洗涤3次后，配制成0.8%~1%红细胞生理盐水悬液。

（3）取微柱凝胶多特异抗人球蛋白卡，标记受检者、阳性对照、阴性对照。受检者加入0.8%~1%红细胞生理盐水悬液1滴，阳性对照加入0.8%~1%致敏红细胞悬液1滴，阴性对照加入0.8%~1% O型试剂红细胞悬液1滴。

（4）放入血型血清学专用离心机按说明书要求离心，观察有无红细胞凝集。

（5）阳性对照应观察到凝集，阴性对照应无凝集，如对照孔结果完全正确，表明本次实验结果可信，然后观察受检者的结果。

（6）受检者试验结果为阴性，试验结束。

（7）受检者试验结果为阳性，可以根据需要，选择是否继续使用单特异抗人球蛋白卡继续检测，确认红细胞致敏类型。

【结果判读】
1. 阳性结果 说明受检红细胞已被抗体和（或）补体致敏。
2. 阴性结果 说明受检红细胞未被抗体或补体致敏。

【注意事项】
（1）受检红细胞必须经过充分洗涤，以去除游离抗体和红细胞表面黏附的蛋白。

（2）添加抗人球蛋白试剂后，IgG致敏的红细胞通常在直接离心后出现凝集，补体致敏的红细胞通常经过室温孵育一段时间后离心检测出来。

（3）多数温抗体型自身免疫性溶血性贫血（warm antibody type autoimmune hemolytic anemia，WAIHA）同时存在抗IgG和抗C3d，在多特异性抗人球蛋白试剂作用下呈阳性结果；少数情况下，红细胞表面只有IgG或补体C3d；极少数个体多特异性抗人球蛋白试剂为阳性，单独使用抗IgG或者抗C3d血清为阴性，可能是抗IgM和抗IgA抗体致敏。

（4）混合型自身免疫性溶血性贫血患者同时可以检出 IgG 和补体 C3d。

（5）冷凝集素综合征（cold agglutinin syndrome，CAS）和阵发性冷性血红蛋白尿症（paroxysmal cold hemoglobinuria，PCH）患者只有抗补体 C3d 阳性，而抗 IgG 阴性。

（二）间接抗人球蛋白试验

【原理】

红细胞在体外与含有相应特异性的不完全抗体的人血清孵育，不完全抗体 Fab 段与相应红细胞抗原特异性结合，但不出现肉眼可见的凝集反应，充分洗涤，去除血清中未结合的游离抗体后，加入抗人球蛋白试剂。该试剂抗体 Fab 段与红细胞膜上不完全抗体的游离 Fc 段结合，形成肉眼可见的凝集反应。

【标本】

EDTA 抗凝静脉血，在静脉血管条件不佳或紧急情况下也可以使用动脉血，标本采集量 ≥ 3 ml。标本标识应清晰、完整、规范。标本采集后立即检测。

【器材与试剂】

1. 器材 台式低速离心机、血型血清学专用离心机、37℃水浴箱、显微镜、阅片灯箱、试管架、硬试管、一次性塑料滴管、记号笔、全自动检测系统（条件具备时）。

2. 试剂 红细胞[抗体筛查和（或）鉴定细胞]、IgG 抗 D 试剂血清、正常 AB 型血清、多特异性抗人球蛋白试剂（含有抗 IgG 和抗补体 C3d）、单特异性抗 IgG 抗体、单特异性抗人 C3d 抗体、生理盐水、微柱凝胶介质抗人球蛋白卡（多特异、单特异）、稀释液。

【操作步骤】

（1）取洁净试管，标记受检管、阳性对照管、阴性对照管。阳性对照管加入 IgG 抗 D 试剂血清 2 滴、2%～5% RhD 阳性红细胞悬液 1 滴。阴性对照管加入正常 AB 型血清 2 滴、2%～5% RhD 阳性红细胞悬液 1 滴。受检管加入被检血清 2 滴，再加入已知抗原的试剂红细胞悬液 1 滴。

（2）混匀，置于 37℃水浴箱中 30 min。

（3）取出试管，用生理盐水洗涤 3 次。末次洗涤后，将上清液除尽，并用吸水纸将附着于管口的液体吸去，仅留取试管底部的红细胞凝块。

（4）向各管中各加入 1 滴抗人球蛋白试剂，混匀。

（5）以离心力 $1000 \times g$ 离心 15 s，观察有无红细胞凝集。

【结果解释】

1. 阳性对照管凝集，阴性对照管无凝集。受检管出现凝集，表明受检者血清内含有抗体；受检管不出现凝集，表明受检者血清中未检出意外抗体。

2. 阳性对照管不凝集或（和）阴性对照管出现凝集，试验失败。需分析原因，重新试验。

【注意事项】

（1）在红细胞洗涤过程中不宜中途停止，每次加生理盐水前要使红细胞完全悬浮；洗涤过程防止交叉污染；应充分洗涤，避免残留抗体部分中和抗人球蛋白试剂而产生假阴性。

（2）应根据试验目的选择单特异性或多特异性抗人球蛋白试剂。

（3）加入抗人球蛋白试剂离心后应立即看结果，不宜久置。

（4）观察结果时，振摇试管不宜用力过大，避免将松散的红细胞凝块摇散，使强阳性结果误判为弱阳性，弱阳性结果误判为阴性。

（5）如果被检抗体弱，有时需要用低离子液配制红细胞悬液，增强抗原抗体反应。

三、吸收放散试验

抗体与相应的红细胞抗原在适合的条件下结合形成抗原抗体复合物，但这种结合是可逆的。如果改变某些条件，抗体又可以从结合的红细胞膜抗原上解脱出来，这种通过人为改变红细胞抗原抗体所处物理、化学环境，使抗体与红细胞抗原结合后再分离的试验方法称为吸收放散试验。根据实验目的不同，可采用不同的技术方法，有时吸收放散是一个整体试验，而有时则是两个独立的试验，即吸收试验和放散试验。

红细胞膜抗原可特异性地吸收血型抗体，不同的抗体有不同的吸收条件，IgM类抗体的最适吸收温度为4℃，IgG类抗体的最适吸收温度为37℃。某些酶增强抗体或唯酶抗体可用酶处理红细胞进行吸收。吸收试验可用于：①自身抗体的吸收，如自身温抗体和自身冷抗体的吸收；②一份血清中几种特异性抗体的分离鉴定；③弱抗原的证实和低浓度抗体的浓缩。

放散试验有时也称洗脱试验，是将抗体从红细胞上解离下来。放散的方法有物理方法（如热放散法、冻融放散法）和化学方法（如乙醚放散法、酸放散法、磷酸氯喹放散法）。放散试验可用于：①新生儿溶血病的诊断；②自身免疫性溶血性贫血和溶血性输血反应患者红细胞上抗体特异性的鉴定；③制备用于自身抗体吸收和血型鉴定的红细胞；④鉴定经吸收后放散下来的抗体；⑤制备单特异性抗体等。

（一）经典吸收试验

【原理】

携带目标血型抗原的红细胞与含有对应血型抗体（自身抗体或意外抗体）的血清（或血浆）在一定温度、介质条件下孵育一定的时间，抗体与红细胞抗原结合，经离心去除吸附抗体的红细胞，达到使抗体从血清（或血浆）中去除或分离的目的。

【标本】

待检血清（或血浆）≥1 ml。

【器材与试剂】

1. 器材 台式低速离心机、血型血清学专用离心机、4℃冰箱、可调温水浴箱、显微镜、阅片灯箱、移液器、试管架、硬试管、移液器吸头、一次性塑料滴管、记号笔等。

2. 试剂 生理盐水、自身红细胞或者异体试剂红细胞（只携带目标抗体对应抗原，不携带其他抗体对应抗原）。

【操作步骤】

（1）用生理盐水洗涤红细胞至少3次，末次洗涤后以离心力1000×g离心5 min，尽可能去除生理盐水。

（2）取1体积的压积红细胞加入1体积的待检血清（或血浆），混匀，在适宜的温度下孵育一定的时间。在孵育过程中，定时混匀试管内容物，孵育条件由目标抗体性质决定（冷抗体的吸收：4℃；温抗体的吸收：37℃）。

（3）以离心力1000×g离心5 min，是否需要控制离心温度由目标抗体性质决定，尽量避免目标抗体在离心过程中从红细胞上解离下来。

（4）离心后，将上清液转移至洁净试管中。如需获得目标抗体，则保存红细胞，待后续进行放散试验。

（5）使用试剂红细胞检测吸收后的血清，以确认抗体是否被完全去除。检测方法视目标抗体性质而定。

【结果判读】

结果判读具体参照操作步骤（5）所采用的方法学。

【注意事项】

（1）红细胞与待检血清（或血浆）接触面积越大，吸收越充分。推荐使用大容量试管。

（2）有些抗体可能需要通过多次吸收试验才能去除干净，但多次吸收会造成未被吸收抗体被稀释、反应活性下降甚至消失。

（3）反复吸收应该使用新的吸收红细胞。

（4）如果目标抗体对应的是酶抵抗抗原，可以使用酶试剂处理吸收前红细胞，以提高抗体吸收效率。

（二）聚乙二醇吸收试验

【原理】

聚乙二醇（poly-ethylene glycol，PEG）可以促进经 ZZAP 试剂（0.2 mol/L 二硫苏糖醇和 1% 木瓜蛋白酶 /1% 无花果蛋白酶）处理或未经处理的红细胞吸收抗体。经过吸收后的血清可用谱细胞进行抗体鉴定，以确定其他抗体是否存在及其特异性。本试验可用于自身抗体合并意外抗体时去除自身抗体，也可用于两种（或以上）意外抗体的分离。

【标本】

待检血清（或血浆）≥ 1 ml。

【器材与试剂】

1. 器材　台式低速离心机、血型血清学专用离心机、可调温水浴箱、显微镜、阅片灯箱、移液器、试管架、硬试管、移液器吸头、一次性塑料滴管、记号笔等。

2. 试剂　生理盐水、20% PEG、ZZAP 试剂、自身红细胞或者异体试剂红细胞（只携带目标抗体对应抗原，不携带可能存在的其他抗体对应抗原）、2%~5% 抗体鉴定谱细胞。

【操作步骤】

1. 自身抗体去除

（1）用生理盐水洗涤自身红细胞（经 ZZAP 处理或未处理）3 次，末次洗涤以离心力 $1000 \times g$ 离心 5 min，尽可能去除生理盐水。

（2）取 1 体积的压积红细胞加入 1 体积的待检血清（或血浆）和 1 体积的 PEG，混匀，37℃ 孵育 15 min。

（3）以离心力 $1000 \times g$ 离心 5 min，获取上层血清和 PEG 混合液。

（4）检测吸收后的血清：取 4 滴血清 /PEG 混合液，加入 1 滴 2%~5% 直接抗人球蛋白试验阴性自身红细胞，37℃ 孵育 15 min，采用抗人球蛋白试验检测。

（5）检测结果为阳性，说明吸收不完全，可将吸收 1 次后所收集的血清 /PEG 液加入 1 体积新的红细胞，不用再加 PEG，进行重复吸收；如果检测结果为阴性，说明吸收完全，可用筛选细胞、谱细胞检测吸收后血清是否存在意外抗体及其特异性。

2. 意外抗体分离

（1）用生理盐水洗涤红细胞（只携带目标抗体对应抗原，不携带可能存在的其他抗体对应抗原）3 次，末次洗涤后以离心力 $1000 \times g$ 离心 5 min，尽可能去除生理盐水。

（2）取 1 体积的压积红细胞加入 1 体积的待检血清（或血浆）和 1 体积的 PEG，混匀，37℃ 孵育 15 min。

（3）以离心力 $1000 \times g$ 离心 5 min，获取上层血清和 PEG 混合液。

（4）检测吸收后的血清：取 4 滴血清 /PEG 混合液，加入 1 滴 2%~5% 试剂红细胞（只携带欲吸收抗体对应抗原，不携带可能存在的其他抗体对应抗原），37℃ 孵育 15 min，采用抗人球蛋白试验检测。

（5）检测结果为阳性，说明吸收不完全，可将吸收 1 次后所收集的血清 /PEG 液加入

1体积新的红细胞,不用再加 PEG,进行重复吸收;如果检测结果为阴性,说明吸收完全,可用谱细胞检测吸收后血清中其他意外抗体特异性。吸收后红细胞可进一步通过放散试验获得目标抗体。

【注意事项】

(1)尽管许多实验室成功地用 PEG 进行吸收试验,但此方法与其他方法相比会降低抗体强度或减弱抗体的反应性,为了纠正抗体活性减弱,加 6 滴血清/PEG 液检测可能更合适。

(2)吸收后的血清应当日进行检测,4℃储存后可使血清弱抗体无法检出,其原因可能是 PEG 储存后可使蛋白质发生沉淀。

(3)当自身抗体吸收效果确认时,需要使用直接抗人球蛋白试验阴性自身红细胞(经 ZZAP 处理)。使用未经 ZZAP 处理的自身红细胞无法确认自身抗体是否吸收完全。

(4)意外抗体分离时吸收红细胞的选择:以 IgG 抗 E 联合 IgG 抗 Jk^a 欲分离抗 Jk^a 为例,应该选择 E 抗原阴性且 Jk^a 阳性(以纯合子为宜)红细胞作为吸收试剂红细胞。

(三)热放散试验

【原理】

热放散试验是通过升高温度的方法,将红细胞表面的抗体解离下来,通常包括 45℃热放散试验和 56℃热放散试验。

45℃热放散试验可以去除红细胞表面结合的 IgG/IgM 类抗体,处理后红细胞可以使用抗人球蛋白法鉴定红细胞血型表型。本方法对红细胞损伤小,溶血程度低,红细胞完整性好。

56℃热放散试验可以使红细胞表面结合的 IgM 类抗体或 ABO 系统 IgG 类抗体解离下来用于鉴定。本方法对于红细胞损伤大、溶血严重。试验目的是获取红细胞表面抗体,主要用于 ABO 系统的新生儿溶血病的检测,通常不适用于放散自身或同种非 ABO 系统 IgG 类抗体。

【标本】

EDTA 抗凝静脉血,在静脉血管条件不佳或紧急情况下也可以使用动脉血。标本采集量 ≥ 2 ml。标本标识应清晰、完整、规范。取一定量红细胞,用大剂量生理盐水洗涤 4~6次,获得压积红细胞。末次洗涤液留于另一洁净试管中备用。

【器材与试剂】

1. 器材 台式低速离心机、血型血清学专用离心机、4℃冰箱、可调温水浴箱、显微镜、阅片灯箱、试管架、硬试管、一次性塑料滴管、记号笔等。

2. 试剂 6%牛血清白蛋白、生理盐水、对照细胞(目标抗原单剂量表达,用于45℃热放散试验)。

【操作步骤】

1. 45℃热放散试验

(1)取洁净硬试管 2 支,分别做好标记,一支加入 1 体积 IgG 类抗体致敏的洗涤压积红细胞和 3 体积生理盐水,另一支加入 1 体积阳性对照洗涤压积红细胞和 3 体积生理盐水。

(2)将 2 支试管置于 45℃水浴箱中孵育 10~15 min,孵育时间长短依据包被抗体强度进行调整。

(3)以离心力 $1000 \times g$ 离心 3 min,弃上清。

(4)通过直接抗人球蛋白试验检测红细胞放散效果。直接抗人球蛋白试验阴性,留取红细胞待用;直接抗人球蛋白试验阳性,重复以上步骤,直至直接抗人球蛋白试验阴性为止,同步处理对照细胞。

（5）使用抗人球蛋白法检测处理后红细胞、对照细胞目标抗原。

2. 56℃热放散试验

（1）将压积红细胞与等量6%牛血清白蛋白（或生理盐水）混匀于试管中。

（2）将试管置于56℃水浴箱中孵育10 min，期间周期性振摇试管。

（3）以离心力$1000 \times g$离心3 min。

（4）将放散液立即吸出，转移至一个洁净试管中，检测放散液并用末次洗涤液做对照。

【结果判读】

1. 结果判断标准 具体参照检测放散液所采用的方法学。

2. 结果解释

（1）45℃热放散试验：①对照细胞阳性，待检细胞阳性，待检细胞目标抗原表达为阳性。②对照细胞阳性，待检细胞阴性，待检细胞目标抗原表达为阴性。③对照细胞阴性，结果无效。需要考虑重新选择对照细胞、调整放散方法、重复试验等。

（2）56℃热放散试验：①末次洗涤液阴性，放散液结果阳性，表明红细胞结合抗体。②末次洗涤液阴性，放散液结果阴性，表明红细胞未结合抗体。③末次洗涤液阳性，结果无效。说明洗涤过程不充分，有游离抗体残留，需要考虑增加洗涤次数或增加洗液量，重复试验。

【注意事项】

1. 45℃热放散试验

（1）单克隆IgM血清试剂可以直接鉴定红细胞血型表型，通常不受红细胞是否结合IgG类抗体的影响。如果可以获得单克隆IgM血清试剂，通常没有必要对待检红细胞进行45℃热放散试验。

（2）应设置对照细胞，以便评价45℃热放散试验是否过度，防止假阴性结果。

（3）对照细胞选择单剂量抗原表达（杂合子），防止受检红细胞（杂合子抗原表达）放散过度。

2. 56℃热放散试验 进行吸收放散试验时，为更好地保存红细胞上的冷反应性抗体，放散前洗涤红细胞时，应使用4℃冷盐水。

（四）冻融放散试验

【原理】

红细胞冰冻时，细胞膜通透性增加，细胞外冰晶形成、晶体渗透压升高，细胞液外流，使红细胞皱缩、破裂，红细胞膜破裂释放出细胞膜上的抗体。此方法主要用于ABO系统新生儿溶血病的检测。

【标本】

标本同热放散试验。

【器材与试剂】

1. 器材 台式低速离心机、血型血清学专用离心机、-20℃低温冰箱、水浴箱、显微镜、阅片灯箱、试管架、硬试管、一次性塑料滴管、记号笔等。

2. 试剂 生理盐水。

【操作步骤】

（1）将0.5 ml洗涤后压积红细胞与3滴生理盐水混合。

（2）盖上试管帽，旋转混匀。

（3）将试管水平放置于-20℃的低温冰箱中，冻存10 min。

（4）取出试管，迅速放入37℃热水浴箱中，并不断振摇试管。

（5）以离心力 1000×g 离心 2 min。

（6）将上清液转移至洁净的试管中，与末次洗涤液作对照，进行检测。

【结果判读】

结果判读具体参照检测放散液所用方法学。

【注意事项】

为了更好地保存红细胞上的冷反应性抗体，放散前洗涤红细胞时，应使用 4℃冷盐水。

（五）冷 - 酸放散试验

【原理】

酸性放散试验主要是基于低 pH（酸性）条件下可以破坏蛋白质的静电引力并改变其三级结构，进而导致抗体从红细胞上解离下来的原理，主要适用于获得温反应性自身抗体或意外抗体。

【标本】

标本同热放散试验。

【器材与试剂】

1. 器材 台式低速离心机、血型血清学专用离心机、4℃冰箱、冰浴锅（或槽）、水浴箱、显微镜、阅片灯箱、移液器、试管架、硬试管、移液器吸头、一次性塑料滴管、记号笔等。

2. 试剂

（1）甘氨酸 -HCl（0.1 mol/L，pH 3.0）：3.75 g 甘氨酸 +2.922 g NaCl 溶解于 500 ml 去离子水或双蒸水中，用 12 mol/L 的 HCl 调至 pH 3.0，储存于 4℃冰箱中。

（2）磷酸盐缓冲液（PBS，0.8 mol/L，pH 8.2）：109.6 g Na_2HPO_4+3.8 g KH_2PO_4 溶解于 600 ml 去离子水或双蒸水中，用 1 mol/L NaOH 或 1 mol/L HCl 调至 pH 8.2，定容到 1 L，储存于 4℃冰箱中。

（3）生理盐水、22% 小牛血清白蛋白（必要时）。

【操作步骤】

（1）将甘氨酸 -HCl 和生理盐水置于冰水浴。

（2）加 1 ml 压积红细胞于试管中，冰上孵育 5 min。

（3）加 1 ml 冰生理盐水和 2 ml 冰甘氨酸 -HCl。

（4）混匀，试管冰水浴（0℃）1 min。

（5）以离心力 1000×g 离心 3 min。

（6）将上清液转移至一个新的试管中，将 0.1 ml pH 8.2 PBS 缓冲液添加到 1 ml 上清液中。混匀，以离心力 1000×g 离心 3 min。

（7）将上清液转移至洁净试管中，即为放散液，与末次洗涤液作对照，进行检测。

【结果判读】

结果判读具体参照检测放散液所用方法学。

【注意事项】

（1）PBS 在 4℃储存时会产生结晶，用时在 37℃条件下复融。

（2）酸性条件下可能会使检测放散液的试剂红细胞产生溶血，使用 22% 小牛血清白蛋白（1 体积小牛白蛋白：4 体积放散液）可以减轻溶血。

（六）甘氨酸 -HCl/EDTA 放散试验

【原理】

甘氨酸 /EDTA 可以使 IgG 类抗体分子从红细胞膜上分离下来，此法通常联合吸收试验，用于弱血型抗原检测以及混合抗体分离鉴定。

【标本】

标本同热放散试验。

【器材与试剂】

1. 器材 台式低速离心机、血型血清学专用离心机、4℃冰箱、水浴箱、显微镜、阅片灯箱、移液器、试管架、硬试管、移液器吸头、一次性塑料滴管、记号笔等。

2. 试剂

（1）Na_2EDTA（10% w/v）：10 g Na_2EDTA 加双蒸水定容 100 ml。

（2）甘氨酸-HCl（0.1 mol/L，pH 1.5）：0.75 g 甘氨酸溶解于生理盐水，用 12 mol/L HCl 调至 pH 1.5，定容 100 ml。

（3）Tris-NaCl（1 mol/L）：12.1 g Tris 或 Trizma Base，5.25 g NaCl 加双蒸水定容 100 ml。

【操作步骤】

（1）放散洗脱液配制：将 0.1 mol/L 甘氨酸-HCl 与 10% Na_2EDTA 按照体积为 4∶1 比例混匀。

（2）在硬试管中加入 1 ml 压积红细胞。

（3）再加入 2 ml 放散洗脱液，混匀，室温孵育 2 min，孵育时间不能过长。

（4）加 0.1 ml 的 Tris-NaCl，混匀，以离心力 $1000 \times g$ 立即离心 1 min。

（5）离心，将洗脱液转移至一个新的试管，用 1 mol/L Tris-NaCl 调至 pH 7.0~7.4，可用 pH 试纸测定。

（6）以离心力 $1000 \times g$ 离心 3 min。

（7）将上清液转移至一个新的试管，与末次洗涤液同时进行检测。

【结果判读】

结果判读具体参照检测放散液所用方法学。

【注意事项】

（1）如果红细胞经处理后直接抗人球蛋白试验变为阴性，即可以用于检测 Kell 和 Era 系统以外的其他血型抗原，因为甘氨酸-HCl/EDTA 可使 Kell 和 Era 抗原变性。

（2）甘氨酸-HCl/EDTA 洗脱的红细胞可以经酶处理后进一步用于自身吸收试验。

（3）孵育时间过长（步骤3）会不可逆地破坏红细胞。

（4）Tris-NaCl 为强碱性，很少量即可以调节到合适的 pH（步骤5）。

（5）试剂可以分装冰冻储存，用时取出一支即可。10% Na_2EDTA 2~8℃储存时会产生沉淀。

（6）试剂 4℃或冰冻储存时，按 3/10（v/v）的量加入 22% 小牛血清白蛋白，可以使试剂更稳定。红细胞末次洗涤液也要同比例添加小牛血清白蛋白。

（七）乙醚放散试验

【原理】

乙醚能够溶解红细胞膜，使其上吸附的血型抗体解离下来，主要用于红细胞上各种 IgG 类抗体的分离、鉴定。

【标本】

标本同热放散试验。

【器材与试剂】

1. 器材 台式低速离心机、血型血清学专用离心机、水浴箱、显微镜、阅片灯箱、试管架、旋涡振荡器、硬试管、玻璃试管、一次性塑料滴管、玻璃纸、记号笔等。

2. 试剂 无水乙醚试剂、生理盐水。

【操作步骤】

（1）取玻璃试管 1 支，加入洗涤过的 1 体积（例如 1 ml）压积红细胞、1 体积生理盐水和 2 体积无水乙醚，用玻璃纸盖住管口，手指压住，用力上下晃动 10 min 或在旋涡振荡器上振荡 1 min，以离心力 $1000 \times g$ 离心 5 min。

（2）吸取底部液体即为放散液（一般分 3 层：上层为乙醚，中层为红细胞基质，下层为放散液），转移至洁净玻璃试管中。

（3）若放散液混浊，可再离心 1 次，取上清液。

（4）将放散液置于 37℃ 水浴箱中 30 min，促使乙醚挥发。

（5）将上清液转移至一个新的试管，与末次洗涤液同时进行检测。

【结果判读】

结果判读具体参照操作步骤（5）检测放散液所用方法学。

【注意事项】

（1）乙醚放散液一般颜色较红，在一定程度上影响后续试验结果的判读，最好使用盐水抗人球蛋白法做进一步检测。

（2）放散液中残余的乙醚可能会使后续检测过程中红细胞发生溶解，可在加红细胞之前把含 2 滴放散液的试管置于 37℃ 水浴箱中，孵育 5 min，以除去残余乙醚。

（3）使用乙醚放散时，要注意实验室通风，确保操作人员安全。

（八）二磷酸氯喹放散试验

【原理】

当红细胞上包被了 IgG 类抗体（直接抗人球蛋白试验阳性），致使无法使用 IgG 类抗血清（间接抗人球蛋白试验）做血型表型鉴定。二磷酸氯喹可以将红细胞上的 IgG 类抗体解离下来，而又较小甚至不损伤红细胞的完整性，处理后的红细胞可以使用 IgG 类抗血清在抗人球蛋白介质条件下鉴定血型表型。

【标本】

标本同热放散试验。

【器材与试剂】

1. 器材 台式低速离心机、血型血清学专用离心机、水浴箱、显微镜、阅片灯箱、试管架、硬试管、一次性塑料滴管、记号笔等。

2. 试剂 二磷酸氯喹（商品化或自制）、抗人球蛋白试剂、生理盐水、对照细胞（目标抗原单剂量表达）、IgG 类抗血清（由目标血型抗原确定）。

【操作步骤】

（1）将洗涤后的压积红细胞、对照细胞分别与氯喹试剂按照体积 1∶4 混匀。

（2）置于室温孵育 30 min。

（3）取少量处理后的红细胞，用生理盐水洗涤 4 遍，并用生理盐水配制成所需浓度（如 2%~5%）红细胞悬液。

（4）使用抗人球蛋白试剂进行直接抗人球蛋白试验。

（5）如果直接抗人球蛋白试验阴性，可将全部处理后的待检红细胞、对照细胞用生理盐水洗涤 3 遍后备用。

（6）如果直接抗人球蛋白试验仍呈阳性，可重复放散试验，直至直接抗人球蛋白试验阴性，注意最长孵育时间是 2 h。

（7）使用 IgG 抗血清对处理后待检红细胞、对照细胞进行目标血型抗原表型鉴定（抗人球蛋白法）。

【结果判读】

结果判读具体参照操作步骤（7）检测放散液所用方法学。

【注意事项】

（1）二磷酸氯喹无法解离红细胞上的补体C3，如果红细胞上同时致敏IgG类抗体和补体C3，经过二磷酸氯喹处理后只有IgG类抗体解离下来。因此，后续血型表型鉴定时必须使用单独IgG抗人球蛋白试剂，否则可能会出现假阳性。

（2）室温孵育时间不能超过2 h，过长的室温孵育时间或采用37℃孵育会导致红细胞溶血或抗原丢失。

（3）二磷酸氯喹会导致一些Rh系统抗原变性。

（4）设置杂合子目标抗原阳性对照细胞是必要的，确保处理过程对目标抗原的影响在可接受范围内。

（5）对于一些直接抗人球蛋白试验强阳性标本，本方法可能无法去除全部结合抗体，只是能够降低直接抗人球蛋白试验强度。

（九）吸收放散试验分离鉴定混合意外抗体

【原理】

当怀疑一份血清中同时存在几种特异性意外抗体时，使用谱细胞采用常规方法可能无法准确地将其分别鉴定出来。可选择具有其中某种抗体相应抗原、不具有其他可疑抗体相应抗原的红细胞做吸收试验，将吸收后的血清再做抗体鉴定，同时对吸收后的红细胞进行放散试验，检测放散液中的抗体特异性，可以将几种同时存在的抗体特异性鉴定清楚。吸收方法、放散方法通常根据待检抗体的特性来进行选择。如怀疑一份血清中同时含有IgG抗c、抗E和抗Jk^a抗体，欲将其分离并鉴定，可以先选择c抗原阳性、E抗原阴性、Jk^a抗原阴性红细胞进行吸收试验，将抗c从血清中吸收出来，然后通过放散试验将其放散下来，再检测放散液，确定其特异性。第一次吸收后的血清可以选择E抗原阴性、Jk^a抗原阳性（或E抗原阳性、Jk^a抗原阴性）红细胞通过第二次吸收试验、放散试验进行分离鉴定。

当自身抗体与意外抗体同时存在时，前者会干扰后者的检出与鉴定，通常也需要采取吸收放散方法分离、鉴定抗体特异性。

【标本】

受检血清或血浆，标本量≥2 ml。

【器材与试剂】

1. 器材 台式低速离心机、血型血清学专用离心机、水浴箱、显微镜、阅片灯箱、试管架、硬试管、一次性塑料滴管、记号笔等。

2. 试剂 抗人球蛋白试剂、生理盐水、吸收用红细胞（只表达混合抗体中某一抗体对应目标抗原）、IgM或IgG抗血清（由目标血型抗原确定）。

【操作步骤】

（1）取多份表达不同目标抗体对应抗原的洗涤压积红细胞各1 ml，每份加受检血清（或血浆）1~2 ml，密封混匀。

（2）根据检测目标抗体的反应特性，在不同的条件下进行吸收。如为IgM类抗体，置于4℃吸收1 h；如为IgG类抗体，置于37℃吸收30~60 min，每10 min混匀一次。

（3）吸收后以离心力1000×g离心3 min，分离血清（或血浆）及红细胞。

（4）对红细胞进行放散试验（根据抗体性质选择合适的放散方法），分别检测吸收后血清和放散液中的目标抗体。

【注意事项】

（1）尽量选择表达纯合子目标抗原的红细胞作为吸收用红细胞，以提高吸收、分离效率。

（2）吸收试验所用红细胞尽可能用较新鲜细胞，以确保目标抗原质量。

（3）洗涤红细胞制成压积红细胞时，盐水应尽量除尽，以避免目标抗体被稀释。

（4）根据抗原抗体反应的最适温度来决定吸收试验的温度。IgM类抗体以4℃为宜，IgG类抗体以37℃为宜。

（5）如果一次吸收未能将目标抗体吸收去除干净，可以重复吸收过程。但多次吸收会使受检血清在一定程度上被稀释，会增加弱抗体漏检的风险。

（十）吸收放散试验确定弱A或弱B抗原

【原理】

由于有一些红细胞上的A抗原或B抗原过弱，即使在低温（4℃）增强条件下或使用高效价抗体，也不能被相应的抗A或抗B抗体所凝集，导致ABO血型鉴定困难。但这类红细胞可以吸收相应的抗A或抗B抗体。吸收的抗体可以在一定条件下被放散下来，通过检测放散下来的抗体，可以间接证实红细胞上存在弱A或弱B抗原。

【标本】

EDTA抗凝静脉血，在静脉血管条件不佳或紧急情况下也可以使用动脉血。标本采集量≥3ml。标本标识应清晰、完整、规范。

【器材与试剂】

1. 器材　台式低速离心机、血型血清学专用离心机、4℃冰箱、可调温水浴箱、显微镜、阅片灯箱、移液器、试管架、硬试管、移液器吸头、一次性塑料滴管、记号笔等。

2. 试剂　人源抗A和（或）抗B抗体，单克隆抗A和（或）抗B抗体（需要经过筛选验证），A_1、B、O型试剂红细胞（分别3人份，单独制备）。

【操作步骤】

（1）用生理盐水洗涤1ml待检红细胞至少3次，最后一次移除所有上清液。

（2）将1ml抗A或抗B试剂（如果怀疑A亚型或B亚型）加入洗涤好的压积红细胞中。

（3）混匀红细胞和血清抗体，置于4℃孵育1h，孵育期间混匀2~3次。

（4）以离心力1000×g离心3min，移除所有上清液。

（5）将红细胞转移至一个洁净的新试管中。

（6）用大量冷盐水（温度4℃）至少洗涤8次，将最后一次洗涤上清液分装到新试管中，与放散液做平行试验。

（7）选用一种适合的放散方法（如56℃热放散或冻融放散）重获ABO抗体。

（8）放散液和末次洗涤液[步骤（6）中获得的]分别与A_1（或B）、O型试剂红细胞（分别为3人份）的反应情况：向两组不同试管中分别加2滴放散液和洗涤液，1滴对应试剂红细胞悬液，立即以离心力1000×g离心15s，观察凝集情况。

（9）如果离心后没有观察到凝集，室温孵育15min再次离心。

（10）如果仍没有凝集，37℃孵育15~30min，做间接抗人球蛋白试验。

【结果判读】

（1）放散液中出现抗A或抗B，说明待测红细胞上有A抗原或B抗原。必须符合以下要求，试验结果才是有效的：①放散液与所有3组A_1（或B）型的红细胞反应；②放散液与3组O型细胞不反应；③末次洗涤液与A_1（或B）型试剂红细胞均不发生反应。

（2）放散液与抗原阳性的红细胞不反应，表明待测红细胞上不表达A抗原或B抗原，也可能是吸收放散试验操作不规范所致。

（3）放散液与某些或全部抗原阳性红细胞以及 O 型红细胞反应，说明试验所选择的抗 A 和（或）抗 B 抗体中存在额外的抗体。

（4）如果末次洗涤液与抗原阳性细胞反应，则结果无效。说明放散试验前未结合的试剂抗体没有洗涤干净。A_1、B 或 O 细胞或所有 3 种细胞可以平行进行吸收放散试验，作为该试验的阳性或阴性对照。

【注意事项】

（1）人源抗 A、抗 B 血清可以从无偿献血者标本中筛选，尽量选择效价较高的血清（≥ 32），意外抗体筛查试验阴性用于吸收放散试验。

（2）单克隆抗 A、抗 B 血清需要经过筛选验证。

（3）建议同时使用人源和单克隆抗 A、抗 B 血清平行做吸收放散试验，发挥人源血清和单克隆血清的互补作用，只要其中一种血清出现阳性结果，即可认为存在对应弱抗原，以降低弱抗原的漏检率。

四、凝集抑制试验

【原理】

大约有 78% 的个体具有 *Se* 基因，它控制着产生水溶性的 ABH 抗原向除脑脊液外的其他体液的分泌。这种分泌的 ABH 和 Lewis 抗原可以通过唾液血型物质凝集抑制试验来证实。

【标本】

新鲜唾液。

【器材与试剂】

1. 器材 小烧杯或者大试管、台式低速离心机、血型血清学专用离心机、4℃冰箱、-20℃冰箱、37℃恒温水浴箱、显微镜、阅片灯箱、酒精灯、移液器、试管架、硬试管、移液器吸头、一次性塑料滴管、记号笔等。

2. 试剂

（1）人源（多克隆）抗 A 和抗 B。

（2）植物凝集素抗 H。

（3）多克隆（兔、羊或人源）抗 Le^a。

（4）A_1 型、B 型试剂红细胞。

（5）O 型 Le（a+b-）红细胞。

（6）来自已知分泌型或非分泌型个体的冰冻/新鲜唾液，作为阳性和阴性对照。

【操作步骤】

1. 血型试剂的稀释

（1）准备合适浓度的血清试剂。用抗 A、抗 B 或抗 H 检测 ABH 分泌型血型物质，用抗 Le^a 检测 Lewis 分泌血型物质。将血清试剂连续倍比稀释。

（2）在标记好的试管中分别加入 1 滴倍比稀释后的血清试剂和 1 滴 2%~5% 相应血型的红细胞悬液。

（3）以离心力 $1000 \times g$ 离心 15 s，肉眼观察凝集强度。

（4）选择凝集反应出现 2+ 强度的最高稀释度，配制对应稀释标化血清，待用。

2. 分泌型物质的凝集抑制试验

（1）ABH 血型物质检测

1）取 4 支试管，分别标记为分泌型、非分泌型、生理盐水和待检，向每支试管中分别加

1滴稀释标化血清。

2）在分泌型管、非分泌型管和待检管中分别加1滴已知分泌型唾液、非分泌型唾液和待检唾液，生理盐水管加1滴生理盐水。

3）混匀，室温孵育10 min。

4）加1滴2%~5%相应血型的指示红细胞悬液。

5）混匀，室温孵育30~60 min。

6）以离心力1000×g离心15 s，肉眼观察凝集强度。

（2）Lewis血型物质检测

1）取4支试管，分别标记为Lewis阳性、Lewis阴性、生理盐水和待检，向每支试管中分别加入1滴稀释标化血清。

2）向Lewis阳性管、Lewis阴性管和待检管中分别加入1滴已知Lewis阳性唾液、Lewis阴性唾液和待检唾液，生理盐水管加1滴生理盐水。

3）混匀，室温孵育10 min。

4）加1滴2%~5%相应血型的指示红细胞悬液。

5）混匀，室温孵育30~60 min。

6）以离心力1000×g离心15 s，肉眼观察凝集强度。

【结果判读】

1. 结果判定标准　以试管法红细胞凝集强度结果判断（表2-4）判定。

2. 结果解释

（1）指示红细胞与相应的抗体发生凝集反应，说明唾液中不含相应的血型物质。指示红细胞与相应的抗体不发生凝集反应，说明唾液中含有相应的血型物质。具体结果分析列于表2-11和表2-12。

（2）若生理盐水对照管不凝集，则唾液试验结果无效。这常常是由于血清试剂的稀释倍数过大引起的，需要重新找出最适稀释度并按上述步骤重新试验。

表2-11　用抗H检测H血型物质唾液凝集抑制试验的结果分析

待检唾液	分泌型唾液（存在H血型物质）	非分泌型唾液（不存在H血型物质）	生理盐水	结果分析
2+	0	2+	2+	H非分泌型
0	0	2+	2+	H分泌型

注：+. 阳性；0. 阴性。

表2-12　用抗Le^a检测Lewis型物质唾液凝集抑制试验的结果分析

待检唾液	Lewis阳性唾液	Lewis阴性唾液	生理盐水	结果分析
2+	0	2+	2+	Lewis阴性
0	0	2+	2+	Lewis阳性

注：+. 阳性；0. 阴性。

【注意事项】

（1）检测ABH血型物质，要使用鉴定为Se和sese的人的唾液作为阳性和阴性对照。检测Lewis，使用红细胞为Le（a+b-）或Le（a-b+）的人的唾液作为阳性对照；用Le（a-b-）的人的唾液作阴性对照。这些已知唾液分泌型人的唾液经处理后可冻存，以便日后使用。

（2）通过唾液连续的倍比稀释，可以半定量地检测唾液血型物质的浓度，凝集抑制反应的稀释度越高，说明血型物质的浓度越高。检测ABH血型物质，稀释抗A、抗B、抗H的方法是相同的。抗A或抗B的最适稀释度可以分别用A_1或B细胞滴定抗血清的方法决定。

（3）Lewis阳性的人分泌ABH血型物质，唾液中存在Le^a和Le^b。Le（a+）的人如果是sese基因型，则不分泌ABH血型物质，唾液中只存在Le^a。

任务四　人类白细胞抗原系统检测

案例2-4

薛某，男性，59岁，反复发作性水肿、蛋白尿7年，加重伴少尿7个月。血肌酐浓度为930 μmol/L，尿素氮浓度为40 mmol/L，血红蛋白浓度为65 g/L，诊断为慢性肾炎、尿毒症，拟进行肾移植。主要检测结果：血型A型，RhD阳性。HLA配型结果：HLA-A*02：11，HLA-B*57：01，群体反应抗体（PRA）阳性。现有脑死亡器官捐献提供者王某，男性，体重67 kg。主要的检测报告为：传染性指标检测正常，血型A型，RhD阳性。

请思考：
1. 王某能直接将肾移植给薛某吗？
2. 如果患者王某病情加重，在不能等待其他肾供体的情况下，还需要进一步做哪些试验？

人类白细胞表达的抗原比较多，其中与输血医学相关的有红细胞血型抗原、人类白细胞抗原（human leukocyte antigen，HLA）和粒细胞特异性抗原。由于人类白细胞表达的红细胞血型抗原比较少，意义也不大，所以本部分主要介绍人类白细胞抗原（HLA）和粒细胞特异性抗原。

人类白细胞抗原（HLA）是人类的主要组织相容性复合体（MHC）的表达产物，该系统是迄今所知人体最复杂的多态系统。自让·多塞（Jean Dausset）于1958年发现第一个HLA抗原，到20世纪70年代，HLA便成为免疫遗传学、免疫生物学和生物化学等学科的一个重要、新兴的研究领域。目前，HLA分型技术已广泛应用于多个领域，如HLA群体遗传多态性、HLA生物学功能、实体器官和造血干细胞移植供受者组织相容性配型、与某些疾病的关联、人类遗传进化、药物个性化选择、造血干细胞捐献者库。随着研究的深入，经过多年的不断演变和发展，HLA分型技术主要有血清学分型方法、细胞学分型方法、基因分型方法等。

人类白细胞抗原系统包括一系列复杂的基因及其编码的蛋白。HLA基因编码的HLA分子是人类白细胞上最强的同种抗原。HLA遗传区位于人染色体的第6号染色体短臂21.31-21.33区域，全长约3600 kb，约占人类基因组基因碱基数的0.1%，是目前所知最富有多态性的遗传系统。按编码分子特性的不同，这些基因分为三类，即HLA-Ⅰ类、HLA-Ⅱ类及HLA-Ⅲ类基因。

1. HLA-Ⅰ类基因　位于6号染色体端粒，长度为2000 kb，包括经典HLA-Ⅰ类基因和非经典HLA-Ⅰ类基因。

（1）经典HLA-Ⅰ类基因：又称HLA-Ⅰa基因，包括HLA-A、HLA-B和HLA-C基因座，每个基因座上存在多个等位基因，编码三组高免疫原性、高度多态性的糖蛋白分子。经典HLA-Ⅰ类基因编码相应的HLA-Ⅰ类分子的重链。

（2）非经典HLA-Ⅰ类基因：又称HLA-Ⅰb基因，包括HLA-E、HLA-F、HLA-H和

HLA-J，分别编码免疫原性和多态性均较低的分子。

2. HLA-Ⅱ类基因 靠近染色体着丝点，从中心侧开始依次为 DP、DMA、LMP2、TAP1、LMP7、TAP2、DQ 和 DR 基因亚区域，包括经典 HLA-Ⅱ类基因（DP、DQ 和 DR）和非经典 HLA-Ⅱ类基因（LMP、TAP 和 DM）。

3. HLA-Ⅲ类基因 位于 HLA-Ⅱ类和 HLA-Ⅰ类基因中段，长度为 1000 kb，编码 C2、C4、Bf 等补体组分，肿瘤坏死因子（TNF）等细胞因子，热休克蛋白 HSP-70 等。

一、HLA 系统检测

（一）HLA 血清学检测

检测 HLA 抗原的血清学分型方法是利用已知的抗 HLA 标准分型血清来检测未知淋巴细胞表面的 HLA 抗原型别。其中，HLA-Ⅰ类和 HLA-Ⅱ类抗原均可以采用血清学方法检测。目前，最常用且经典的血清学分型方法是泰萨奇（Terasaki）等建立的微量淋巴细胞毒试验。

HLA 抗原检测

微量淋巴细胞毒试验的基本原理是当抗体与淋巴细胞表面的膜抗原特异性结合后，免疫球蛋白的补体结合位点暴露，该抗原抗体复合物与补体结合而使其活化，通过一系列级联反应，最终导致靶细胞溶解、死亡。由于死细胞膜通透性增加，可使染料（如锥蓝、伊红）进入细胞内而使其着色，细胞肿胀，体积变大，折光性减弱、消失。而染料不能着色于活细胞，若细胞基本保持原有的大小，在显微镜下因不被着色而明亮，折光性强。通过光学显微镜观察，可测得死细胞的百分率，以此确定相应靶细胞上是否携带有特异性的膜抗原。

微量淋巴细胞毒试验的准确性很大程度上取决于抗血清的质量、淋巴细胞活性和操作者细胞观察判定经验。开展微量淋巴细胞毒试验应进行质量控制，每次须设置阴性和阳性对照；阳性对照死细胞数量应大于 80%，阴性对照死细胞数量应小于 2%，否则实验结果不可靠。一般在相差显微镜下可清楚地区分死细胞和活细胞，而死细胞占全部细胞的百分比可以较准确地反映抗原抗体反应强度，常采用记分方法表示。通用的判断记分方法为 NIH 计分法，其判定标准列于表 2-13。

表2-13　NIH计分法

死细胞数量（%）	计分	反应
未实验或无法读数时	0 分	无效
0~10	1 分	阴性
11~20	2 分	可疑阴性
21~40	4 分	可疑阳性或弱阳性
41~80	6 分	阳性
81~100	8 分	强阳性

【注意事项】

微量淋巴细胞毒试验易受抗血清特性、淋巴细胞、反应温度和时间、补体特性和判定等方面的影响，从而影响其分型结果的准确性。

1. HLA 抗血清 早期大多通过人群筛选获取，为多克隆抗体，其存在明显的交叉反应。

目前大多为单克隆抗体，其特异性有所提高。抗血清需要有合适的效价，一般通过滴定方法选择最佳使用效价。造成抗血清效价降低的主要原因有多次冻融、运输过程温度不当、冻干过程活力受损和冻存时间偏长等。HLA抗血清存在剂量效应、协同效应和交叉反应，会干扰实验结果，影响实验结果的可重复性。纤维蛋白和其他杂质颗粒可以干扰试验结果判读，一般在制备血清反应板前通过高速离心方法去除。此外，抗血清应避免细菌污染。

2. 淋巴细胞 分离出的淋巴细胞必须具有高活性，因此应尽量采用新鲜标本，活性下降易发生假阳性反应。常见引起活性下降的原因为保存和运输过程细胞悬液pH改变、剧烈摇动、标本处理不及时、标本不新鲜、人为损伤等。分离出的淋巴细胞应具有高纯度，避免红细胞污染。当淋巴细胞数量过少时，易造成假阳性；当淋巴细胞数量过多时，易造成假阴性。部分白血病或肿瘤患者HLA抗原可出现减弱甚至缺失，少数患者则可能出现抗原增多现象，这将引起HLA分型错误。此外，当个体携带无效等位基因时，虽然拥有相应的基因序列，但并不表达抗原。

3. 孵育时间、孵育温度和染色时间 孵育时间过长，可能使某些HLA抗血清表现出弱交叉反应，某些抗体的反应强度增加，从而产生假阳性反应。孵育时间不足，将使抗原抗体结合不足，部分抗体反应得不到显示，特别是弱抗体反应，将产生假阴性结果。研究证实，25℃时淋巴细胞和HLA抗体的相互作用比37℃更为敏感，因此孵育温度的范围以20~25℃最为适宜。长时间染色将使活细胞死亡而着色，所以染色时间一般控制在2~10 min。由于甲醛能使活细胞有更大的折光性，因此使用曙红染色时，一般配合使用甲醛固定反应结果。此外，部分实验室已采用新的染料（荧光染料等）替代曙红。

4. 补体活性 补体对淋巴细胞毒试验存在影响主要体现在：①补体具有天然细胞毒性或活性偏高，可能导致部分淋巴细胞在未形成相应的抗原抗体复合物的情况下被误杀死，造成假阳性。②补体活性偏低，不能有效地杀死发生抗原抗体结合反应的淋巴细胞，HLA抗原和抗体的结合反应未被充分显示，导致假阴性。

【方法学评价】

1. 血清学方法 可以检测HLA-Ⅰ类和HLA-Ⅱ类抗原。检测HLA-Ⅰ类抗原相对容易，而检测HLA-Ⅱ类抗原需要分离和纯化B淋巴细胞。此外，HLA-DPB1、DQA1的抗原表达弱，很难采用血清学确定抗原型别，目前在实际工作中，血清学方法常用于检测HLA-A、HLA-B抗原。由于活性淋巴细胞的保存相对困难、高质量的单价HLA分型血清来源有限以及基因诊断技术的不断发展和完善，血清学方法已被基因诊断技术逐步取代。

2. HLA抗体检测 HLA抗体主要通过妊娠、输血和器官移植等同种免疫作用产生。它能够引起输血的不良反应包括血小板无效输注、发热性非溶血性输血反应及输血相关性急性肺损伤等。

用于HLA抗体检测的方法有多种，可分为两大类：淋巴细胞毒方法和非淋巴细胞毒方法。检测HLA抗体的淋巴细胞毒方法包括微量淋巴细胞毒交叉配合试验；检测HLA抗体的非淋巴细胞毒方法包括流式细胞术、ELISA、Luminex检测技术。非淋巴细胞毒方法的敏感性和特异性均优于淋巴细胞毒方法。以下主要介绍各种方法的基本原理和特性。

（1）微量淋巴细胞毒交叉配合试验：原理与微量淋巴细胞毒试验相似。受检者血清中的HLA抗体与供者淋巴细胞反应，并引起淋巴细胞损伤死亡。利用曙红染料鉴别活的或死亡的淋巴细胞，计算死亡淋巴细胞的构成比，评价淋巴细胞毒的强度，并判断受检者血清中是否存在HLA抗体。

（2）酶联免疫吸附试验（enzyme linked immunosorbent assay，ELISA）：检测HLA抗体，根据包被物和反应情况有两种情形，ELISA可测定补体依赖的HLA抗体和非补体依赖的HLA抗体，根据包被的抗原不同，可鉴定出HLA-Ⅰ类或HLA-Ⅱ类抗体。

ELISA 原理可分为下列两种情况：①将抗 HLA-Ⅰ类（或 HLA-Ⅱ类）单克隆抗体直接包被在酶联检测板孔上，并捕获可溶性 HLA 抗原后制成 ELISA 反应板，然后在反应孔内加入待检标本。当待检标本中存在 HLA 抗体时，则形成单克隆抗体-可溶性 HLA 抗原-HLA 抗体复合物，洗涤后再加入抗人 IgG 酶标记抗体，可形成单克隆抗体-抗原-待检抗体-酶标记抗体复合物，洗涤后加入酶显色反应体系，根据显色程度判定结果。②将纯化的可溶性 HLA 抗原直接包被在 ELISA 板上，然后在反应孔内加入待测血清标本，如果待测血清中存在 HLA 抗体，则在相应的孔内发生抗原抗体反应，形成可溶性 HLA 抗原-HLA 抗体复合物，洗涤后加入酶标记的第二抗体，形成可溶性 HLA 抗原-HLA 抗体-酶标记抗体复合物，洗涤后加入酶显色反应体系，根据显色程度来判定结果。本法操作较为简单，敏感性高，但假阳性率也高。受试验条件、操作方法的影响会导致试验误差，且检测抗体也缺乏补体，不能真实地反映患者体内情况。

（3）流式细胞术（flow cytometry，FCM）：可区分 IgG、IgM 类 HLA 抗体以及检测非补体依赖性抗体。其基本原理是以淋巴细胞作为靶细胞抗原，加入待测血清后进行反应。如果待测血清中存在 HLA 抗体，可在淋巴细胞表面形成相应的抗原抗体复合物，洗涤后再加入荧光标记的第二抗体，则形成抗原-抗体-荧光标记抗体复合物，洗涤后经流式细胞仪测定淋巴细胞上的荧光值，依据淋巴细胞上荧光值的大小判定是否存在 HLA 抗体。该方法敏感性高，能进行较为准确的定量，但需要特殊设备，操作比较烦琐。

（4）Luminex 检测技术：基本原理是以包被抗原的微球磁珠作为靶细胞，每种磁珠上包被一种抗原，多种磁珠可以在同一体系内反应，因此反应系统中可包含数种特异性抗原。当加入待测血清与磁珠孵育时，如果待测血清中存在 HLA 抗体，则包被不同 HLA 抗原的磁珠可以与相应的抗体结合，形成抗原抗体复合物，洗涤后再加入荧光标记的抗人 IgG 类抗体孵育，可形成抗原-抗体-荧光标记抗体复合物，洗涤后经 Luminex 仪测定微球磁珠上的荧光值，并通过识别颜色区分磁珠种类，依据微球磁珠荧光值大小和每种磁珠的反应特性，可判定 HLA 抗体的强度和特异性，该方法可区分 HLA-Ⅰ和 HLA-Ⅱ抗体，并可鉴定抗体的属性和强度。

（二）HLA 细胞学检测

在 HLA 研究的发展过程中，细胞分型技术曾被用于指定多个 HLA-D、HLA-DP 抗原，但由于其来源困难、操作烦琐且存在指定偏差，这种方法已不再常用。细胞学分型方法包括纯合分型细胞（homozygote typing cell，HTC）技术、预致敏淋巴细胞试验（primed lymphocyte test，PLT）和混合淋巴细胞培养（mixed lymphocyte culture，MLC）。本节仅对细胞学方法进行简单介绍。

1. 纯合分型细胞技术 HTC 技术的基本原理是用已知 HLA-Dw 型别的经灭活的纯合子细胞作为刺激细胞，而待检细胞作为反应细胞，这两种细胞进行单向混合淋巴细胞培养。若不发生或仅发生弱的增殖反应，表明受检细胞具有与纯合子分型细胞相同的 HLA-Dw 型别，它可能为特定 HLA-Dw 型的纯合子或杂合子；如发生增殖反应，表明受检细胞不具有与纯合子细胞拥有的 HLA-Dw 型别。因此，该方法也称为阴性分型。

2. 预致敏淋巴细胞试验 预致敏淋巴细胞是一种仅对一种单体型具有识别增殖能力，处于静止状态的小淋巴细胞。它作为应答细胞参与了初次 MLC 反应，经过增殖后又回到小淋巴细胞；当这种细胞遇到相应抗原刺激后，可迅速发生淋巴细胞转化和增殖。PLT 是将此种细胞作为已知的分型细胞，试验时将待检淋巴细胞处理作为刺激细胞，分别与一系列的预致敏淋巴细胞进行单向 MLC。如果待检细胞与预致敏淋巴细胞预先识别的抗原相同，预致敏淋巴细胞会迅速增殖。因预致敏淋巴细胞分型试验是用阳性反应作为判定标准，故 PLT 又称为阳性分型法。

3. 混合淋巴细胞培养（MLC） 或称混合淋巴细胞反应（MLR），是将两个无关个体功能正常的淋巴细胞在体外混合一起培养，由于两者的淋巴细胞膜上的组织相容性抗原不同，可互相刺激对方的 T 细胞发生增殖，导致对方的淋巴细胞分裂增殖和转化，其增殖反应强度与双方组织相容性抗原的差异程度成正比。两者相容性差异越大，反应越强烈。转化的淋巴母细胞表现为细胞体积增大，核内 DNA 和 RNA 合成增加等，可通过形态学方法计数转化的淋巴细胞百分数，也可通过测定激活的淋巴细胞摄取 DNA 合成前体物质的多少来判定。MLC 不仅用于 HLA-D 抗原分型，而且应用于实体器官移植前的快速相容性检测，它可以分为双向 MLC 和单向 MLC。

在双向 MLC 中，双方的淋巴细胞互相刺激而增生、转化，即双方的淋巴细胞既是刺激细胞，又是反应细胞。如果它们的抗原相同或相容，则刺激作用很小，细胞无变化；反之，如双方抗原不相容，则刺激作用就大，细胞被活化并产生增殖。

（三）HLA 分子生物学检测

HLA 基因分型准确率高，其分型错误率远低于血清学方法和细胞学分型方法。它具有如下优点：所需血样少、不需要新鲜标本、标本可长期保存和远程运输；分型试剂来源基本不受限制，可大量制备；实验重复性好。

1. 分子生物学基本实验技术 HLA 的分子生物学检测主要指 HLA 的基因分型。HLA 基因分型技术的基础是聚合酶链反应（polymerase chain reaction，PCR）。该技术已经广泛应用于基因分离、基因克隆和核酸序列分析的研究中，理解 PCR 技术的基本原理是理解 HLA 基因分型技术的基础。

PCR 是一种体外 DNA 扩增技术，是在模板 DNA、引物和 4 种脱氧核苷酸存在的条件下，依赖于 DNA 聚合酶的酶促反应，将待扩增的 DNA 片段与其两侧互补的寡核苷酸链引物经"高温变性 - 低温退火 - 引物 PCR 扩增仪延伸"三步反应的多次循环，使 DNA 片段在数量上呈指数增加，从而在短时间内获得所需的大量的特定基因片段。

2. HLA 分子生物学检测方法 有多种，分为基于 HLA 基因分子构象的分型方法和基于 HLA 基因序列的分型方法两类。

（1）基于 HLA 基因分子构象的分型方法：包括 PCR 指纹技术、PCR 单链构象多态性分析（PCR single strand conformation polymorphism，PCR-SSCP）、参比链介导的构象分析（reference strand mediated conformation analysis，RSCA）。基于 HLA 基因分子构象的分型方法主要作为其他 HLA 基因分型技术的补充。

（2）基于 HLA 基因序列的分型方法：主要有 PCR 序列特异性引物（PCR-SSP）、PCR 序列特异性寡核苷酸探针（PCR-SSOP）、Luminex 检测技术、PCR 核苷酸序列测定（PCR-sequence-based typing，PCR-SBT）、DNA 微阵列、二代测序（next generation sequencing，NGS）等。早期 HLA 基因分型曾采用 PCR 限制性片段长度多态性（PCR-RFLP）和参比链介导的构象分析（reference strand mediated conformation analysis，RSCA）方法，现基本已淘汰。

【方法学评价】

HLA 分子生物学检测方法包括 PCR 序列特异性引物、PCR 序列特异性寡核苷酸探针、Luminex 检测技术、PCR 核苷酸序列测定、DNA 微阵列、二代测序，具体方法评价列于表 2-14。

表2-14 基于HLA基因序列的分型方法评价

方法	评价
PCR-SSP	操作简单、快速，耗时短，结果判断简便，但可能出现漏孔或假阳性条带现象，为实验室常用的方法之一

续表

方法	评价
PCR-SSOP	操作较复杂,耗时较长,结果较准确,部分探针易出现干扰。目前被Luminex检测技术所代替
Luminex检测技术	灵敏度高,操作简单、快速,结果较准确,是目前实验室常用的方法之一
PCR-SBT	能够直接检测基因的核苷酸序列,属于高分辨方法,结果准确性最高,但需要特殊的仪器和设备,耗时较长,成本较高
DNA微阵列	具有超高速、高通量和高效益等优点,但分型可能存在一定的偏差
NGS	具有超高速、高通量、低成本和高效益等优点,目前NGS进行HLA分型可存在一定的偏差,但其显示了良好的应用前景

注：PCR-SSP.PCR 序列特异性引物；PCR-SSOP.PCR 序列特异性寡核苷酸探针；PCR-SBT.PCR 核苷酸序列测定；NGS. 二代测序。

二、粒细胞抗原系统检测

20世纪初期，人们发现某些患者的血清可以引起其他人的白细胞发生凝集。之后，人们在多次输血、妊娠妇女、粒细胞减少患者、发热输血患者的血清中检测到粒细胞抗体。1960年，拉勒扎里（Lalezari）在对1例新生儿同种免疫性粒细胞减少症患儿的研究中首次描述了人类粒细胞抗原（HNA），随后新的HNA不断被发现，它们的生物学特性及功能逐步被描述。

1. 粒细胞抗原 粒细胞表面同种抗原可分为两大类：一类是粒细胞以及其他细胞共有的抗原，如HLA、红细胞ABH抗原；另一类是中性、嗜酸性和嗜碱性粒细胞所特有的抗原。因为正常人血液中嗜酸性粒细胞和嗜碱性粒细胞数量极少，这两类粒细胞抗原系统意义不大，鉴定也比较困难。

2. HNA的命名 1998年，国际输血协会（International Society of Blood Transfusion，ISBT）粒细胞抗原工作组在西班牙制定了粒细胞抗原命名法则，要点为：

（1）命名为人类粒细胞抗原（HNA）。

（2）不同抗原系统用数字表示。

（3）同一个蛋白分子携带多个粒细胞抗原，根据检测出来的先后次序用字母表示，如HNA-1a、HNA-1b。

（4）新发现的HNA暂时用字母缩写命名，直至ISBT粒细胞工作委员会提出正式命名。

（5）HNA的等位基因编码依照国际人类基因图谱研究组的规定命名。目前，HNA抗原分为5个系统，相关资料列于表2-15。

表2-15 人类粒细胞抗原（HNA）的分类

抗原系统	发现时间	发现者	携带抗原分子	糖蛋白	基因	染色体定位	抗原
HNA-1	1960年	拉勒扎里（Lalezari）等	CD16	IgG FcγReceptor Ⅲb	FCGR3B	1q23.3	HNA-1a HNA-1b HNA-1c HNA-1d

续表

抗原系统	发现时间	发现者	携带抗原分子	糖蛋白	基因	染色体定位	抗原
HNA-2	1971年	拉勒扎里（Lalezari）等	CD177	NB1糖蛋白	*CD177*	19q13.3	HNA-2
HNA-3	1964年	范鲁文（Van leeuwen）等	CTL2	胆碱转运类蛋白2	*SLC44A2*	19p13.1	HNA-3a
							HNA-3b
HNA-4	1986年	克林（Klin）等	CD11b	补体组分受体3（CR3）	*ITGAM*	16p11.2	HNA-4a
							HNA-4b
HNA-5	1979年	迪卡（Dccay）等	CD11a	白细胞功能相关分子（LFA-1）	*ITGAL*	16p11.2	HNA-5a
							HNA-5b

3. 粒细胞抗原系统的临床意义 粒细胞的生成障碍或破坏增加可引起粒细胞减少。粒细胞破坏增加主要由于粒细胞抗体所引起。多种免疫性粒细胞减少症包括：新生儿同种免疫性粒细胞减少症（neonatal alloimmune neutropenia，NAN）、自身免疫性粒细胞减少症（autoimmune neutropenia，AIN）、药物诱导的免疫性粒细胞减少症（drug induced neutropenia，DIN）、骨髓移植后同种免疫性粒细胞减少症（immune neutropenia after bone-marrow trans-plantation）。

粒细胞抗体引起的几种输血不良反应包括：输血相关性急性肺损伤（transfusion-related acute lung injury，TRALI）、发热性非溶血性输血反应（febrile non-hemolytic transfusion reaction，FNHTR）和输血相关性同种免疫性粒细胞减少症（transfusion-related alloimmune neutropenia，TRAIN），粒细胞系统不同的抗体所引起的疾病不同，检测粒细胞抗原和抗体有利于诊断以下疾病（表2-16）。

表2-16 粒细胞特异性抗体引起的疾病

抗体	疾病
HNA-1	胎儿和新生儿同种免疫性粒细胞减少症
	自身免疫性粒细胞减少症
	输血相关性急性肺损伤
HNA-2a	胎儿和新生儿同种免疫性粒细胞减少症
	自身免疫性粒细胞减少症
	输血相关性急性肺损伤
	药物诱导的粒细胞减少症
	骨髓移植后移植物被排斥
HNA-3a	输血相关性急性肺损伤
HNA-4a	胎儿和新生儿同种免疫性粒细胞减少症
	自身免疫性粒细胞减少症
HNA-5a	血小板无效输注

（一）粒细胞抗原、抗体血清学检测

血清学鉴定粒细胞抗原或抗体的方法主要有粒细胞凝集试验（granulocyte agglutination

test，GAT）、粒细胞免疫荧光试验（granulocyte immunofluorescence test，GIFT）、流式细胞术、单克隆抗体粒细胞抗原捕获试验（monoclonal antibody immobilization of granulocyte antigen，MAIGA）和 ELISA 等。

1. 粒细胞凝集试验（GAT） 利用密度梯度分离出新鲜的粒细胞，然后在 Terasaki 微量板上进行实验。待测粒细胞与标准抗血清反应后或标准粒细胞与待检血清反应后在显微镜下观察粒细胞的凝集情况，依据细胞凝集情况来判定抗原或抗体的特性。

2. 粒细胞免疫荧光试验（GIFT） 可以分为直接法和间接法。①直接法：一般用于检测粒细胞抗原，其原理为荧光标记的粒细胞抗体与待检粒细胞反应，当有相应的抗原存在时，可发生抗原抗体反应，形成抗原抗体复合物，通过荧光显微镜检测荧光的情况，从而判定是否存在相应的粒细胞抗原。②间接法：可用于检测粒细胞抗体或抗原，通过分离出新鲜的粒细胞，经多聚甲醛固定后与待检血清反应，若存在相应的抗体，可形成抗原抗体复合物，洗涤后再加入荧光标记的抗人 IgG 反应。若待检血清中存在相应抗体，可继续形成抗原-抗体-荧光标记抗人 IgG 结合物，再次洗涤后通过荧光显微镜检测荧光的情况，从而判定是否存在相应的粒细胞抗体。

3. 流式细胞术 可用于检测粒细胞抗原或抗体，先通过密度梯度离心获取随机供者粒细胞（应尽可能覆盖全部 HNA 抗原），然后将粒细胞与待检血清进行反应，若存在相应抗体，可形成抗原抗体复合物，洗涤后再加入荧光标记的抗人 IgG-Fc，IgM-Fc 反应。

4. 单克隆抗体粒细胞抗原捕获试验（MAIGA） 基本原理是分离获取的粒细胞，经多聚甲醛固定后与待检血清反应，若存在相应抗体，可形成抗原抗体复合物，然后再加入特定的单克隆抗体，形成单克隆抗体-抗原-抗体三联复合物。然后将细胞裂解离心后获取上清液（含三联复合物），将其加入包被特定抗体（针对单克隆抗体特性）的 ELISA 板微孔内反应，使特定的三联复合物结合到孔内，形成包被抗体-单克隆抗体-粒细胞抗原-待测抗体复合物，洗涤后再加入酶标记的抗人 IgG 抗体形成包被抗体-单克隆抗体-粒细胞抗原-待测抗体-酶标抗体复合物，加显色剂进行比色分析，根据显色程度判定是否存在抗体。

5. 酶联免疫吸附试验（ELISA） 原理是先将特异性单克隆抗体包被在微孔板上，然后加入粒细胞抗原和待检血清进行反应。当存在相应的抗体时，会形成包被抗体-抗原-待测抗体的复合物。接着加入酶标记的抗人 IgG，形成包被抗体-抗原-待测抗体-酶标抗体的复合物。最后加入显色剂进行比色分析，根据显色程度判断抗体的有无和强度。

【方法学评价】

血清学方法检测粒细胞抗原的准确性与采用抗血清的质量密切相关，抗血清应具有较高效价、特异性好、覆盖相应的全部 HNA 抗原系统。而检测粒细胞抗体时，其制备的粒细胞应尽可能覆盖 HNA 系统不同抗原谱，同时应考虑该方法能够检测 HNA-1、HNA-3、HNA-4 和 HNA-5 系统的免疫抗体，可以鉴定和区分 HNA 和 HLA 抗体，能够区分多种 HNA 抗体并存的情况，并可以检测和区分细胞毒和非细胞毒性抗体。

目前，血清学方法大多操作过程相对烦琐、耗时，而且要求标本新鲜，一般控制在 24 h 内，以便粒细胞具有一定的生物活性。整个实验过程需要分离粒细胞，且要求分离的粒细胞有较高的纯度，无红细胞污染。血清学方法学评价列于表 2-17。

表2-17 粒细胞抗原、抗体检测血清学诊断方法评价

方法	评价
粒细胞凝集试验	该方法为早期建立的方法，操作简单，但灵敏度、特异性不高，HLA 抗体和某些高滴度的免疫复合物可导致假阳性结果，引起实验结果的偏差，现实验室已较少使用

续表

方法	评价
粒细胞免疫荧光试验	该方法为早期实验方法之一，其敏感性、特异性均优于GAT法，但需要荧光显微镜，实验干扰因素较多，该方法现一般采用流式细胞计数仪取代荧光显微镜
流式细胞术	该方法敏感性、特异性较好，是大多数实验室常用的方法
单克隆抗体粒细胞抗原捕获试验	该方法灵敏度、特异性较好，由于采用的是单克隆抗体，可以有效地区分HNA抗体种类，为目前HNA抗体特性鉴定常用的方法
酶联免疫吸附试验	该方法敏感性、特异性较好

（二）HNA系统基因分型技术

HNA-1、HNA-2、HNA-3、HNA-4和HNA-5系统的分子机制已经阐明，HNA系统抗原的差异为单核苷酸多态性（SNP）引起，因此理论上能够区分SNP的方法均可应用HNA基因分型。根据目前HNA研究进展情况，HNA基因分型方法主要有PCR限制性片段长度多态性（PCR-RFLP）、PCR序列特异性引物（PCR-SSP）、PCR核苷酸序列测定（PCR-SBT）和多重SNaPshot等。

1. PCR限制性片段长度多态性（PCR-RFLP） 是较早应用的HNA分子诊断技术。PCR-RFLP方法简便，分型时间较短，已成功用于HNA-4a和HNA-5a的分型。该方法的基本原理是用PCR扩增HNA系统基因的目的DNA片段，扩增产物采用合适的特异性限制性内切酶消化、切割成不同大小的片段，直接电泳后进行分辨。根据HNA不同等位基因的限制性酶切位点分布不同，将产生不同长度、不同数目DNA片段，从而进行HNA分型。

2. PCR序列特异性引物（PCR-SSP） 为实验室最常用的分子诊断方法，具有方法简便、快速的优点，其成本较低。早期建立的方法主要针对HNA-1、HNA-4、HNA-5系统，并采用该方法获取了大量不同人群HNA多态性分布的数据。近年来，随着HNA-2和HNA-3系统分子机制的阐明，已有文献报道HNA-1、HNA-3、HNA-4和HNA-5系统基因分型的PCR-SSP。但是应注意：在PCR-SSP中，扩增引物3'端最后一个碱基决定扩增特异性，而其扩增特异性与PCR扩增参数和反应条件有关，因此PCR-SSP中可能会出现假阳性或假阴性扩增，特别是自行设计引物开展HNA实验中，应优化有关的扩增参数和反应条件，采取相应的标准品进行验证。

3. PCR核苷酸序列测定（PCR-SBT） 直接检测HNA基因的核苷酸序列，分型结果最准确。由于其对特定区域的碱基进行序列测定，因此可以发现测定区域内碱基突变的情况，可以识别新的突变点，但是PCR-SBT需要特殊的DNA测序设备，实验耗时较长，而且费用相对较高。目前，PCR-SBT测序方法已应用于HNA-1、HNA-3、HNA-4和HNA-5系统基因分型。

4. 多重SNaPshot SNaPshot为中等通量SNP分型技术，可以在同一体系中实现多个SNP位点检测，其分型结果准确，准确度仅次于PCR-SBT，但检测费用较PCR-SBT明显降低，也需要特殊的DNA测序设备。SNaPshot SNP分型是一种以单碱基延伸原理为基础，同时利用多重PCR对多个已知SNP位点进行遗传分型的方法。其先通过多重PCR反应体系获得多个SNP位点的PCR产物模板，然后在含有测序酶、四种荧光标记的ddNTP，紧挨多态位点5'端的不同长度延伸引物和PCR产物模板的反应体系中，引物延伸一个碱基即终止，经测序仪电泳后，根据峰的颜色可知掺入的碱基种类，从而确定该样本的基因型，根据峰移动的胶位置确定该延伸产物对应的SNP位点。

【方法学评价】

每种 HNA 基因分型方法的特点和应用价值不同，其方法特点比较列于表 2-18。

表2-18 HNA基因分型方法的特点和应用价值

方法	检测过程	结果判定难易程度	标本检测能力	结果准确度	设备要求
PCR-RFLP	PCR 扩增 + 酶切 + 电泳	容易判断	适合单个标本检测、低通量标本检测	较准确，易受酶切效果影响	PCR 仪
PCR-SSP	PCR 扩增 + 电泳	容易判断	适合单个标本检测、低通量标本检测	较准确，易受扩增效果影响	PCR 仪
PCR-SBT	PCR 扩增 + 测序反应 + 测序电泳	较复杂，需要特殊分析软件	适合单个标本检测、低通量标本检测	最准确，可发现新的突变点	PCR 仪 + 测序仪
多重 SNaPshot	多重 PCR 扩增 + 测序反应 + 测序电泳	较复杂，需要特殊分析软件	适合单个标本检测、中通量标本检测	较准确，仅次于 PCR-SBT	PCR 仪 + 测序仪

注：PCR-SSP.PCR 序列特异性引物；PCR-SBT.PCR 核苷酸序列测定；PCR-RFLP.PCR 限制性片段长度多态性。

三、白细胞抗原系统的临床应用

（一）HLA 系统在移植医学的应用

HLA 抗原与同种器官移植的排斥反应密切相关，器官移植后，移植物存活很大程度上取决于供者和受者之间 HLA 配合程度。HLA 系统在器官移植中的应用主要包括两个方面：一方面是通过 HLA 基因检测选择移植供者；另一方面是通过检测患者体内供者 HLA 抗原，以了解移植物的存活情况，判断移植是否成功。在不同器官的移植中，HLA 系统的应用不尽相同。

1. HLA 系统在造血干细胞移植中的应用 造血干细胞移植在恶性血液病及免疫性疾病等的治疗中具有极其重要的地位。造血干细胞来源于骨髓、外周血及脐带血，含有大量的免疫细胞（如成熟的 T 细胞），这些免疫细胞可引起严重的免疫排斥反应。因此，造血干细胞移植对供者、受者之间 HLA 匹配程度的要求在所有器官移植中最为严格。

在造血干细胞移植中，HLA-A、HLA-B、HLA-C、HLA-DRB 及 HLA-DQB1 位点较为重要。根据供者、受者以上基因位点的匹配情况，造血干细胞移植分为 HLA 相合的造血干细胞移植和 HLA 部分相合的造血干细胞移植。前者指供者、受者以上 HLA 基因位点全部匹配，后者指供者、受者以上 HLA 基因位点仅部分匹配。HLA 相合的造血干细胞移植患者移植物抗宿主病（graft versus host disease，GVHD）发生率低、疗效好。在造血干细胞移植时，一般首选 HLA 相合的同胞供者或非血缘供者，后者可以在造血干细胞捐献者资料库中筛选。我国成立了中国造血干细胞捐献者资料库管理中心，专门负责国内非血缘关系造血干细胞捐献志愿者的管理，截至 2022 年 4 月，库内登记的捐献者数量已达到 311 万。

2. HLA 系统在肾移植中的应用 HLA 配型对提高肾移植的短期存活率和长期存活率均有重要意义。影响肾移植的基因位点主要是 HLA-A、HLA-B 及 HLA-DRB1。其中，HLA-DR 位点与肾移植的近期存活有关，而 HLA-A 及 HLA-B 位点与肾移植的远期存活有关。近年来，随着新的免疫抑制剂不断应用于临床，HLA 不匹配肾移植的近期存活率已经明显提高，HLA 不匹配已经不是肾移植的障碍。但是，新型免疫抑制剂的应用对不匹配肾移植长期存活率的影响尚待证实，临床上仍应选择尽可能多的 HLA 位点匹配的供肾进行肾移植。

3. HLA 系统在其他器官移植中的应用 HLA 系统在肝移植、胰腺移植、心脏移植、肺移植或心肺移植方面均具有重要的临床意义。临床上已经实施的肝移植手术大多 HLA 配型不完全相合，目前未观察到 HLA 配型与排斥反应及肝移植存活率的相关性。心脏移植、肺移植及心肺联合移植等这类移植手术大多属于紧急移植手术，手术前难以进行 HLA 配型。初步观察显示 HLA-A、HLA-B 及 HLA-DR 位点匹配可减少心脏移植、肺移植免疫排斥反应的发生，并可提高心脏移植、肺移植的存活率。

（二）HLA 系统在输血医学的应用

HLA 系统与输血反应密切相关，主要是由于 HLA 同种免疫引起的反应。由于 HLA 抗原具有高度的免疫原性，人类可以通过妊娠、输血及移植等途径产生 HLA 抗体。HLA 抗原与 HLA 抗体作用可以引起多种输血不良反应，如血小板无效输注（platelet transfusion refractoriness，PTR）、发热性非溶血性输血反应（febrile non-hemolytic transfusion reaction，FNHTR）、输血相关性急性肺损伤（transfusion related acute lung injury，TRALI）、输血相关移植物抗宿主病（transfusion associated graft versus host disease，TA-GVHD）。

（三）HLA 系统在法医学的应用

HLA 是人类最具遗传多态性的血型系统，其具有极低的完全相符概率和终生不变的特征（除同卵双生外），因此被广泛应用于人体特异性的遗传标志。早期可通过检测 HLA 基因型或表型来进行亲子鉴定和法医个体识别。

个体识别时，将采集到的血迹、分泌物或其他组织标本进行 HLA 检测，并与要求被认定对象的 HLA 检测结果进行比对，从而得出排除或不排除结论。

亲子鉴定的原理可以简单地概括为：在肯定孩子的某个遗传基因来自亲生父（母）亲，而假设的父（母）亲并不携带有这个基因时，可以排除假设的父（母）亲是孩子的亲生父（母）亲的可能性；在肯定孩子的某个遗传基因来自亲生父（母）亲，而假设的父（母）亲也带有这个基因时，则不能排除假设的父（母）亲为孩子的亲生父（母）亲的可能性。

近年来，随着分子生物学的发展，目前已经很少通过 HLA 系统作亲子鉴定和法医个体识别，现今更多的是采用短串联重复序列检测或线粒体 DNA 的序列分析。

（四）HLA 系统在一些疾病诊断中的应用

HLA 系统与多种疾病存在关联，所谓关联，即疾病与表型的联系。阳性关联指个体携带某种抗原者易患某种疾病，而阴性关联指个体携带某种抗原者对某种疾病具有一定的抵抗力。HLA 与疾病的关联程度用相对危险度（relative risk，RR）来表示，RR 值越大，相关程度越大。HLA 系统以功能有区别的多座位基因及各基因的复等位性参与和调节机体免疫应答，决定疾病易感性的差异。HLA 系统与疾病的关联列于表 2-19。

表2-19 HLA系统与疾病的关联

疾病	HLA位点	相对危险度（RR）
强直性脊柱炎	B27	> 100
莱特尔（Reiter）综合征	B27	35.0
急性前葡萄膜炎	B27	14.6
先天性肾上腺皮质增生	B47	15.4

续表

疾病	HLA位点	相对危险度（*RR*）
银屑病	Cw6	13.3
多发性硬化症	DR2、DQ6	12
重症肌无力	DR3	2.5
疱疹样皮肤病	DR3	56.4
乳糜泻	DQ2	30
干燥综合征	DR3	9.7
格雷夫斯（Graves）病	DR3	4.0
1型糖尿病	DQ8	14
类风湿关节炎	DR4	9.0
IgA肾病	DR4	4.0
恶性贫血	DR5	5.4
幼年型类风湿关节炎	DR8	3.6

（五）HLA与药物治疗不良反应的关系

研究发现，个体HLA基因型与某些严重药物不良反应存在一定的关联，已证实特定HLA等位基因与阿巴卡韦、卡马西平、别嘌醇、拉莫三嗪、氟氯西林等药物所致皮肤严重不良反应发生的风险相关。阿巴卡韦是一种抗艾滋病药，携带有HLA-B*57：01的个体发生超敏反应的风险相对比较大；卡马西平为常见的抗癫痫药，携带有HLA-B*15：02的个体发生不良反应的风险比较大。目前美国食品药品监督管理局已批准阿巴卡韦和卡马西平药品标签中增加建议在服用该药物前对HLA-B等位基因进行分型。

任务五　血小板血型系统检测

案例2-5

某患者，女性，31岁，因合并特发性血小板减少性紫癜（ITP）入院。患者自述头晕、心悸、气短、少次多量牙龈出血。体格检查：P124次/分，轻度贫血、牙龈肿胀、腹部皮肤有散在出血点，两膝关节有片状瘀斑。实验室检查：Hb 83 g/L，PLT 10.5×10^9/L。

请思考：
1. ITP的发病原因和治疗措施是什么？
2. 血小板抗体配型有哪些方法？

血小板是只存在于哺乳动物血液中的有形成分之一，除具有变形、黏附、聚集、释放等基本功能外，还具有辅助、调节炎症和免疫反应的功能。血小板抗体的实验室检测为协助临床诊断人类血小板抗原（human platelet antigen，HPA）引起的同种免疫反应提供了重要依据。国际输血协会血小板免疫学工作组推荐使用多种方法进行血小板抗体的检测，包括使用血小板膜糖蛋白（glycoprotein，GP）特异性检测方法、使用完整血小板的检测方法以及HPA基因分型的方法，以便建立一套完善的体系，进行血小板血型系统抗原和抗体的鉴定。

一、血清学检测

血小板血型系统血清学检测包括血小板抗原鉴定、抗体筛查和鉴定以及交叉配血，但是血小板血型系统血清学检测发展缓慢，主要是由于缺乏能推广使用的单克隆抗体以及行之有效的抗原抗体反应检测技术。以下介绍目前国内外常用的血小板血型系统血清学检测方法。

（一）以酶联免疫吸附测定为基础的检测方法

1. 单克隆抗体特异性血小板抗原固定试验（monoclonal antibody-specific imobilization of platelet antigens，MAIPA） 原理为血小板先结合人的同种抗体，然后与不同的抗血小板膜糖蛋白鼠抗人血小板单克隆抗体孵育。该试验的优点是敏感性强。缺点是未知抗原检测必须使用同一组单克隆抗体，后者不能对所有的糖蛋白具有活性。若人的同种抗体与单克隆抗体和同一组抗原决定簇反应，可以引起假阴性结果。

2. 改进的抗原捕获酶联免疫吸附试验（modified antigen capture ELISA，MACE） 原理为取献血者或随即混合血小板，与待测血清混匀反应。此方法特异性较强，血小板无需氯喹或酸预处理就能区分血清中的HLA抗体和HPA抗体。

（二）血小板免疫荧光试验

血小板免疫荧光试验（platelet immuno fluorescence test，PIFT）既可用于血小板抗原鉴定，又可用于血小板抗体检测和交叉试验。该方法是较早的检测血小板抗体的敏感方法。

1. 血小板抗原鉴定原理 以已知抗原的血小板作阴性、阳性对照，根据特异性抗体与血小板的反应情况来判断血小板抗原的特异性。

2. 血小板抗体检测和交叉试验原理 利用已知抗原特异性的血小板细胞谱与待测血清混合反应，其余步骤与血小板抗原鉴定类似，最后根据血清与血小板细胞谱的反应情况，来鉴定血清中抗体的特异性。血小板交叉试验中则以献血者血小板和患者血清反应，根据反应结果选择交叉反应阴性血小板进行输注。

PIFT的优点：①因为在显微镜下只观察荧光标记的血小板，所以可以避免由于细胞碎片等引起的非特异性反应；②多特异性的抗人球蛋白试剂可以识别IgG、IgA和IgM类抗体。缺点在于反应不灵敏，血小板至少要结合1000个IgG分子才能得到阳性结果。因为抗原位点过少，大多数的HPA-5抗体不能被免疫荧光法检测。另外，特异性的抗血清缺乏也导致该法不能常规普及。

（三）血小板固相微板技术

血小板固相微板技术（solid-phase technique）是一种可用于血小板抗体检测和交叉试验，以及血小板抗原鉴定的方法。该技术包括简易致敏红细胞血小板血清学技术（simplified sensitized erythrocyte platelet serology assay，SEPSA）和固相红细胞黏附法（solid-phase red blood cell adherence，SPRCA）。

1. 血小板抗体检测 首先，血小板表面膜蛋白被包被在微孔中；其次，在相应微孔中加入待测血清或对照血清，血小板抗体与微孔内的血小板抗原结合；最后加入 IgG 致敏的指示红细胞，离心。如果血小板与待测血清中的抗体反应，那么红细胞将均匀覆盖在血小板上，离心后在微孔底形成单层，判为阳性；否则，指示红细胞将在微孔中央形成紧密的细胞凝块，判为阴性。如果应用已知抗原特异性的血小板谱，则可判断待测血清抗体特异性：若血小板经氯喹或酸预处理，则可区分抗 HPA 和抗 HLA；若血小板未经预处理，则仅能判断待测血清中有无血小板相关抗体。

2. 血小板交叉试验 先制取献血者血小板并包被在微孔内，然后在相应微孔加入患者血清或者对照血清，反应后经指示红细胞观察结果，取阴性献血者血小板进行输注。

3. 血小板抗原鉴定 待测血小板被固定在微孔中，加入已知特异性抗体反应，经指示红细胞观察结果，并根据已知抗体判断血小板特异性抗原。

该方法的优点是可以检测出 HPA，同时可以检出 HLA 抗体，操作简便，不需要特殊仪器。缺点是特异性不高，有一定的假阴性或者假阳性结果。试验用血小板为稀有表型，当不能被包被在微孔中时，易出现假阴性结果。

（四）流式细胞术

流式细胞术（FCM）检测血小板抗体敏感性非常高。该方法使用完整的血小板，可以检测针对 MAIPA 和 MACE 不易检测的裂解后不稳定 GP 表位的同种抗体。此方法的缺点是需要特殊仪器和专业的操作人员，成本较高。

（五）微柱凝胶血小板定型试验

微柱凝胶血小板定型试验（microcolumn gel test for platelet typing）是建立在传统血小板检测和免疫微柱凝胶基础上的一项新技术。将血小板、待检血清和指示红细胞加到微柱反应腔中，经孵育和离心后，观察结果。如果血小板被抗体致敏，则形成血小板 - 血小板抗体 - 抗 IgG- 指示红细胞四位一体的凝集网络，离心后被滞留在微柱上面或中间，结果显示阳性；如指示红细胞离心后沉淀到柱底，则为阴性。该方法操作简便、快速、敏感性强，结果易于观察。

【方法学评价】

血小板血清检测方法学评价列于表2-20。

表2-20 血小板血清检测方法学评价

方法	评价
简易致敏红细胞血小板血清学试验	简单、快速，可用于血小板抗体（HLA、HPA）检测和交叉配血试验，也可用于血小板抗原的鉴定以及血小板自身和药物依赖抗体检测
微柱凝胶血小板相容性试验	操作简单、快速、敏感性强、结果易于观察、属于微柱凝胶间接凝血试验，可用于血小板交叉配血试验、血小板抗体筛检和致敏血小板检测等
单克隆抗体特异性血小板抗原固定试验	敏感性强，可检测出血小板膜上微量表达的 HPA-5 抗原，可用于血小板抗原和血小板同种特异性 HPA 抗体，以及血小板交叉配血试验。但由于 HPA 定型血清来源困难，本方法主要用于对部分 HPA 基因定型结果的验证
改进的抗原捕获酶联免疫吸附试验	特异性较高，血小板无需氯喹或酸预处理就能区分血清中的 HLA 和 HPA 抗体，主要用于血小板抗体特异性鉴定试验，以便血小板抗体阳性患者输入对应抗原表达阴性的供血者血小板
流式细胞术	可用于血小板抗原、血小板交叉配血试验，虽然敏感性很高，但需要特殊仪器和专业操作人员，成本较高

二、分子生物学检测

20世纪90年代以后，随着血小板同种抗原系统的相应基因序列被阐明，分子生物学技术的不断发展和对血小板抗原、基因结构研究的突破性进展，使血小板血型系统的基因分型成为可能。由于目前所知的大部分HPA等位基因多态性皆为单核苷酸多态性（single nucleotide polymorphism，SNP），故HPA的基因分型方法与SNP检测方法类似，其共同特点是以PCR为基础，所不同的只是在于PCR引物设计以及检测PCR产物的方法方面。目前用于血小板抗原基因分型的方法有：PCR序列特异性引物（PCR sequence-specific primers，PCR-SSP）、PCR限制性片段长度多态性（PCR restriction fragment lenght polymorphism，PCR-RFLP）、PCR等位基因特异性寡核苷酸探针法（PCR allele specific oligonucleotide probes，PCR-ASO）、PCR单链构象多态性分析（PCR-single-strand conformation polymorphism，PCR-SSCP）、DNA序列分析（DNA sequencing）、实时PCR（real-time PCR，RT-PCR）、DNA微阵列（DNA microarray）。

（一）PCR序列特异性引物

PCR序列特异性引物（PCR sequence-specific primers，PCR-SSP）是最简单的血小板HPA分型方法。将多态性核苷酸设计为引物的3'端，就可以分别扩增不同的HPA等位基因，再进行电泳成像分析。该技术具有快速、简便和可靠的优点。在分型过程中，除引物设计必须合理、特异外，在反应中还要仔细调节Mg^{2+}浓度，严格控制退火温度。该方法适用于红细胞血型、HPA分型、HNA分型、HLA分型、Km分型。

（二）PCR限制性片段长度多态性

PCR限制性片段长度多态性（PCR restriction fragment length polymorphism，PCR-RFLP）是扩增针对血小板目的等位基因的DNA片段，用特异性的核酸内切酶消化和电泳分析鉴定各等位基因。PCR-RFLP比较简单，DNA纯度要求不高，实验重复性好，可进行大批量检测，如人群基因频率调查。缺点是酶切条件不易掌握，特别是双酶切时的反应体系和温度，且PCR-RFLP需要一定的限制性酶切图谱，故并非每一个HPA等位基因都可以直接使用此法进行分型。

（三）PCR等位基因特异性寡核苷酸探针法

PCR等位基因特异性寡核苷酸探针法（PCR allele specific oligonucleotide probes，PCR-ASO）是用一对特异性引物扩增包含HPA等位基因多态性的一段DNA，然后将PCR扩增产物点样固定于杂交膜上，分别与2个5'端标记有地高辛的特异性寡核苷酸探针进行杂交。可根据杂交结果判断HPA特异性。PCR-ASO具有特异性强的优点，但杂交过程比较费时、烦琐，当杂交背景较强或杂交信号较弱时，结果难以判断。

（四）PCR单链构象多态性分析

PCR单链构象多态性分析（PCR-single-strand conformation polymorphism，PCR-SSCP）是一种DNA单链凝胶电泳技术，它根据形成不同构象的等长DNA单链在中性聚丙烯酰胺中的电泳迁移变化来检测SNP。

（五）DNA序列分析

DNA序列分析（DNA sequencing）是利用PCR或克隆纯化制备DNA或cDNA模板，用DNA序列分析仪对HPA多态性位点进行序列分析。该法能直接检测HPA的未知多态性位点，但耗时较长，常用于新突变位点的检测。

（六）实时 PCR

实时 PCR（real-time PCR，RT-PCR）是在常规 PCR 基础上加入荧光标记探针或相应的荧光染料来实现其定量功能的。可分析血小板糖蛋白 GP-Ⅲa 基因、HPA-1、HPA-2 和 HPA-3 基因表达检测，适用于精确测量和鉴别非常微量的特异性核酸。

（七）DNA 微阵列

DNA 微阵列（microarray）采用光导原位合成或显微印刷等方法，将大量特定序列的探针分子密集、有序地固定于经过相应处理的载体上，然后加入标记的待测样品，进行多元杂交，通过杂交信号的强弱及分布，分析目的分子的有无、数量及序列，从而获得受检样品的遗传信息。此技术一次性可同时检测大量样品，快速、准确，但是价格比较贵，需使用专门的仪器。

【方法学评价】

血清学方法简单、快速、成本低，血型抗原的血清学定型是基因分型的前提。目前还没有合适的分子生物学方法进行血小板抗体检测和血小板交叉试验。分子生物学方法结果准确、可靠，对样本要求低（不需要血小板）。两者各有所长，应相互参考、相互补充。目前，血小板血型系统抗原分型主要运用分子生物学技术，而血小板抗体检测和交叉试验主要运用血清学技术。针对不同实验检测目的，各实验室可以根据各种检测方法的特点选择适合自己的实验方法，方法的具体评价列于表 2-21。

表 2-21 血小板分子生物学方法学评价

方法	评价
PCR-SSP	该技术具有快速、简便和可靠的优点。在分型过程中，除引物设计必须合理、特异外，在反应中要仔细调节 Mg^{2+} 浓度，严格控制退火温度
PCR-RFLP	该技术比较简单，DNA 纯度要求不高，实验重复性好，可进行大批量检测，如人群基因频率调查。缺点是酶切条件不易掌握，特别是双酶切时的反应体系和温度，而且该方法需要一定的限制酶切图谱，故并非每一个 HPA 等位基因都可以直接使用此法进行分型
PCR-ASO	该技术具有特异性强的优点，但杂交过程比较费时、烦琐，当杂交背景较强或杂交信号较弱时，结果难以判断
PCR-SSCP	该技术适合于大量筛选和检测可能的 SNP 位点，不适合常规 HPA 基因分型
RT-PCR	该技术广泛应用于定量检测基因表达水平，其特点是易于操作、高通量、敏感性高和特异性强，适用于精确测量和鉴别非常微量的特异性核酸
DNA microarray	此方法一次性可同时检测大量样品、快速、准确，但是价格比较贵，需要使用专门的仪器

注：PCR-SSP.PCR 序列特异性引物；PCR-RFLP.PCR 限制性片段长度多态性；PCR-ASO.PCR 等位基因特异性寡核苷酸探针法；PCR-SSCP.PCR 单链构象多态性分析；RT-PCR. 实时 PCR；DNA microarray.DNA 微阵列。

三、血小板血型系统的临床应用

血小板表面存在众多复杂的血型抗原，主要有血小板特异性抗原以及相关抗原。通过输血、妊娠或骨髓移植等免疫刺激可产生同种血小板抗体。血小板抗体是造成同种免疫性血小板减少症的直接原因。最常见的是血小板无效输注、输血后紫癜、胎儿 - 新生儿同种免疫性血小板减少症、自身免疫性血小板减少症等。

（一）血小板无效输注和输血后紫癜

1. 血小板无效输注（platelet transfusion refractoriness，PTR） 多次接受输注的血小板减少症患者有可能出现输注后血小板上升低于预期值，甚至比输血前还要低，陷入血小板无效输注状态。判定血小板输注的效果可以通过校正的血小板上升数（corrected count increment，CCI）或血小板输注回收率来衡量。

2. 输血后紫癜（post-transfusion purpura，PTP） 多发生在有输血史和妊娠史的女性。与PTP有关的抗体通常是HPA-1a抗体，其他涉及的是HPA-1b、HPA-2b、HPA-3a、HPA-3b、HPA-4a等在GP Ⅰ lb/Ⅲ la上的抗原所针对的抗体。中国人HPA-1a的抗原频率＞99.99%，至今尚未发现该抗原阴性者。因此，HPA-1a抗原对中国人意义不大。与红细胞抗体不同，PTP患者自身抗原（通常HPA-1a）阴性的血小板，与输入的抗原阳性的血小板一起也被破坏。这种导致自身血小板破坏的机制目前仍未完全阐明。可通过检测血清中的血小板抗体，结合血小板抗原定型血小板基因分型，在急性期为本病提供诊断依据。

（二）胎儿-新生儿同种免疫性血小板减少症

胎儿-新生儿同种免疫性血小板减少症（fetal-neonatal alloimmune thrombocytopenia，FNAIT）与胎儿新生儿溶血病（HDFN）的发病机制相似。妊娠期间，由于母婴间血小板血型系统不同，胎儿的血小板抗原刺激母体产生血小板相关抗体，后者通过胎盘导致胎儿和新生儿血小板减少。FNAIT是最常见的胎儿或新生儿血小板减少的原因，最严重的并发症是颅内出血。该病在白种人中的发生率为1/2000～1/1000，80%左右的FNAIT是由HPA-1a抗体引起的；但是在黄种人中，由于HPA-1a抗原频率极高，推测HPA-3a和HPA-4a抗体可能是引起FNAIT的主要原因。

（三）自身免疫性血小板减少症

自身免疫性血小板减少症（autoimmune thrombocytopenia，AITP）是由于自身免疫系统失调，机体产生针对自身血小板相关性抗原（包括HPA、HLA等）的抗体，从而引起免疫性血小板减少。慢性ITP临床上最常见，往往在明确诊断前已经有数月至数年的隐匿性血小板减少，发病在性别上没有差异。疾病罕有自发缓解，治疗上可以首先采用类固醇激素和（或）静脉注射免疫球蛋白，有效的免疫抑制药和（或）脾切除术可以作为二线治疗措施。

自测题

一、单项选择题

1. 不属于国家规定强检的输血相关传染病的是
   A. 乙肝　　B. 丙肝　　C. 丁肝　　D. 艾滋病　　E. 梅毒

2. 从感染开始到可以检测出抗原或者抗体的时间段称为
   A. 窗口期　　B. 感染期　　C. 潜伏期　　D. 活动期　　E. 发病期

3. 在下列选项中，属于输血相关传染病常规检测方法的是
   A. 酶联免疫吸附试验（ELISA）　　B. 放射免疫法（RIA）
   C. 免疫放射法（IRA）　　D. 免疫荧光试验（IFA）
   E. 高效液相色谱法（HPLC）

4. ABO血型正、反定型结果不一致与下列选项无关的是

A. 试剂问题 B. 被检红细胞问题
C. 被检血清问题 D. 操作规程问题
E. 人为操作错误

5. 当进行红细胞血型鉴定时，如发生红细胞缗钱状形成，解决的方法是
   A. 在37℃下进行血型鉴定
   B. 将被检红细胞用生理盐水洗涤后鉴定血型
   C. 用新鲜制备的标准血清鉴定血型
   D. 在4℃下进行血型鉴定
   E. 重新采血

6. 若在ABO血型鉴定中怀疑由于冷抗体而造成正、反定型不符，下一步应该进行的操作是
   A. 吸收放散试验
   B. 自身细胞验证
   C. 在4℃、室温、37℃下观察反应结果
   D. 不规则抗体筛查与鉴定
   E. 重新血型鉴定

7. 大部分Rh抗体属于哪种免疫球蛋白
   A. IgM B. IgA C. IgD D. IgG E. IgE

8. 在进行血型鉴定和交叉配血时，红细胞缗钱状形成的主要原因是
   A. 血清中冷凝集素效价<1∶16
   B. 血浆球蛋白增高
   C. 自身免疫性温性抗体
   D. 被检红细胞浓度过高
   E. 温度过高

9. 抗体效价测定试验属于
   A. 定性试验 B. 定量试验
   C. 半定性试验 D. 半定量试验
   E. 非结果性试验

10. 经过多次输血免疫刺激，人体所产生的HLA抗体多属于
    A. IgD类 B. IgE类 C. IgM类 D. IgG类 E. IgA类

11. 微量淋巴细胞毒试验中需要补体的参与，该补体的主要作用是
    A. 保持淋巴细胞的完整性 B. 破坏或损伤淋巴细胞膜
    C. 增强淋巴细胞与抗体的结合 D. 促进淋巴细胞的增殖、分化
    E. 增强淋巴细胞的免疫原性

12. 血小板特异性抗原主要位于哪些血小板GP上
    A. GPⅠb B. GPⅠa
    C. GPⅨ D. GPⅡb/Ⅲa
    E. GPⅢa

13. 造成同种免疫性血小板减少症的直接原因是
    A. 输血 B. 妊娠
    C. 骨髓移植 D. 血小板抗体
    E. 细菌感染

二、简答题
1. 简述临床上可经输血感染的疾病。
2. 简述三种 ABO 血型鉴定的方法学评价。
3. 简述凝集抑制试验的试验原理。
4. 简述 HLA 抗体常见的检测方法。
5. 简述血小板抗原基因分型的方法。

（库热西江·托呼提　孙庆惠）

项目三

安全献血

学习目标

通过本项目内容的学习，学生应能够：

识记

1. 列举血站的职能。
2. 说出献血者教育、动员和招募目标及方法，献血者的健康检查标准及检查项目。

理解

解释无偿献血的意义。

运用

1. 评价血站开展的教育、动员、招募献血者的效率和效果。
2. 叙述血液采集流程和采血质量控制。
3. 评估献血过程中出现的不良反应程度。

    血液在身体内担负着输送氧气和营养物质、排出二氧化碳和代谢废物的作用，是生命过程中不可或缺的特殊资源。一旦体内失血过多或重要组织、器官缺血，就会导致生命危险，因此血液被誉为"生命之河"。临床输血是一种重要的治疗手段，在抢救患者、施行手术等临床医疗中占有极为重要的位置。到目前为止，血液尚不能人工合成，唯一的方式是从献血者身上获得血液。献血也称供血，目前献血的类型主要有家庭互助或家庭替代献血、有偿献血及无偿献血。

    无偿献血是指为拯救他人生命，志愿将自身的血液无私奉献给社会公益事业，而献血者不向采血单位和献血者所在单位领取任何报酬的行为。我国实行无偿献血制度，提倡18～55周岁的健康公民自愿献血。无偿献血者不以经济利益而献血，每次献血时都经过了检测，并经常受到血液安全重要性的教育，故其捐献的血液可能更加安全，且更可能成为固定无偿献血者，有利于保证充足和安全的血液供应。但无偿献血并不能完全保障每次血源都是安全的，有些人未意识到血液安全的重要性或责任意识淡薄，或认为血液通过检测可完全避免经血传播疾病。还有些人借献血的名义进行健康检查，这其中可能存在健康状况不佳的高危人群。倘若检测不到位或窗口期感染，就会存在输血传播疾病的危险。

    事实证明，安全的血液挽救生命，不安全的血液危害健康甚至危及生命，关系到全民健康问题。因此，要保证血液的安全，不仅要进行严格的血液检测，加强行业规范，严格执行献血者的选择程序，构筑血液安全的第一道防线，而且要在全社会广泛开展安全献血的宣传教育，提高公民的安全献血意识，开展以血液安全为主题的宣传教育活动，旨在引导公民安全献血。利用各种媒体或平台普及有关血液生理知识和无偿献血知识，以提高公民参加无偿献血的意识，让无偿献血成为一项人人都愿意加入的公益事业活动，以满足日益增长的临床用血需要。

任务一　采供血机构的分类与职能

案例 3-1

2007年，根据真实故事改编的电影《落叶归根》上映。电影讲述了民工老赵为使好友老刘死后"落叶归根"，一路上历尽艰辛将老刘尸体运回老家的故事。电影中有这样一个情节：老赵在返乡途中钱包被偷，饥肠辘辘却又身无分文的他想到了献血后会有面包发放，但因老赵曾患有"乙肝"被血站工作人员拒绝采血。刚走出血站，就有个人对他说："大哥，你跟我来，你这乙肝血他们不要我要，他们这属于无偿献血，不给钱，我还给你钱，你跟我走吧！"

请思考：
1. 老赵能否去卖血，为什么？
2. 我国血站可分为哪些类别？
3. 我国血站的宗旨是什么？主要性质有哪些？

一、采供血机构的分类

根据《采供血机构设置规划指导原则》，采供血机构分为血站和单采血浆站。血站又分为一般血站和特殊血站：一般血站分为血液中心、中心血站和中心血库；特殊血站包括脐带血造血干细胞库和国家卫生行政部门根据医学发展需要设置的其他类型血库。

（一）一般血站

1. 血液中心　在省、自治区人民政府所在地的城市和直辖市，应规划设置一所相应规模的血液中心，由省级卫生行政部门批准设置。

2. 中心血站　在设区的市级人民政府所在地的城市，可规划设置一所相应规模的中心血站。同一行政区域内不得重复设置血液中心、中心血站。

3. 中心血库　在血液中心或中心血站3 h车程内不能提供血液的县（市），可根据实际需要由省级卫生行政部门批准在县级医疗机构内设置一所中心血库。

（二）特殊血站

全国统一规划设置脐带血造血干细胞库。符合规划的省级行政区域范围内只能设置一个脐带血造血干细胞库。目前，我国批准设置了7个脐带血造血干细胞库，分别是北京市、天津市、上海市、浙江省、山东省、广东省、四川省脐带血造血干细胞库。

(三)单采血浆站

单采血浆站设置在县(旗)及县级市,单采血浆站区域的选择应保证供应血浆人员的数量,能满足原料血浆年采集量不少于30吨。单采血浆站不得与一般血站设置在同一县行政区划内,经血液传播的传染病流行或高发地区不得规划设置单采血浆站,前一年度和本年度自愿无偿献血未能满足临床用血需求的设区的市辖区范围内不得新建单采血浆站。

二、采供血机构的性质与职能

(一)采供血机构的性质

我国血站不以营利为目的,其宗旨是保证医疗临床用血需要和安全,保障献血者和用血者身体健康,其性质可归纳为以下几个方面。

1. 公益性 《中华人民共和国献血法》明确了血站是采集、提供临床用血的机构,是不以营利为目的的公益性组织。设立血站向公民采集血液,必须经国务院卫生行政部门或者省、自治区、直辖市人民政府卫生行政部门批准。公益性是我国血站最显著的特征。

2. 专门性 血液是医疗救治工作中不可缺少的特殊产品,尚不能人工制造替代品。输血是医疗救治工作中不可缺少的辅助治疗手段,又是许多传染病的重要传播途径,因此,血站通过检测血液来预防和控制经输血途径传播的疾病。《血站管理办法》规定,以省、自治区、直辖市为区域实行统一规划设置血站、统一管理采供血和统一管理临床用血的原则,这是政府卫生行政部门根据不同卫生领域的特征,优化卫生资源配置,建立健全血液管理体系,对卫生事业进行宏观调控的具体措施之一。血站的工作是一种行政许可行为,呈现出集中、统一的特点。

3. 社会性 无偿献血工作作为卫生健康工作的重要组成部分,必须动员全社会参与。血站要做好无偿献血的宣传工作,落实无偿献血的各项优惠政策,并积极推行科学用血、成分用血,满足献血人员对血液检测结果的知情权等。

(二)采供血机构的职能

1. 血液中心

(1)按照省级人民政府卫生行政部门的要求,在规定范围内开展无偿献血者的招募、血液的采集与制备,临床用血供应以及医疗用血的业务指导等工作。

(2)承担所在省、自治区、直辖市血站的质量控制与评价工作。

(3)承担所在省、自治区、直辖市血站的业务培训与技术指导。

(4)承担所在省、自治区、直辖市血液的集中化检测任务。

(5)开展血液相关的科研工作。

(6)承担卫生行政部门交办的任务。

2. 中心血站

(1)按照省级人民政府卫生行政部门的要求,在规定范围内开展无偿献血者的招募、血液的采集与制备、临床用血供应以及医疗用血的业务指导等工作。

(2)承担供血区域范围内血液储存的质量控制。

(3)对所在行政区域内的中心血库进行质量控制。

(4)承担卫生行政部门交办的任务。

3. 中心血库 按照省级人民政府卫生行政部门的要求,在规定范围内开展无偿献血者的招募、血液的采集与制备、临床用血供应以及医疗用血业务指导等工作。

任务二　献血者教育、动员与招募

案例 3-2

某中心血站近年采、供血量远低于本地的临床用血需求量，主要原因是献血人数严重不足。血站工作人员决定开展一系列活动，进行献血者教育、动员与招募。

请思考：

如何进行献血者教育、动员与招募？

采供血机构的工作目标是保证安全、充足的血液供应。为实现这一目标，需要政府强有力的领导、全社会的大力支持以及采供血机构的不懈努力。采供血机构要建立健全无偿献血工作的长效机制和应急机制，持续开展无偿献血的宣传教育活动，促使人们成为固定、自愿无偿献血者，以"低危人群"为招募对象，保障安全、充足的血液供应，构筑起血液安全的第一道屏障。

安全的献血者是保证血液安全的首要条件，具有健康生活方式的定期献血者所献出的血液是最为安全的血液。世界卫生组织（WHO）号召"血液安全从我做起"，倡导健康的生活方式，鼓励定期献血，保障充足的血液供应。我国《全国无偿献血表彰奖励办法（2014年修订）》规定，固定无偿献血者是指至少献过3次血，且近12个月内献血至少1次，并承诺未来1年之内再次献血的献血者。

> **知识链接**
>
> **低危人群**
>
> 低危人群是输血行业的特殊称谓，泛指那些传播输血传染病危险性非常低的固定献血者。家庭或家庭替代献血者以及有偿或职业献血者均出自不同目的或需求被迫献血，其供血的安全性较难得到保障。而无偿献血者是不为获取任何报酬而志愿提供自身血液的社会爱心人士，完全是自愿加入献血者行列。这些人大多数受过安全输血重要性教育，其中多数人成为了固定献血者。在经过多次输血相关传染病筛选之后，血液质量更接近低危献血者国家标准，是传播输血传染病风险很小的低危人群，固定献血者是安全献血的主要来源。

一、献血者教育、动员和招募的目标

（1）促进潜在献血者了解献血的意义，了解献血是极其重要的挽救生命的行为。

（2）促进人们成为无偿献血者，进而成为固定的自愿无偿献血者。

（3）确保潜在献血者了解血液安全的重要性，促使他们在健康状况不佳或有经血液传播疾病危险时退出献血。

二、献血者教育、动员和招募的方法

不同的招募对象因其社会经济状况、受教育程度、接受信息渠道等情况的不同，应有针对性地采取献血者教育、动员和招募的方法。只有这样，才能确保献血者招募活动取得预期的效果。随着人们生活方式和意识形态的不断变化，献血者教育、动员和招募的方法也应不断调整和改进，如新媒体（微信、短视频）的产生，为群众提供了更有效沟通互动的平台，其在宣传教育上所取得的作用也将日趋凸显。

一般而言，献血者教育、动员和招募的主要方法如下。

（1）通过电视、广播、网络、电子刊物、电影、短信及报纸、杂志和专刊等形式开展献血者教育、动员和招募工作。

（2）编写献血宣传画、宣传资料和小册子、简报、专刊，制作幻灯片、录像片和电视片等来宣传献血知识、国内外献血动态、表彰献血新人新事。

（3）在城市和乡村繁华地带的公共场所、交通要道、街头人口密集处设置献血的宣传板、广告和图片等。

（4）组织文艺宣传、电视专场讲座演讲和座谈等形式宣传无偿献血先进事迹。

（5）利用重大节日、纪念日，如世界献血者日，开展献血咨询、知识竞赛等活动。

（6）表彰和奖励无偿献血先进城市和个人，使无偿献血者受到全社会的尊敬。

（7）召开专家、学者座谈会，对经血液传播疾病的危害性进行广泛宣传，倡导无偿献血和安全献血，保障血液安全，保护受血者的健康。

（8）邀请社会知名人士为无偿献血工作做形象代言，现身说法，引导市民参加献血。

（9）成立无偿献血志愿者服务队，队员既是志愿者，又是献血者，通过他们的宣讲，使更多的人了解献血的益处，加入无偿献血者队伍中来。

（10）进机关、单位、高校、社区等招募团体献血者献血，使其成为献血淡季和应急献血的重要保障。

三、献血者教育、动员和招募的效果评估

为验证献血者教育、动员和招募的方法是否有效，需要对招募活动进行评价，这对于持续改进献血招募工作是非常重要的。必须先设置一些可用于衡量招募效果的统计学指标，如每年的献血人次、定期献血者比例、献血者中带有经输血传播疾病的人数、应急献血招募时献血者的响应度，在一个周期结束后对预先设置的指标进行回顾性分析，以此来评估献血者教育、动员和招募的效果。此外，应对每次献血教育、动员和招募活动做好记录，以便对每次活动的预期效果进行监控。简而言之，能够保持充足和安全的血液供应就可以认为献血者教育、动员和招募工作取得了成功。

评估献血者教育、动员和招募工作的效果如何，可以参考以下指标：

（1）无偿献血的人数是否增加。

（2）再次献血或固定献血者的人数是否增加。

（3）每年每人平均献血次数是否增加（在规定的献血时间范围内）。

（4）由于有输血传染病而不得不永久排除献血的献血者人数是否减少。

（5）血液短缺或告急的次数或天数是否减少。

任务三　献血者血液采集与运送

> **案例 3-3**
>
> 　　某高校大一新生小吴，女性，17岁，体重46 kg，欲与舍友参加学校团体献血活动，舍友认为其正处于生理期，劝其下次再献血，但小吴认为自己平时经常锻炼，体质很好，且无偿献血是光荣的。她进入大学想做的第一件公益事就是献血，因此坚持立刻献血。
>
> **请思考：**
> 小吴该不该献血？为什么？

一、献血前健康检查要求

（一）献血前咨询

献血前咨询是血液中心（中心血站）的一项工作制度，是选择和招募献血者必不可少的环节，其意义在于保证献血的安全性。在献血之前，对献血者健康状况、有无不能献血的危险行为以及对献血者是否有经血液传播疾病的危险做出评估，同时解释血液安全的重要性，帮助献血者提高对"窗口期"和"高危行为"的风险防范意识。咨询工作应尽可能在非公开场所进行，目的是防止因献血者担心谈话内容泄密而隐瞒一些重要情况，同时必须让献血者相信血站对取得的所有信息将严格保密。要向他们讲述献血的每一个步骤，告诉献血者需要做哪些相关检测，特别是与输血相关的感染病原学标志物的检测。献血前应征得献血者的知情同意并签字，耐心回答献血者的问题，消除他们的疑虑。与献血者交流，一定要保持态度友好，认真倾听献血者的表述，最大限度地保证献血前咨询真实、有效，在取得献血者充分信任的基础上，及时、准确地传输血液安全知识方面的信息。

获取献血者健康状况的最简单的方法是在献血者每次来献血时填写一张标准病史调查表，所有涉及血液安全方面的信息都以标准的表格形式呈现出来。要鼓励和告诫献血者在自检不合格或者有经血液传播疾病的危险时主动退出献血或延期献血。使用标准病史调查表有以下优点：

（1）有助于系统地收集每一位献血者的病史情况。
（2）可以避免工作人员在提问时遗漏某些重要的问题。
（3）在工作人员倾听献血者叙述时提醒他们观察献血者的症状。
（4）便于工作人员做出可以献血、延期献血或永久退出献血的决定。

知识链接

窗口期和高危行为

窗口期是指病毒进入人体后到血液中能够检测出病毒标志物之前的最初感染阶段。

在此期间，抗体检测呈阴性，但病毒传染性最强。窗口期的计算一般从高危行为之时或接受输血之时算起，可以是几周或几个月不等。受血者一旦输入处于窗口期人员捐献的血液，就有被病毒感染的可能。

高危行为是输血工作的专用术语，泛指能使人感染上输血传染病的一切危险行为。最常见的危险行为包括嫖娼、卖淫、同性恋、拥有多个性伙伴、二重性行为、注射吸毒、多次皮肤划痕、文身或者与有危险行为的人发生性关系等。有高危行为的人携带病原生物或隐性感染概率较高，因此不能成为献血者。

（二）献血者资格评定

为了进一步了解献血者的健康状况，保障献血者的身体健康和受血者的安全，必须对每一位献血者进行健康检查。原中华人民共和国卫生部和中国国家标准化管理委员会2011年12月30日发布了修订后的《献血者健康检查要求》（GB18467—2011）国家标准，这是我国献血者健康检查的依据，结合《血站技术操作规程》（2019版），献血资格评定结论有3种：①可以献血，即各项检查均符合献血者健康检查的要求；②延期献血，待不能献血的原因消除后方可献血；③不能献血，献血可能会影响献血者本人的身体健康，或其血液可能危害受血者的安全。献血者健康评估和献血资格评定完成后，应由献血者和检查者共同签名并标注日期。

（三）献血者一般检查

1. 年龄 国家提倡献血年龄为18~55周岁。既往无献血不良反应、符合健康检查要求的多次献血者主动要求再次献血的，年龄可延长至60周岁。

2. 体重 男≥50 kg，女≥45 kg。

3. 血压 12.0 kPa（90 mmHg）≤收缩压<18.7 kPa（140 mmHg）；8.0 kPa（60 mmHg）≤舒张压<12.0 kPa（90 mmHg）；脉压≥4.0 kPa（30 mmHg）。

4. 脉搏 60~100次/分，高度耐力的运动员≥50次/分，节律整齐。

5. 体温 正常。

6. 外观

（1）皮肤无黄染，无创面感染，无大面积皮肤病，浅表淋巴结无明显肿大。

（2）五官无严重疾病，巩膜无黄染，甲状腺不肿大。

（3）四肢无重度及以上残疾，无严重功能障碍及关节红肿。

（4）双臂静脉穿刺部位无皮肤损伤，无静脉注射药物痕迹。

7. 其他

（1）胸部：心脏、肺正常（心脏生理性杂音可视为正常）。

（2）腹部：腹平软，无肿块、压痛，肝、脾不肿大。

（四）献血者血液初筛检查及标准

1. 血红蛋白（Hb）测定

（1）HiCN法：男性120~160 g/L，女性110~150 g/L。如采用硫酸铜法检测血比重，男性≥1.052，女性≥1.051。

（2）单采血小板献血者：除满足血红蛋白测定要求外，还应同时满足：①红细胞压积（HCT）≥0.36；②采前血小板计数（PLT）≥150×10^9/L且<450×10^9/L；③预测采后血小板计数（PLT）≥100×10^9/L。

2. 血型鉴定
（1）ABO 血型（正定型法）。
（2）RhD 血型（在有条件的地区以及 Rh 阴性率高的地区做测定）。

3. 谷丙转氨酶（ALT） 速率法：ALT ≤ 50 U/L 为合格标准。ALT 一次不合格者，半个月内复查 1 次；连续复查 2 次无异常者，可以献血。

4. 输血传染病标志物检测
（1）输血相关传染病病原学标志物检测项目

1）人类免疫缺陷病毒（HIV）感染标志物：包括人类免疫缺陷病毒核酸（HIV RNA）；人类免疫缺陷病毒 1 型抗体和人类免疫缺陷病毒 2 型抗体（抗 HIV-1+2），或者抗 HIV-1、抗 HIV-2 和 p24 抗原（HIV Ag/Ab1+2）。

2）乙型肝炎病毒（HBV）感染标志物：包括乙型肝炎病毒核酸（HBV DNA）、乙型肝炎表面抗原（HBsAg）。

3）丙型肝炎病毒（HCV）感染标志物：包括丙型肝炎病毒核酸（HCV RNA）、丙型肝炎病毒抗体（抗 HCV），或者 HCV 抗原和抗体（HCV Ag/Ab）。

4）梅毒螺旋体感染标志物：梅毒螺旋体特异性抗体（抗 TP）。

（2）检测方法：输血相关传染病病原学标志物检测方法主要有核酸扩增检测技术，包括转录介导的核酸扩增检测技术（TMA）、实时荧光聚合酶链反应（PCR）；血清学检测技术，包括酶联免疫吸附试验（ELISA）、化学发光免疫分析试验（CLIA）；酶学检测技术，速率法（湿化学法）。不同的检测项目，所采用的检测方法不同（表 3-1）。

表 3-1 输血相关传染病病原学标志物检测项目和方法

检测项目	检测标本	常用检测方法
ALT	血清或血浆	速率法
HBsAg	血清或血浆	ELISA、CLIA、PCR、TMA
抗 HIV-1/2	血清或血浆	ELISA、CLIA、PCR、TMA
抗 HCV	血清或血浆	ELISA、CLIA、PCR、TMA
抗 TP	血清或血浆	ELISA、CLIA

注：ALT. 谷丙转氨酸；HBsAg. 乙型肝炎表面抗原；抗 HIV-1/2. 人类免疫缺陷病毒 1 型/2 型抗体；抗 HCV. 丙型肝炎病毒抗体；抗 TP. 梅毒螺旋体特异性抗体；ELISA. 酶联免疫吸附试验；CLIA. 化学发光免疫分析试验；PCR. 聚合酶链反应；TMA. 转录介导的核酸扩增检测技术。

（3）检测策略：HIV、HBV 和 HCV 感染标志物应至少采用核酸和血清学试剂，各进行 1 次检测。（注：对于 HBV、HCV、HIV 酶免检测反应性的标本可不再进行核酸检测，直接视为该项目检测结论不合格。）梅毒螺旋体感染标志物采用 2 个不同生产厂家的血清学检测试剂进行检测。ALT 采用速率法（湿化学法）进行 1 次检测。

二、血液采集、保存与运送

（一）血液采集的环境要求

1. 固定采血站（点）环境要求 固定采血站（点）是召集献血者参加献血的不变动的采血点。在血液中心、中心血站、中心血库或位于社区中心的固定采血屋均建有这样的采血室。

采血的环境应当空气清新、氧气充足且无污染，让人感到舒适、轻松，有助于医护人员与献血者进行感情交流，减少献血不良反应的发生率。

采血环境以采血室为界，可分为内环境和外环境。外环境以庭院式风格为佳，进行绿化和美化，如地上铺满草坪，种植一些常青树，春夏时节绿树成荫，处处显得无比清爽和安静，献血者一踏进这里，瞬间变得精神放松，压力倍减。建筑设计按采血流程布局，每个工作间都有明显的标示牌，献血者可根据标示牌有序流动。工作间外墙张贴献血宣传画，配置献血知识等宣传栏目。外环境要做到人流、物流分开，避免交叉感染，工作人员的流动与献血者的流动方向也应分开。内环境则以朴素、文雅、色调清淡为主格调，有良好的采光效果，尽量采用自然光，光照适度，避免阳光直射。房间必须通风良好，温度适宜。在室内放置音响、电视机等影音设备，播放一些轻松、愉快的影视节目以转移献血者的注意力，消除恐惧感。内、外环境均应保持安静，禁止人员喧哗，减少机器发出的噪声。常规采血使用的器械和物品要保持清洁、干净，并安放在固定位置。室内空气及所用器材要定期消毒，并采样抽检进行细菌培养，如培养结果不达标，应进行完全、彻底的消毒。

2. 流动采血点环境要求　流动采血点是指血站组织人员在一些远离固定采血站的地方安置的临时工作点。流动采血工作能为远离固定采血点的市民献血者提供方便，并且通过流动采血活动的宣传，可在一定程度上增加无偿献血的人数。组织流动采血工作应安排细致，如采血点的选择、各种仪器的运送、车辆的安排以及经费预算都应考虑周全。

流动采血工作选择好采血点位置非常关键。一个合适的采血点往往可以获得很高的采血量，还能降低采血成本。流动采血工作通常选择在流动人口密度较高的高校、乡村或者社区中心、工厂和商业繁华区进行，停放一辆流动采血车，就成了一个临时采血点。相比固定采血点，流动采血点的条件相对较差，但同样必须达到规定的要求。采血前，必须布置好采血场所，要确保环境干净、整洁，保证有清洁的水源供应、方便的公厕条件、充足的光线、舒适的休息环境。采血车内应配有专门仪器、设备和材料。保存好每次流动献血活动的记录，为将来选择采血点提供参考。

（二）采血器材准备

1. 器具　包括血压计、体重秤、体温计、止血钳、采血椅、采血秤、热合机、储血冰箱和条形码阅读器，还可根据工作需要配备生化分析仪、加样器和离心机等。

2. 采血容器　采用一次性密闭多联塑料血袋系统，一般选用三联（或四联、五联）血袋（图3-1），包含一个含有全血保养液的首袋，用于全血采集；一个含有红细胞添加液的子袋及一个或两个以上空的转移袋，用于成分血制备。各个塑料单袋通过二通或三通塑料管道连接成密闭系统，袋与袋之间一般采用折通管或夹片控制血液的互通。常用的全血保养液主要有ACD保养液、CPD保养液和CPDA保养液（表3-2）。

3. 其他材料　包括一次性采血针（或注射器）、止血带、标本管、献血条形码、无菌纱布、无菌棉签、医用胶布、医用手套、医用消毒剂、各种血液初筛检测项目试剂（如血型检测试剂、血红蛋白检测试剂、乙型肝炎病毒金标试剂、ALT检测试剂）。

（三）献血者的核对

为防止采血过程中人为的或技术性差错，每个步骤都要有严格的检查核对制度。献血者本人相貌与其持有的有效身份证件原件中的照片是否相符，体检表中填写的基本信息是否完整、准确，是否有体检合格证（章）。采血前，仔细观察献血者面色是否苍白，肘窝部是否有新穿刺痕迹，合格者方可献血。

(四)静脉穿刺的选择和准备

一般选择肘正中静脉、头静脉、前臂正中静脉、贵要静脉等进行穿刺(图3-2),要求静脉清晰可见、粗大、充盈饱满、弹性好、较固定不易滑动。采血者用示指指腹上下左右触摸,确定其位置、粗细和弹性,选择最佳穿刺位点和路径。使用止血带可使静脉充盈,便于触及和穿刺。穿刺部位应选择无损伤、炎症、皮疹、皮癣、瘢痕的皮肤区域。同时检查塑料血袋有无渗漏,抗凝剂是否混浊。

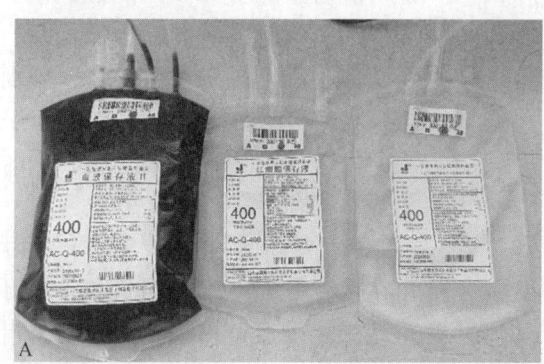

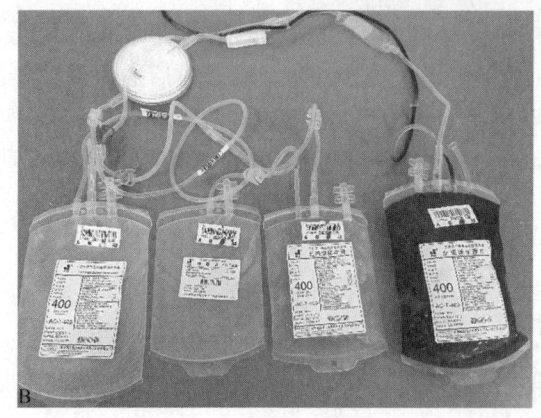
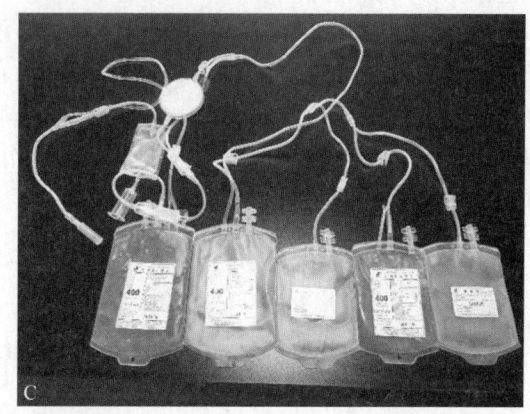

图3-1(彩图5) 三联血袋(A)、四联血袋(B)、五联血袋(C)

表3-2 常用的全血保养液

种类	成分及含量						红细胞保存时间(d)
	$C_6H_5Na_3O_7 \cdot 2H_2O$ (g/L)	$C_6H_8O_7 \cdot H_2O$ (g/L)	$NaH_2PO_4 \cdot H_2O$ (g/L)	$C_6H_{12}O_6$ (g/L)	$C_5H_5N_5$ (mg/L)	pH	
ACD-A	22.0	8.0	—	24.5	—	5.03	21
ACD-B	13.2	4.4	—	14.7	—	5.03	21
CPD	26.3	3.27	2.22	25.5	—	5.63	21
CPDA-1	26.3	3.27	2.22	25.5	173	5.63	35

(五)血液采集流程

(1)进行皮肤消毒准备,以穿刺点为中心,用消毒棉拭子自内向外螺旋式旋转擦拭,消毒面积不得小于6 cm×8 cm,作用1~3 min,重复消毒2~3遍。

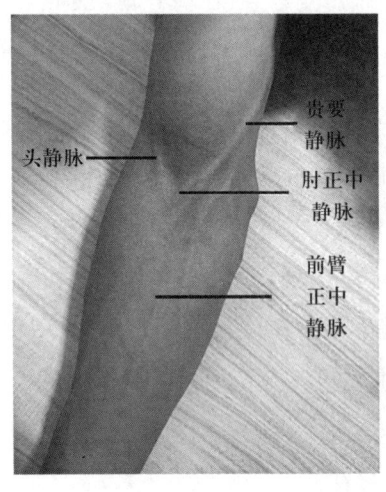

图 3-2　肘部浅静脉

（2）在献血者上臂扎上止血带，并嘱献血者握紧拳头。

（3）采血者打开穿刺针，取下护针帽，一只手绷紧皮肤，另一只手持稳穿刺针的柄部，将针头斜面向上与皮肤呈 30°～50° 刺入皮肤，然后改变角度，呈 10° 左右刺入静脉。针尖刺入静脉后，需沿静脉方向推进 0.5～1 cm，见到回血时即可固定针头位置，并用消毒敷料盖好穿刺孔。开动摆动器，慢慢摇动采血袋。

（4）让献血者间断地做松拳、握拳动作。采血者在血袋及体检表上盖采血者印章，分别对献血者的血袋、献血记录和复检的血样管上贴上的条码进行标识。

（5）注意采血量的变化，同时观察献血者的面色、表情等，如有异常，及时处理。

（6）当血量达到要求时，嘱献血者松拳，同时用止血钳在距针尾 2～3 cm 处夹住，松开止血带。

（7）用无菌棉球轻按针刺点，迅速拔出采血针，嘱献血者用手指压住针刺点 3～5 min，防止血液渗入皮下。

（8）当采血结束时，再次核对献血者身份、血袋、血标本和相关记录，确保准确无误。让献血者离开采血区域至休息厅休息 10～20 min，由护理人员告知献血者献血后的注意事项，发给献血者纪念品和献血证。献血者休息观察期间没有身体不适方可离开。

（9）血液采集后，由专门人员将血袋与止血钳之间的塑料导管热合封口并热合数段，供复查血型和交叉配血用（图 3-3）。

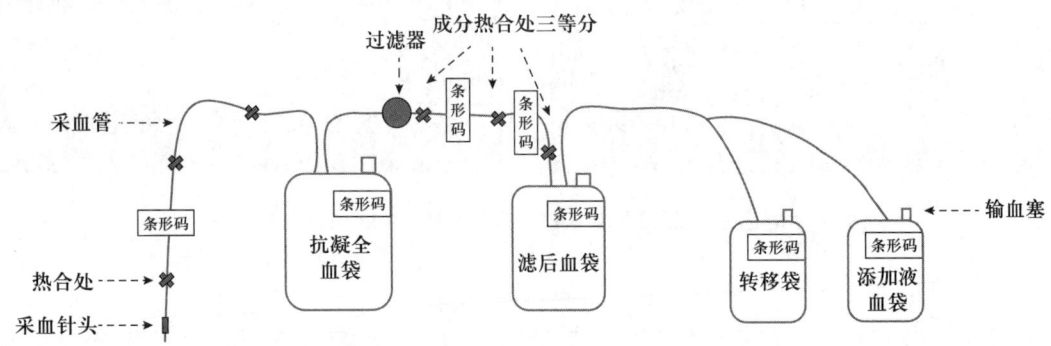

图 3-3（彩图 6）　采血袋采血过程示意图

（10）将全血及成分血袋上的条形码及编号分别输入管理系统后运往发血室、成分分离室、血标本送交化验室复检。

（六）质量控制

1. 采血前的质量控制

（1）血液采集环境的要求：固定采血站每个房间应保持通风良好、清洁卫生，每日用紫外线灯照射消毒 30 min。采血器具应设立固定的摆放位置，采血前应将各种采血器材准备好并逐一核查。流动采血室应清扫干净，将所用采血器材放在适当的位置，关闭门窗，用喷雾消毒剂或移动式紫外线灯照射消毒。

（2）采血前血袋的检查

1）产品标识核查。

2）塑料采血袋的采血针、采血管输血插口必须连成一个完整的密闭系统，保证采集、分离、输注和储存血液时不被污染。

3）检查血袋外观，袋体应呈无色或微黄色，无明显杂质、斑点、气泡。塑料采血袋应平整，在贮存期内不应有粘连。塑料采血袋热合线应透明、均匀。采血管和转移管内、外表面光洁，不应有明显条纹、扭结和扁瘪。

4）血袋的条码应字迹清楚，项目齐全。

5）血袋生产日期处于有效期内。

（3）消毒

1）所用消毒剂应达到国家标准要求，一般选用含碘消毒剂。对于碘过敏者，可选用其他消毒剂；消毒剂应标明启用日期，超过有效期的消毒液必须弃用。

2）不得触摸已消毒的皮肤，不应靠近已消毒的皮肤讲话。

2. 血液采集中的质量控制

（1）止血带应绑扎在穿刺部位上方 6.5～7.0 cm 处，松紧适宜。过松，达不到血管充盈的目的；过紧，则造成深部动脉供血不足。

（2）血液开始流入采血袋后，应立即将其与抗凝剂轻匀混合。最好使用连续混合采血仪。如果是手工混合，应每 90 秒混合 1 次，使血液与抗凝剂充分混匀。

（3）如果使用的是带留样袋的采血袋，松开留样袋夹子，使最先流出的血液流入留样袋，血量控制在 15～20 ml，用作血液检测标本。夹闭留样袋夹子，松开阻塞件下端止流夹，使血液流入采血袋。如果使用不带留样袋的采血袋，松开夹子，血液直接流入采血袋。

（4）维持静脉穿刺点与血袋的落差，保持血流通畅。献血者配合做握拳和松拳动作，以促进静脉回流。当发现血流不畅时，及时调整针头位置。当不易观察血流时，应注意观察穿刺部位有无异常及血袋重量是否递增。

（5）控制好采血时间。200 ml 全血采集时间 > 5 min，400 ml 全血采集时间 > 10 min，应给予特殊标识，所采集的全血不可用于制备血小板。200 ml 全血采集时间 > 7 min，400 ml 全血采集时间 > 13 min，所采集的全血不可用于制备新鲜冰冻血浆。

（6）天冷时血管收缩，不容易看到，可让献血者进入休息室充分休息，饮用热水或手臂局部加热，拍打局部，待血管充盈后开始采血。

（7）当采血量达到要求时，嘱献血者松拳，松开止血带，合闭止流夹。用消毒棉球、棉拭子轻按静脉穿刺点，拔出针头后即加重按压，并用敷料或弹性绷带进行包扎。

3. 采血后的质量控制

（1）对来源于同献血者的一份血袋、标本管和献血记录只能做一次标识。经核对后，将唯一性条形码标识粘贴在采血袋、标本管、转移袋、血袋导管、献血记录单上。

（2）应在标本管与留样针、静脉穿刺针分离前开始标识，对采血袋和标本管的标识应当连续完成，不应中断。

（3）应在标本管与留样针、静脉穿刺针分离前核查采血袋，血标本、献血登记表，所标识的献血条形码应一致。

（4）对每位献血者，要告知献血后的注意事项。具体内容主要包括：①穿刺点上的敷料或绷带应保留至少 4 h；②多补充水分，食用易消化的食物和水果，避免饮酒，保证充足的睡眠；③献血后 24 h 内不宜过度疲劳，不做剧烈运动和高空作业；④告知工作人员的联系方式，如有献血前没能如实告知的可能影响血液安全的高危行为，或者献血后身体感觉明显不适或异常，务必及时与工作人员取得联系。

（七）血液采集后的保存与运输

采集的全血多数情况下作为原料血使用，用于制备成分血。全血采集后，应根据制备成分血品种的不同，尽早在合适的温度下保存与运输，并制备为成分血。

1. 血液保存目的 ①防止血液凝固；②添加红细胞代谢所需要的能量物质和维持红细胞膜稳定的物质；③增强红细胞释放氧的能力；④维持适宜pH；⑤降低储存温度，以降低细胞代谢；⑥选择抗溶血剂及优良容器。

2. 血液保存期

（1）全血在2~6℃储存，含ACD-B、CPD血液保养液的全血保存期为21 d；含CPDA-1（含腺嘌呤）血液保养液的全血保存期为35 d。

（2）冰冻红细胞：含20%甘油的冰冻红细胞在-120℃以下储存，含40%甘油的冰冻红细胞在-65℃以下储存。

（3）去白细胞全血在2~6℃保存，血小板、粒细胞在20~24℃保存，血浆在-18℃以下保存。

3. 血液的运输

（1）运输全血及红细胞类血液成分（不包括冰冻红细胞）：应维持在2~10℃。

（2）运输冰冻血浆、冷沉淀：应维持在冰冻状态。

（3）运输血小板：尽可能维持在20~24℃。

（4）运输冰冻红细胞：应维持在-65℃或以下温度。

三、献血后的生理恢复

献血后，献血者的生理恢复情况因献血量、献血间隔时间、性别、个体差异、献血者营养状况及所献成分不同而异。研究表明，健康者按规定献全血或血液成分，能较快地恢复到正常生理水平，不会影响身体健康，而且还促进血液新陈代谢，有利于血液的更新。

（一）血容量的恢复

健康人血液约占体重的8%，总量为4000~5000 ml，且维持在相对恒定的水平。一次采血量200 ml约占血液总量的5%，400 ml约占血液总量的10%。献血后，献血者适当补充液体，机体自身很快进行调节，机体储存的血液迅速进入血液循环，组织液渗入血管内，经1~2 h即可恢复血容量，然后丢失的血浆蛋白则由肝加速合成进行补充。

（二）红细胞、血红蛋白的恢复

献血后，红细胞的减少与献血量有关。根据国内调查资料，一次献血量200 ml，男性和女性红细胞计数平均下降分别为0.3×10^{12}/L、0.39×10^{12}/L，血红蛋白浓度平均下降分别为7 g/L、7~15 g/L。献血后，可见献血者血液中网织红细胞增多，一般4~9 d达最高峰，骨髓造血活跃，平均网织红细胞可达1.2%。所以，献全血200 ml，红细胞及血红蛋白恢复至献血前水平需要7~10 d，且通常男性较女性恢复快。

（三）白细胞、血小板的恢复

献血后，献血者白细胞及血小板的变化不完全一致，多数献血者白细胞计数有所降低，分类淋巴细胞相对增加，也有白细胞数量在献血后反而增加者。血小板也如此，有的增加，有的减少。因白细胞和血小板本身在体内生存期较短，更新换代快，献血后两者在几日内即可恢复到原水平，因此献全血200 ml或400 ml对这两种成分的影响是很小的。

（四）血流动力学与血液流变学的变化

国内外学者研究了献血者献血前后的血流动力学与血液流变学的变化，结果：①献血

400 ml 对献血者动脉压无明显影响。献血后短时间内，心脏每分钟血液输出量与每搏输出量均下降 25%~28%，同时外周阻力增加 35%~39%，说明血压的维持靠外周阻力增加起主导作用。献血几天后心脏每分钟血液输出量和总外周阻力恢复到献血前水平。②献血后全血黏度、血浆黏度等均较献血前有所下降，说明献血后血液流变学有所改善，有利于血液流动和氧气的运输。献血减少了体内一部分黏稠血液，再通过正常饮水，补充了所需血容量，使得血液得到自然稀释，进而使稀释后血液的流变学状态得到良好的恢复。如大部分献血者献血后感觉头脑清晰、身体轻松，提示献血对人体循环系统有良好的促进作用。

任务四　献血后不良反应、并发症及处理

案例 3-4

刘某，女性，21 岁，体重 60 kg，首次献血，采血前血压 16/10 kPa（120/75 mmHg），从体检到等候采血期间精神轻度紧张，但未见异常。按常规消毒采集全血 200 ml，采集到 120 ml 时刘某主诉头晕、恶心，出现面色苍白、出汗。体格检查：P 112 次/分，R 26 次/分，BP 12/8 kPa（90/60 mmHg）。

请思考：
引起该不良反应的原因可能是什么？如何处理？

一、献血不良反应发生的诱因

《献血者健康检查要求》制定了严格的献血评估程序，倡导安全献血，在保障血液安全、充足的同时，又强调维护献血者和受血者的健康。以《献血者健康检查要求》严格筛选的符合献血条件的健康人通常都能很好地完成献血，但个别献血者由于受生理、心理、采血环境以及采血操作技术等因素的影响，可能会在献血中或献血后一定时间内出现头晕、目眩、恶心、呕吐、面色苍白、出冷汗、四肢无力等不适症状。尽管这些不良反应持续时间不长，稍作休息，便可自行恢复，但在人群中引发的恐惧心理会降低群众献血的积极性。因此，针对献血不良反应发生的原因进行预防具有深远意义。发生献血不良反应的因素包括以下几个方面：

（一）精神因素

精神因素是发生献血不良反应的主要原因。特别是初次献血者对献血的生理知识了解过少，有心理恐惧感和思想顾虑等。血站应利用电视、网络、宣传栏等形式向市民全方位地介绍献血知识，采血前、后注意事项，用血返还政策，献血享有的权利等内容，让市民知道健康适龄公民适量献血无损健康、科学献血有益健康、一人献血全家受益。向他们宣传血站使用的采血器材都是经过严格消毒灭菌的一次性用品，因而献血过程是安全的，不会发生血液传播疾病，以此消除献血顾虑。对来血站登记献血的人，工作人员都要热情接待，让献血者充分了解有关献血知识，了解血站工作，从而减轻恐惧、紧张情绪，减少献血不良反应的发生。

（二）饮食因素

常见原因有空腹或饱腹献血。献血前，在较长时间内未进食会引起相对血容量不足，若此时献血，则可能引发一过性血糖过低，出现低血糖反应，表现为头晕、面色苍白、皮肤冰冷、

全身乏力、大汗、恶心、呕吐，甚至昏厥。通常的做法是，让空腹献血者先去进餐，然后再献血。此外，饱腹状态下由于胃肠道蠕动速度加快，胃肠道血液量增加，易在采血后出现一过性血压降低，诱发献血不良反应。

（三）睡眠因素

人体在睡眠不足或疲劳的时候，机体处于相对敏感且脆弱的状态，此时献血会对机体产生不利影响。对于这类献血者，应耐心解释，劝他们在休息好以后或者感觉身体状态好时再献血。

（四）献血环境因素

人员拥挤、声音嘈杂、空气污浊、气温不适、献血等候时间过长均可使献血者心情烦躁，引起献血不良反应。采血点应保持清洁、干净，禁止人员喧哗和其他噪声，冬季做好保温，夏季做好防暑降温，营造一个光线充足、安静、整洁、温暖、适宜的献血环境，使献血者感到温馨快乐、身心放松，有助于减少献血不良反应的发生。

（五）医护人员服务态度及技术因素

采血人员语言生硬、不热情、穿刺技术不熟练、穿刺疼痛等会刺激献血者产生一定的情绪反应和生理变化。采血工作人员应注重语言行为艺术，以友好、热情的服务态度对待每一位献血者，最大限度地满足献血者的心理需求。

（六）献血者体位因素

献血者采血时多取坐位，因下肢肌肉受压，造成静脉张力降低、收缩压下降，血液蓄积于下肢，回心血量减少，心输出量减少，从而影响脑部供血，引起献血不良反应。献血后起站过急、过猛，以及迅速转换体位，造成脑供血不足，也可导致献血不良反应。因此，采血完毕，献血者要在原位休息 3～5 min 后再慢慢起来，以减少直立性低血压引起的献血不良反应。

二、献血不良反应分类及处理

献血不良反应是指因献血者生理与心理、采血环境以及采血医护人员的工作态度和操作技术等各种因素造成对献血者身体的局部损伤或引起以血容量急剧下降及自主神经功能障碍为特征的综合征。《中华人民共和国卫生行业标准》（WS/T551—2017）对献血不良反应的分类和处理意见有明确的规定及说明。

（一）献血不良反应分类

1. 以局部表现为主的不良反应

（1）以出血为主要表现的不良反应

1）血肿（瘀斑）：因血液从血管穿刺处流出并在皮下软组织中淤积所致。如存在明显肿胀，即为血肿。如不存在明显肿胀，即为瘀斑。主要表现有皮肤瘀斑、变色、肿胀及局部疼痛，随着血肿体积增大，出现肿胀，肿胀压迫周围组织，压迫强度取决于血肿的大小和周围组织的疏松程度。当压迫神经时，可导致神经症状，如放射至前臂和手的疼痛以及血肿周围的刺痛。血液淤积于前臂前侧深部的肌肉和肌腱组织之间形成的血肿，初期难以被发现，当血肿增大时，压迫强度加重，常出现神经刺激、骨筋膜室综合征等症状。

2）刺入动脉：采血针刺入肱动脉或其分支，表现为肘部轻度疼痛，所采集血液呈鲜红色，采血针随动脉搏动而跳动，血袋异常快速充盈。如处理得当，可不形成血肿，也不出现其他不良反应。但是刺入动脉引起大血肿的可能性较大，因而出现前臂骨筋膜室综合征、肱动脉假性动脉瘤和动静脉瘘的概率也较高。

3）迟发型出血：在献血者离开献血场所，解除穿刺部位的按压或包扎绷带之后，穿刺部位重新自发性出血。其原因可能是按压部位不正确或按压时间不够长，或者因献血者手臂用力或举重物所致。

（2）以疼痛为主要表现的不良反应

1）神经刺激：因血肿压迫神经所致，表现为与血肿部位相关的神经放射痛和（或）感觉异常，但血肿可不明显。疼痛并不是在穿刺进针时即刻发生，而是在穿刺后一段时间，当血肿达到足够大时才出现。

2）神经损伤：采血针进针或拔针时损伤神经，在穿刺进针或拔针时立刻发生放射性剧烈疼痛，常伴有感觉异常。

3）肌腱损伤：采血针刺伤肌腱，在采血针进针时立即出现局部非放射性剧痛。

4）手臂疼痛：献血时或献血后数小时内手臂出现局部放射性疼痛，但没有其他表现，不宜将其归入神经刺激、神经损伤或肌腱损伤。

2. 以全身表现为主的不良反应 即血管迷走神经反射。其诱因包括献血者心理、生理因素以及血容量减少等。多数症状轻微，表现为全身不适、虚弱、面色苍白、出汗、焦虑、眩晕及恶心。少数比较严重，可出现一过性意识丧失（晕厥）、抽搐或大小便失禁。如发生晕厥和摔倒，可导致意外损伤。

3. 单采血液成分相关不良反应

（1）枸橼酸盐反应：枸橼酸盐是单采血液成分常用的抗凝剂，通过螯合钙离子而发挥抗凝作用。在单采过程中，较大量枸橼酸盐回输到献血者体内，可引发低钙血症和低镁血症。神经肌肉系统的表现主要有口唇及口周发麻、面部麻木、头晕、抽搐、震颤、恶心及呕吐，严重者出现腕足强直性痉挛、抽搐。心血管系统的表现主要有低血压、心律不齐、心电图 QT 间期明显延长。

（2）溶血反应：为献血者红细胞膜脆性高或在单采过程中红细胞受到损伤所致。患者主要表现为寒战、发热、烦躁、胸痛、背痛、腹痛、恶心、呕吐、腹泻、面色潮红、呼吸困难、低血压、休克、全身出血及血红蛋白尿、少尿或无尿等。

（3）全身过敏反应：献血者对一次性单采耗材灭菌剂或者单采粒细胞程序采用的添加剂发生过敏反应。主要表现为荨麻疹、眶周水肿、呼吸困难、唇周发红及肿胀，严重者可出现喉头水肿、低血压，甚至休克。

（4）空气栓塞：为较大量空气通过单采设备或者破漏管路进入静脉系统所致，是单采的罕见不良反应。患者主要表现为胸部不适、呼吸困难、心动过速、低血压，甚至休克。

（二）献血不良反应的处理

如在采血过程中或采血后发生献血不良反应，应针对不同情况给予对症处理。

1. 一般症状 在采血过程中，献血者出现面色苍白、头晕目眩等症状，但血压、脉搏正常，神志清楚。处理措施：立即停采，体检医师和采血护士安慰献血者，嘱其平卧休息，饮糖水，能缓解症状。对压迫不当而致穿刺点出血者，用无菌棉球重压或屈肘压迫止血。

2. 一过性脑缺血 血流速度较快的，献血后不能立即走动，应让献血者稍坐，休息片刻再直立走动，以防止体位改变而引起脑供血不足或低血压。对于有晕针、晕血经历的，应劝其避免再次献血，对出现献血不良反应者做好解释工作和回访。

3. 低血糖反应 多在献血者空腹采血的情况下发生。处理措施：立即平卧，足抬高，静脉推注高渗葡萄糖液即可缓解。

4. 医源性休克 与献血者的心理素质有关，往往在旁人言语不慎、恫吓等情况下，正在献血者感到害怕，从而产生精神紧张，发生抽搐、昏厥等，但血压、脉搏正常。处理措施：立即停采，使献血者平卧，并按压人中、合谷等穴位，经一般性处理后情况很快好转，同时制止喧闹。献血不良反应不仅给献血者造成伤害，给献血事业带来不必要的消极影响，而且有可能影响血液质量，对血液安全构成危险隐患。为了更好地做好血液保障工作，应加强献血服务，预防献血不良反应的发生，应从各个服务细节做起，不断提高服务水平，从而扩大无偿献血者队伍，保证无偿献血事业健康发展。

 自测题

一、单项选择题

1. 符合献血的血红蛋白最低值，我国规定为
   A．男：110 g/L，女：100 g/L　　B．男：120 g/L，女：110 g/L
   C．男：115 g/L，女：105 g/L　　D．男：125 g/L，女：115 g/L
   E．男：130 g/L，女：120 g/L

2. 静脉穿刺部位、消毒区域不小于
   A．10 cm×10 cm　　B．15 cm×15 cm
   C．20 cm×20 cm　　D．6 cm×8 cm
   E．15 cm×20 cm

3. 献血前体格检查内容不包括
   A．身高　　B．体重　　C．脉搏　　D．血压　　E．体温

4. 下面不是我国献血者类型的是
   A．家庭或家庭替代献血者　　B．有偿献血者
   C．无偿献血者　　D．随机献血者
   E．职业献血者

5. 如采血过程中发生血肿，应采取的措施为
   A．检查血肿不继续发展，可维持至采血结束
   B．停止采血
   C．要求献血者将胶带保留 12 h
   D．绷带保留 24 h
   E．继续采血

6. 在献血者招募时，属于低危献血人群的是
   A．家庭互助献血者　　B．非自愿献血者
   C．定期的自愿无偿献血者　　D．第一次献血的自愿者
   E．为了免费体检的献血者

二、简答题

1. 常见的危险献血行为有哪些？
2. 献血前必须对献血者血液做哪些初筛检查？

（潘汝翀）

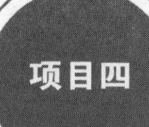

项目四

血液成分的制备与保存

学习目标

通过本项目内容的学习，学生应能够：

识记

1. 说出红细胞类、血小板类、血浆及冷沉淀凝血因子的制备方法。
2. 列举临床常用的血液成分。

理解

1. 比较各种红细胞类血液成分的规格、容量及血红蛋白的含量。
2. 区分各种红细胞类血液成分的有效期及质量要求。

运用

应用正确的血液成分处理临床常见疾病。

血液成分通常是指采集后的全血经过离心、过滤、洗涤等血液成分分离程序，提取其中的单种或几种血液成分，使其符合国家有关全血及成分血质量要求。血液由血细胞和血浆组成，正常人血液占体重的 7%~8%。血浆是血液中的液体成分，包括水、电解质、血浆蛋白、凝血因子等。血细胞是血液的有形成分，如红细胞、白细胞和血小板。通过物理或化学的方法可以把全血分离制备成纯度更高、更浓的单一成分，因此疗效更好、不良反应更少，易于保存和运输，一血多用，按照"缺什么，补什么"的原则，选择性、针对性地输入患者病情所需要的血液成分，获得临床良好的效果，同时还节省了血液资源，大大提高医疗救治水平。全血临床输注容易扩充患者的血容量，但可诱发输血相关的不良反应和病原微生物感染。全血采集后，制成红细胞、血小板、血浆成分制剂，或是单采某种血液成分，可有效地节约血液资源，根据不同疾病选择不同的血液成分，更合理、经济地利用血液资源，各种成分血液制剂在各自最佳保存状态下进行贮存和运输，保证相对高的活性和含量，最大限度地保障了血液质量。

任务一 红细胞类的制备与保存

红细胞是血液的主要成分之一，占全血总量的 40% 以上，具有重要的运输氧气和二氧化碳的功能。由于全血不全，目前临床很少使用全血，以输注红细胞为主，而且多数使用去白细胞悬浮红细胞制剂。我国规定，每次采集 400 ml、300 ml、200 ml 全血，分别制备成 2 U、1.5 U、1 U 红细胞。

一、浓缩红细胞

浓缩红细胞（concentrated red blood cell，CRBC）是将全血离心分离出大部分血浆后剩余的部分所制成的红细胞成分血，也可在全血有效期内制备。一般推荐使用双联塑料血袋制备浓缩红细胞。

【制备方法】

将双联塑料血袋采集的全血在 4±2℃条件下，以离心力 5000×g 离心 7 min，小心取出血袋，放置于分浆夹中，在全封闭的条件下将大部分血浆转移至空转移袋内，热合断离血袋连接管，即制备成浓缩红细胞制剂。

【质量要求】

1. 外观 同全血要求。

2. 容量 来源于 200 ml、300 ml、400 ml 全血，分别为 120±12ml、180±18 ml、240±24 ml。

3. 血红蛋白含量 来源于 200 ml、300 ml、400 ml 全血，血红蛋白含量分别为 ≥ 20 g、≥ 30 g、≥ 40 g。

4. 红细胞压积 0.65～0.80。

5. 储存期末溶血率及无菌试验 质量要求同全血。

【特点及适应证】

1. 特点 最小限度扩充血容量，减轻患者的循环负荷，并减少血液添加剂对患者的影响。因大部分血浆已被去除，使红细胞浓缩、黏稠，不易输注，输注前一般需加入生理盐水适当稀释，既不方便，又容易污染。目前临床很少应用，大多用悬浮红细胞来替代。

2. 适应证 适用于存在循环超负荷高危因素的患者，如充血性心力衰竭及婴幼儿患者。

【保存】

保存温度为 2～6℃，其中含有 ACD-B、CPD 保养液的制剂保存期为 21 d，含有 CPDA-1 保养液的制剂保存期为 35 d（表 4-1）。

表4-1 血液保养液配方及保存时间

	ACD-A	ACD-B	CPD	CP2D	CPDA-1	CPDA-2
枸橼酸（g/L）	8.0	4.8	3.27	3.27	3.27	3.27
枸橼酸钠（g/L）	22.0	13.2	26.3	26.3	26.3	26.3
腺嘌呤（g/L）	—	—	—	—	0.275	0.550
磷酸二氢钠（g/L）	—	—	2.22	2.22	2.22	2.22
无水葡萄糖（g/L）	24.5	14.7	25.5	51.1	31.8	44.6
保养液：血（ml）	1.5：10	2.5：10	1.4：10	1.4：10	1.4：10	1.4：10
保存期（d）	21	21	21	21	35	42

二、去白细胞浓缩红细胞

去白细胞浓缩红细胞（leukocyte reduced concentrated red blood cell，LRCRBC）使用白细胞过滤器清除浓缩红细胞中几乎所有的白细胞，并使残留在浓缩红细胞中的白细胞数量低于一定数值的红细胞成分；或使用带有白细胞过滤器的多联塑料血袋采集全血，并通过白细胞过滤器清除全血中几乎所有的白细胞，将该去白细胞全血中的大部分血浆分离出后剩余部分制成红细胞成分血（图4-1A、B）。

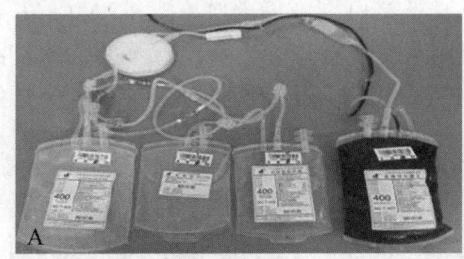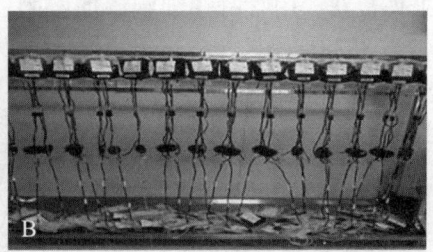

图4-1（彩图7） 多联塑料血袋（A）和滤除白细胞（B）

【制备方法】

白细胞去除法有很多，如离心法、洗涤法、过滤法。目前大都采用过滤法，简单易行，白细胞去除率可达99.9%，过滤效果好，临床应用广泛。这里主要介绍过滤法。

过滤法是将全血或悬浮红细胞、浓缩红细胞经白细胞过滤器过滤后，制成少白细胞红细胞制剂，应在血液采集后48 h内完成。若血液制备前已存放于4±2℃，在室温进行过滤时，室温应为18～25℃，且应当尽快放回至既定保存的环境中，从取出到放回的时间应少于3 h。根据过滤器的种类和对血液成分的要求，分为前过滤法、后过滤法。

1. 前过滤法 全血→过滤→去白细胞全血→去白细胞浓缩红细胞。

2. 后过滤法 全血→浓缩红细胞→过滤→去白细胞浓缩红细胞。

【质量要求】

1. 外观 同全血要求。

2. 容量 来源于200 ml、300 ml、400 ml全血，分别为100±10 ml、150±15 ml、200±20 ml。

3. 血红蛋白含量 来源于200 ml、300 ml、400 ml全血，血红蛋白含量分别为≥18 g、≥27 g、≥36 g。

4. 红细胞压积 0.60～0.75。

5. 白细胞残留量 来源于200 ml、300 ml、400 ml全血，白细胞残留量分别为≤2.5×10^6个、≤3.8×10^6个、≤5.0×10^6个。

6. 储存期末溶血率及无菌试验 质量要求同浓缩红细胞。

【特点及适应证】

1. 特点 白细胞去除率可达99.9%，可预防NHFTR、HLA抗体所致的同种免疫。

2. 适应证 适用于存在循环超负荷高危因素的患者，充血性心力衰竭、婴幼儿、反复输血、器官移植的患者输注等。因大部分血浆已被去除，使红细胞浓缩、黏稠，不易输注，输注前一般需加入生理盐水适当稀释，既不方便，又容易污染。目前临床很少应用，大多用去白细胞悬浮红细胞来替代。

【保存】

保存温度及时间同浓缩红细胞。

三、悬浮红细胞

悬浮红细胞（suspended red blood cell，SRBC）又称为添加剂红细胞，采用全血离心分离的方法，将采集到多联塑料血袋内全血中的大部分血浆分离出去，向剩余物内加入红细胞添加液制成红细胞成分。悬浮红细胞临床应用最为广泛,适用于大多数需要补充红细胞、提高血液携氧能力的患者。

【制备方法】

1. 手工夹板法 用含有红细胞添加液的三联塑料血袋采集全血(图4-2A),在4±2℃条件下以离心力 $3838 \times g$ 离心12 min,转移上层血浆至空转移袋内,注意不要混入红细胞(图4-2B)。再将红细胞添加液加入首袋红细胞内并混合均匀,热合断离血袋连接管,即完成了悬浮红细胞的制备过程(图4-2C)。

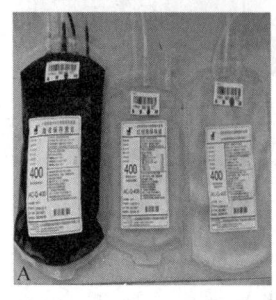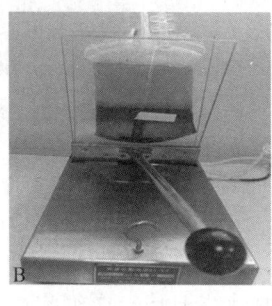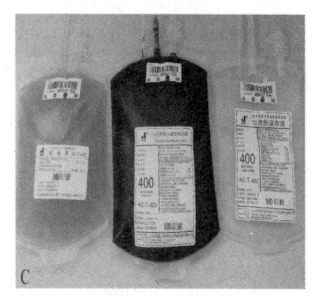

图 4-2 悬浮红细胞制备过程(手工夹板法)

A. 全血;B. 分浆夹;C. 血浆分离

2. 全自动血液成分分离机法 将离心后的血袋挂于自动分浆机挂钩上,折断易折塞,血转移袋和红细胞保养液袋放于机顶挤压板上,将各转移管卡入各个相应的探测器内,选择相应的程序。仪器自动分浆,红细胞保养液完全转移至采血袋,而后自动热合红细胞悬液和血浆袋(图4-3)。

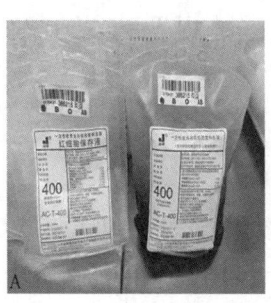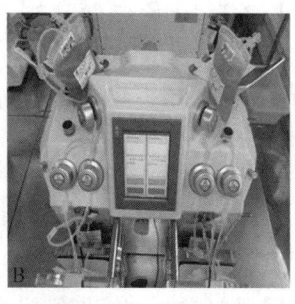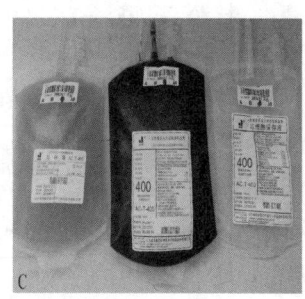

图 4-3 悬浮红细胞制备过程(全自动血液成分分离机法)

A. 离心后全血;B. 自动分浆机;C. 血浆分离

【质量要求】

1. 外观 同全血要求。

2. 容量 标识量(ml)±10%。

3. 红细胞压积 0.50~0.65。

4. 血红蛋白含量 来源于200 ml、300 ml、400 ml全血,血红蛋白含量分别为≥20 g、≥30 g、≥40 g。

5. 储存期末溶血率及无菌试验 同全血。

【特点及适应证】

1. 特点 悬浮红细胞含有全血中全部的红细胞、一定量的白细胞、血小板及少量的血浆,具有扩充血容量及补充红细胞的作用。悬浮红细胞比浓缩红细胞输注过程更为流畅,临床应用广泛。

2. 适应证 悬浮红细胞适用于临床各科慢性贫血及急性失血患者。

【保存】

保存温度为 2～6℃，保存期因添加液种类不同而不同。目前大部分采供血机构使用的保存期多为 35 d（表 4-2）。

表4-2 悬浮红细胞的添加液配方

	MAP	SAGM	AS-1	AS-3	AS-5
甘露醇（g/L）	14.57	5.25	7.50	0	5.25
腺嘌呤（g/L）	0.14	0.17	0.27	0.30	0.30
葡萄糖（g/L）	7.93	9.00	22.00	11.00	9.00
氯化钠（g/L）	4.97	8.77	9	4.10	8.77
枸橼酸（g/L）	0.20	0	0	0.42	0
枸橼酸钠（g/L）	1.50	0	0	5.88	0
磷酸二氢钠（g/L）	0.94	0	0	2.76	0
对应的全血保养液	ACD-B	CPD	CPD	CP2D	CPD
保存期（d）	35	35	42	42	42

四、去白细胞悬浮红细胞

去白细胞悬浮红细胞（leukocyte reduced suspended red blood cell，LRSRBC）是使用白细胞过滤器清除悬浮红细胞中几乎所有的白细胞，并使残留在悬浮红细胞中的白细胞数量低于一定数值的红细胞成分；或使用带有白细胞过滤器的多联塑料血袋采集全血，并通过白细胞过滤器清除全血中几乎所有的白细胞，将该去白细胞全血中的大部分血浆分离出去后，向剩余物内加入红细胞添加液制成的红细胞成分血。

【制备方法】

（1）使用白细胞过滤器滤除悬浮红细胞中几乎所有的白细胞。

（2）使用去白细胞多联塑料血袋采集全血，悬挂全血袋，血液在自身重力作用下以 5～50 ml/min 的流速自动流入白细胞过滤器下端血袋中，将经过去白细胞过滤器滤出白细胞的血液制备成去白细胞悬浮红细胞，制备方法同悬浮红细胞的制备。

（3）去白细胞红细胞的制备应当在密闭环境中进行，白细胞过滤应在采血后 2 d 内完成。在室温进行过滤时，室温 ≤ 26℃，且 3 h 内完成过滤，并尽快放至储血冰箱保存。

【质量要求】

1. 外观 同悬浮红细胞。

2. 容量 标识量（ml）±10%。

3. 血红蛋白含量 来源于 200 ml、300 ml、400 ml 全血，血红蛋白含量分别为 ≥ 18 g、≥ 27 g、≥ 36 g。

4. 红细胞压积 0.45～0.65。

5. 白细胞残留量 来源于 200 ml、300 ml、400 ml 全血，白细胞残留量分别为 ≤ 2.5×10^6

个、$\leq 3.8 \times 10^6$ 个、$\leq 5.0 \times 10^6$ 个。

6. 储存期末溶血率 ＜红细胞总数的 0.8%。

7. 无菌试验 无细菌生长。

【特点及适应证】

1. 特点 过滤法简单易行，白细胞去除率可达 99.9%，可预防 NHFTR、HLA 抗体所致的同种免疫。

2. 适应证 适用于具有免疫史或反复输血发生非溶血性输血反应、造血干细胞及器官移植等患者的输血治疗。

【保存】

保存时间及温度同悬浮红细胞。

五、洗涤红细胞

洗涤红细胞（washed red blood cell，WRBC）是采用特定的方法将保存期内的全血、悬浮红细胞、浓缩红细胞用大量的生理盐水在密闭无菌条件下进行洗涤，去除几乎所有的血浆成分和部分非细胞成分，并将红细胞悬浮在生理盐水注射液或红细胞保养液中所制成的红细胞成分血。

【制备方法】

1. 手工法 将待用洗涤溶液联袋提前冷藏保存，无破损、渗漏，溶液外观正常，在有效期内。使用无菌接驳机将待洗涤细胞袋导管和洗涤溶液联袋进行无菌接驳连通。将洗涤溶液移至红细胞袋内，每单位红细胞（1 U 红细胞是指 200 ml 全血制备的红细胞）中加入的液体量为 100～150 ml，夹紧导管，混匀，2～6℃条件下以离心力 $1977 \times g$ 离心 5 min，离心后将血袋取出，避免振荡，垂直放入分浆夹中（图 4-2B），将上清液和白膜层转移至空袋内，夹紧导管。重复洗涤 3 次。洗涤完毕后，每单位加入 50 ml 红细胞保存液或适量的生理盐水，混匀。热合、贴签、入库，即完成了洗涤红细胞的血液制剂。

2. 机器洗涤法 采用全自动封闭系统，选择适用于血细胞洗涤设备所规定的程序进行红细胞洗涤，具有省时、安全、高效等优点。

【质量要求】

1. 外观 肉眼观察应无色泽异常、溶血、凝块、气泡等情况；血袋完好，并保留注满全血经热合的导管至少 20 cm。

2. 容量 来源于 200 ml、300 ml、400 ml 全血或悬浮红细胞制备的洗涤红细胞，容量分别为 125±12.5 ml、188±18.8 ml、250±25 ml。

3. 血红蛋白含量 来源于 200 ml、300 ml、400 ml 全血，血红蛋白含量分别为 ≥ 18 g、27 g、36 g。

4. 上清蛋白质含量 来源于 200 ml、300 ml、400 ml 全血，上清蛋白质含量分别为 < 0.5 g、< 0.75 g、< 1.0 g。

5. 溶血率及无菌试验 同去白细胞悬浮红细胞。

【特点及适应证】

1. 特点 去除了全血中 98% 以上的血浆，可降低过敏、发热性非溶血性输血反应等输血不良反应。

2. 适应证 适用于以下患者，以改善慢性贫血或急性失血引起的缺氧症状：

（1）对血浆成分过敏的患者。

（2）IgA 缺乏的患者。

（3）非同型造血干细胞移植患者。
（4）高钾血症及肝肾功能障碍的患者。
（5）新生儿输血、宫内输血及换血等。

【保存】

如果在开放环境制备或最后以生理盐水混悬，2~6℃保存期为24 h。如果是在密闭无菌环境中制备，且最后以红细胞保养液混悬，2~6℃保存期与洗涤前相同。

六、冰冻解冻去甘油红细胞

冰冻解冻去甘油红细胞（deglycerolized red blood cell，DRBC）又称为冰冻红细胞（frozen red blood cell，FRBC），是采用甘油作为冰冻保护剂进行低温保存，临床需要时将冰冻红细胞溶解后清除几乎所有的甘油，并将红细胞悬浮于一定量的氯化钠注射液中的红细胞成分。

【制备方法】

（1）取拟冰冻保存6 d以内的全血或悬浮红细胞，离心去除上清液，用无菌接驳技术将红细胞转移至容量适当的、适宜于冰冻保存的转移袋内。

（2）在无菌条件下，缓慢滴加复方甘油溶液至红细胞袋内，边加边振荡，使其充分混匀。

（3）在室温静置平衡30 min，放入速冻机速冻，含20%甘油的冰冻红细胞在-120℃以下保存，含40%甘油的红细胞在-65℃以下保存。

（4）解冻，从低温冷冻箱中取出冰冻红细胞，立即放入37~40℃恒温水浴箱中，轻轻振荡，使其快速融化，直至冰冻红细胞完全解冻。

（5）将专用洗涤盐水液袋与解冻红细胞袋无菌接驳，采取渗透压梯度递减方法洗涤。方法如下：

1）在无菌条件下，缓慢滴加适量0.9%氯化钠溶液至红细胞袋内，边加边振荡，使其充分混匀。

2）按照制备冰冻解冻去甘油红细胞的离心程序进行离心操作。

3）离心后将血袋取出，避免振荡，垂直放入分浆夹中，将上清液转至空袋内。

4）重复1）、3）步骤，洗涤3次。

5）最后一次的洗涤上清液应无明显溶血迹象。

6）当使用自动化设备制备冰冻红细胞和冰冻解冻去甘油红细胞时，按照设备使用说明书的要求进行操作。

【质量要求】

1. 外观 肉眼观察应无色泽异常、溶血、凝块、气泡等情况；血袋完好并保留注满解冻去甘油红细胞经热合的导管至少20 cm。

2. 容量 来源于200 ml、300 ml、400 ml全血，容量分别为±20 ml、±30 ml、±40 ml。

3. 血红蛋白含量 来源于200 ml、300 ml、400 ml全血，血红蛋白含量分别为≥16 g、≥24 g、≥32 g。

4. 游离血红蛋白含量 ≤1 g/L。

5. 白细胞残留量 来源于200 ml、300 ml、400 ml全血，白细胞残留量分别为≤2×10^7个、≤3×10^7个、≤4×10^7个。

6. 甘油残留量 ≤10 g/L。

7. 无菌试验 无细菌生长。

【特点及适应证】

1. 特点 解冻、洗涤过程去除了绝大多数白细胞及血浆，冰冻红细胞可以长期保存。

2. 适应证 适用于稀有血型者及有特殊情况患者的自体红细胞保存与使用。

【保存】

含40%甘油的冰冻红细胞在-65℃以下储存，含20%甘油的冰冻红细胞在-120℃以下储存，保存期自采血之日起10年。解冻洗涤后悬浮于0.9%氯化钠溶液中，2~6℃保存24 h。

七、年轻红细胞

年轻红细胞（young red blood cell，YRBC）是一种酶活性相对较高、平均细胞年龄较小（半存活期约为45 d，成熟红细胞半存活期仅为29 d）、具有较多网织红细胞的成分血。国内使用离心结合手工分离方法，国外大多数使用血细胞分离机制备。

【制备方法】

红细胞在分化成熟的过程中体积逐渐变小，密度逐渐变大。年轻红细胞为网织红细胞与成熟红细胞之间的红细胞，比成熟红细胞体积大、密度小。根据这一原理，采用离心法制备年轻红细胞。

1. 特制挤压板法 用三联塑料血袋采集400 ml全血，2~6℃条件下以离心力1670×g、1960×g、2280×g依次离心5 min，将主袋放入特制的挤压板上，先分离出上层血浆，再分离主袋红细胞上层100 ml（即2 U）年轻红细胞，最后将红细胞收至收集袋（图4-3）。

2. 离心分离钳法 400 ml全血在2~6℃条件下以离心力2900×g离心10 min，分出上层200 ml血浆、下层为少量的血浆及全部红细胞，以离心力3500×g离心30 min、用分离钳分出45%上层为2 U年轻红细胞（部分血浆+白膜+红细胞）和55%底部的1 U成熟红细胞，分别各加50 ml保养液。

3. 血液分离机法 把浓缩红细胞引入分离机的加工袋中，用生理盐水洗涤红细胞2次，再收集最先流出的红细胞，收集量为原来的一半，即为年轻红细胞。

【特点及适应证】

1. 特点 年轻红细胞多为网织红细胞与成熟红细胞之间的红细胞，在体内存活时间比成熟红细胞长，可以延长输血间隔周期。

2. 适应证 常用于需要长期输血治疗的患者，如珠蛋白生成障碍性贫血和重型地中海贫血、严重的再生障碍性贫血（aplastic anemia，AA）等疾病的患者。

【保存】

保存温度为2~6℃，含ACD-B、CPD保养液的年轻红细胞可保存21 d，含CPDA-1保养液的年轻红细胞可保存35 d。

八、辐照红细胞

辐照红细胞（irradiant red blood cell，IRBC）是使用辐照强度为25~30 Gy的γ射线对血液制剂进行照射，使血液制剂中的T淋巴细胞失去活性所制成的成分血。输血相关移植物抗宿主病（TA-GVHD）是最严重的输血并发症之一，若受血者输入含有T淋巴细胞的血液或血液成分，可出现亲属间输血与骨髓移植引起移植物抗宿主病（GVHD）类似的临床综合征，死亡率高达90%~100%，多发生于免疫功能受抑制的患者。该病突然起病，临床表现缺乏特异性，不易早期诊断，极易漏诊或误诊，绝大多数患者对皮质激素或免疫抑制剂治疗无效，而且治疗效果差，但可以有效地预防。绝大多数血液制剂中含有足够量能引起TA-GVHD的淋巴细胞，采用 γ 射线辐照可以预防 TA-GVHD 的发生。

【制备方法】

（1）对照《血液搬运单》、核对待辐照血液数量及规格，目视检查后接收并粘贴辐照标签。确认辐照仪状态及环境无异常，做好个人防护后，进入辐照间。

（2）系统自检：进入系统登录界面，通过键盘正确输入 4 位数字工号后按确认键，系统自动跳到输入登录密码区，通过键盘输入个人密码，并按"确认"键，进入系统工作主界面。

（3）打开安全门，扫描血袋上的条码信息，按"确认"键确认，将血袋放入血杯，当血袋放入血杯时，必须将血袋及血辫全部放置在血杯中。使用 HK-Ⅱ型辐照仪，一次不可以装超过 3 袋 400 ml 规格的血袋。

（4）将血杯放入辐照窗：血袋装入血杯后，用专用血杯叉子叉住血杯，放入辐照窗内。血杯底部必须平稳且严密地与托盘接触。

（5）关闭辐照窗门：血杯放置无误后，关闭辐照窗的门。当门关好后，屏幕上门状态的显示将改变（关位置的灯变红）。按运行按钮，开始辐照，辐照仪顶部运行警灯开始闪烁。操作人员即可离开辐照间，并将防护门关好。在准备间观察并等候。

（6）进入工作间，打开辐照窗的门，用血杯叉子取出血杯、血袋。目视检查血液及粘在血袋上的辐照标签。

【质量要求】

质量控制要求与原血液制剂的要求相同。

【注意事项】

（1）操作人员应注意做好辐射安全工作和个人防护。进入准备间时，应先观察射线检测设备是否反应异常，出入应随手关门。

（2）只有在辐照窗门打开的状态下，才能够扫描条码。

（3）血杯放置完毕后，用手感觉血杯是否放稳或观察放置的状态。

（4）血液辐照最低剂量为 25 Gy，血液任何位点的辐照剂量不宜超过 50 Gy。

（5）红细胞在采集后 14 d 内可辐照，辐照后可再储存 14 d。血小板在保存期内均可辐照，辐照后可保存至从采集算起的正常保存期限。粒细胞宜在采集后尽快辐照，辐照后宜尽快输注。

【特点及适应证】

1. 特点　使用 γ 射线对红细胞制剂进行照射，使血液中的 T 淋巴细胞失去活性，从而起到预防 TA-GVHD 的目的。

2. 适应证　辐照红细胞适用于先天性免疫缺陷、宫内换血和宫内输血、接受移植手术输血的患者、获得性免疫抑制等人群。

【保存】

辐照红细胞储存于 2～6℃，红细胞应在采集后 14 d 内辐照，有效期为 14 d，原则上辐照后应尽快使用。

任务二　血小板类的制备与保存

血小板是血液有形成分中相对密度最小的一种细胞组分，相对密度约为 1.040，使用离心法可以从血液中分离血小板。目前，血小板制剂的制备方法有 3 种：第一种是用血细胞分离机从单一献血者体内进行直接采集，制备的血小板称为单采血小板，可从单一献血者采集 1 个或 2 个成年人治疗剂量的血小板；第二种是全血成分分离机浓缩血小板制备法，从献血者采集全血后，使用全血成分分离机分离血小板；第三种是手工法，从献血者全血中手工分离出血小板。

一、单采血小板

使用血细胞分离机采集献血者的血小板所制成的血小板制剂,称为单采血小板制剂。由于单采血小板是从单一个体用全自动血细胞分离机采集而来,通常又称为机采血小板。单采血小板制剂应用广泛,具有纯度高、质量好等优点,可以从单个献血者体内采集 1～2 个成年人治疗剂量的血小板($\geq 2.5 \times 10^{11}$ 个血小板),且要求去除白细胞。欧洲规定每份单采血小板制剂中白细胞残留量必须 $\leq 5.0 \times 10^6$ 个/袋。美国单采血小板中白细胞残留量几乎都能达到 $\leq 1.0 \times 10^6$ 个/袋。

【单采血小板对献血者要求】

献血者除符合捐献全血的全部体检要求外,还需符合以下要求:

(1) 采前血小板计数 $\geq 150 \times 10^9$/L 且 $< 450 \times 10^9$/L,红细胞压积 ≥ 0.36。当血小板计数达到 $\geq 2.5 \times 10^9$/L 时,体重达到 60 kg 可一次性采集 2 个血小板治疗剂量($\geq 5.0 \times 10^{11}$ 个血小板)。预测采后血小板 $\geq 100 \times 10^9$/L。

(2) 单采血小板采集过程需要持续 1～1.5 h,要求献血者静脉必须充盈良好。

(3) 献血前一天最好多饮水,当日必须吃早餐,宜清淡饮食(如进食稀饭、馒头)。

(4) 要求献血者在献血前 1 周不得服用阿司匹林、吲哚美辛(消炎痛)、保泰松、维生素 E、双嘧达莫(潘生丁)、氨茶碱、青霉素及抗过敏类药物。

(5) 单采血小板献血间隔时间不少于 2 周,不大于 24 次/年。因特殊配型需要,经医师批准,最短时间不少于 1 周。单采血小板后与全血献血间隔时间不少于 4 周。全血献血后与单采血小板间隔时间不少于 3 个月。

【制备方法】

血细胞分离机通常分为两类:连续性单采和非连续性单采。

1. 连续性单采 使用机器采集献血者血液,通过离心分离出需要的成分,将不需要的部分回输给献血者,整个过程连续不断进行,机器与献血者之间有两条管道相通,一条为采血管道,另一条为血液回输管道。

2. 非连续性单采 使用机器采集出全血后,通过离心分离出需要的血液成分,再将不需要的成分回输给献血者。机器上只需要一条管道与献血者相连,既用于血液采集,又用于血液回输。

不同型号的血细胞分离机具有不同的操作程序,具体应根据仪器厂商操作说明书的要求进行。采集完成后,取出制品,轻轻摇动 3～5 min,静置 1 h,使血小板解聚并混匀,贴标签保存。

【保存】

单采血小板储存温度 20～24℃,并持续轻缓振摇。储存于普通血袋时,保存期为 24 h。储存于血小板专用血袋时,保存期为 5 d。当密闭系统变为开放系统后,保存期为 6 h,且不超过原保存期。当数个浓缩血小板汇集到同一个血袋时,须保持可追溯性,汇集后保存 6 h,且不超过原保存期。

二、去白细胞单采血小板

去白细胞单采血小板是指使用血细胞分离机在全封闭的条件下将全血中的血小板分离并过滤去除白细胞后悬浮于一定量血浆内制成的单采成分血。

【制备方法】

去白细胞单采血小板的制备可以采用滤器和（或）单采的方式。血小板白细胞过滤器的使用与从红细胞中滤除白细胞的方法相同。使用血细胞分离机制备去白细胞单采血小板与制备单采血小板基本一致，区别在于前者在仪器所使用的用于血小板收集的采集管道上连接有过滤白细胞的滤器，在采集血小板的过程中，当白细胞经过该滤器时，由于体积和比重大于血小板而不能通过，达到了滤除白细胞的效果。

【保存】

去白细胞单采血小板储存温度 20～24℃，储存于血小板专用血袋时保存期为 5 d。当由密闭系统变为开放系统时，保存期为 6 h，且不超过原保存期。当数个浓缩血小板汇集到同一个血袋时，须保持可追溯性，汇集后保存 6 h，且不超过原保存期。

三、浓缩血小板

浓缩血小板（concentrated platelet，PC）制剂是将室温保存的多联塑料血袋内的全血，于采血后一定时间内，在 20～24℃的全封闭条件下将血小板分离出来并悬浮在血浆内所制成的成分血。根据《血液储存要求》（WS399—2012），浓缩血小板储存于普通血袋时，保存期为 24 h；储存于血小板专用血袋时，保存期为 5 d，或按照血小板专用血袋说明书执行。当由密闭系统变为开放系统时，保存期为 6 h，且不超过原保存期。当数个浓缩血小板汇集到同一个血袋时，须保持可追溯性，开放系统汇集后保存 6 h，且不超过原最短保存期。密闭系统汇集后储存于血小板专用血袋，保存期为 5 d（或按照血小板专用血袋说明书执行），且不超过原最短保存期。当无专用血小板保存设备进行持续轻缓振摇时，保存期为 24 h，且不超过原保存期。

制备浓缩血小板有 3 种模式：一种为富血小板血浆法（PRP 法），将新鲜采集的全血于 4～6 h 内分离富血小板血浆（PRP），再进一步分离为浓缩血小板（PC）；一种为白膜法，从白膜中经过第二次离心后提取血小板，将 5～6 袋同型白膜和血浆用无菌接驳机串联起来。在我国，两种方法均有采用。还有一种方法为机分法，采集全血后，用专业血细胞分离机分离浓缩血小板。

【制备方法】

1. 白膜法

（1）将全血采集于四联塑料血袋内。

（2）将 400 ml 全血放入离心杯内平衡，温度控制在 20～24℃，以离心力 3100×g 离心 10 min。

（3）将离心后的主袋置于分浆夹内，分出上层血浆至第二袋，留下 20～30 ml 血浆，然后将剩余血浆连同白膜层及白膜层下 1.5 cm 的红细胞挤入第三袋，夹住第二袋、第三袋之间的塑料管。

（4）将第四袋内红细胞保养液注入主袋内，使之与主袋内红细胞混匀，热合封闭并切断连接主袋与第二袋之间的塑料管。

（5）将第三袋、第四袋置于 20～24℃，轻度离心，以离心力 280×g 离心 6 min，使红细胞和白细胞下沉。

（6）将第三袋上层悬液挤入第四袋，即为血小板浓缩液。

2. PRP 法

（1）将全血采集于三联塑料血袋或四联塑料血袋的主袋内。

（2）采集后 4～6 h 内，于 20～24℃轻度离心，以离心力 1100×g 离心 7 min，或以离心力 700×g 离心 10 min，使红细胞、白细胞基本下沉，大部分血小板因比重较轻而保留于血浆中为富血小板血浆层，约可获得全血中70%以上的血小板。

（3）将上层富血小板血浆分入转移空袋内。

（4）将末袋内的红细胞保养液加入主袋压积红细胞内，用热合机热合切断主袋与末袋之间的连接塑料管。

（5）把装有富血小板血浆的次空袋协同另一转移袋重度离心，温度20～24℃，以离心力3400×g离心10 min，使血小板下沉于底部。

（6）分离上层少血小板血浆进入转移袋内。留下40～60 ml血浆即为制备的浓缩血小板，约可获得全血中60%以上的血小板。

（7）在20～24℃静置1～2 h，使血小板自然解聚，重新悬浮形成悬浮液，放置于20～24℃血小板振荡器中保存。

3. 机分法

（1）将全血采集于四联塑料血袋主袋内。

（2）将400 ml全血放入离心杯内平衡后，温度控制在20～24℃，以离心力2100×g离心14 min。

（3）开启血细胞分离机的电子计算机，启动分离血小板程序，按仪器操作说明书的要求进行。

（4）分离结束后，取下分离好的悬浮红细胞和血浆袋热合，同时取下富有血小板层挤入2号转移袋进行第二次离心，以离心力280×g离心10 min，温度控制在20～24℃。

（5）将两次离心后的血袋置于悬挂架上，进行分离，取下分离好的血小板，热合称重，一般为80～90 ml。

【保存】

储存温度20～24℃，并持续轻缓振摇。储存于普通血袋时，保存期为24 h。储存于血小板专用血袋时，保存期为5 d，或按照血小板专用血袋说明书执行。当由密闭系统变为开放系统时，保存期为6 h，且不超过原保存期。当数个浓缩血小板汇集到同一个血袋时，须保持可追溯性，开放系统汇集后保存6 h，且不超过原最短保存期。密闭系统汇集后，储存于血小板专用血袋，保存期为5 d（或按照血小板专用血袋说明书的要求执行），且不超过原最短保存期。当无专用血小板保存设备进行持续轻缓振摇时，保存期为24 h，且不超过原保存期。

四、混合浓缩血小板

混合浓缩血小板是指采用特定的方法将2袋或2袋以上的浓缩血小板合并在同一血袋内的成分血。

【制备方法】

在无菌条件下，将合格的数个ABO同型的浓缩血小板汇集在一起，即为混合浓缩血小板。

【保存】

储存温度20～24℃，并持续轻缓振摇。储存于普通血袋时，保存期为24 h。储存于血小板专用血袋时，保存期为5 d。当由密闭系统变为开放系统时，保存期为6 h，且不超过原保存期。当数个浓缩血小板汇集到同一个血袋时，须保持可追溯性，汇集后保存6 h，且不超过原保存期。

任务三　单采粒细胞的制备与保存

单采粒细胞是使用血液单采机在全封闭的条件下自动将符合要求的献血者血液中的粒细胞分离出悬浮于一定量的血浆内的单采成分血。

【制备方法】

粒细胞的采集应严格按照不同厂家仪器说明书的要求进行操作。

【质量要求】

1. 外观　肉眼观察应无色泽异常、凝块、溶血、气泡及重度乳糜出现等情况；血袋完好，并保留注满单采粒细胞经热合的导管至少 20 cm。

2. 容量　150 ~ 500 ml。

3. 中性粒细胞含量　$\geq 1.0 \times 10^{10}$ 个 / 袋。

4. 红细胞混入量　红细胞压积 ≤ 0.15。

5. 无菌试验　无细菌生长。

【特点及适应证】

1. 特点　利用血细胞分离机使一位献血者一次单采可获得足够输注量的粒细胞，即 $(1.5 ~ 3.0) \times 10^{10}$ 个粒细胞。满足患者输注后体内恢复与存活，达到治疗目的。

2. 适应证　单采粒细胞适用于粒细胞缺乏或粒细胞功能明显低下的患者的治疗。①骨髓粒系增生极度减低经粒细胞集落刺激因子（G-CSF）或粒细胞 - 巨噬细胞集落刺激因子（GM-CSF）治疗 5 d 以上，中性粒细胞仍持续 $\leq 0.5 \times 10^{9}/L$，伴有严重的细菌或真菌感染时可输注。②所有输注患者宜选择辐照单采粒细胞。

【保存】

单采粒细胞应储存于 20 ~ 24℃，有效期为 24 h。

任务四　血浆的制备与保存

血浆是指抗凝全血经离心去除细胞有形成分后的淡黄色液体，占全血总量的 55% 左右，含有水、电解质、蛋白质、激素、凝血因子等。血浆可由单采或经全血制备其他成分（如 RBC 和 PC）时分离出来。目前，国内常用的血浆制剂根据制备方法及来源的不同分为两类：新鲜冰冻血浆和冰冻血浆。根据采集和处理方式不同还有单采血浆和病毒灭活血浆等。由于我国全血采集多在街头无偿献血车、献血屋或者非固定地点进行，采集后还需进行运输、白细胞过滤、浓缩血小板制备、血浆病毒灭活和冷沉淀制备等处理，实际上无法保证新鲜冰冻血浆制备的条件要求，因此我国大多数血液中心或血站系统供应的血浆多为冰冻血浆。

一、新鲜冰冻血浆

【制备方法】

1. 采血

（1）使用二联以上的采血袋采集血液。

（2）血液采集后冷藏保存时间不得超过 18 h（最好在采集后 6 ~ 8 h 之内制备）。

（3）采血顺畅，200 ml 全血采集时间不超过 7 min，400 ml 全血采集时间不超过 13 min。

2. 血浆的分离　按照浓缩红细胞或悬浮红细胞制备中血浆分离步骤操作。

3. 速冻

（1）待速冻的血袋逐袋平放，不应重叠堆放。

（2）将新鲜冰冻血浆快速冻结，在 60 min 内将血浆核心温度降至 –30℃以下。

【保存】

新鲜冰冻血浆在 –18℃以下可以保存 1 年。解冻后 2～6℃保存，应于 24 h 内输注。

二、病毒灭活新鲜冰冻血浆

病毒灭活新鲜冰冻血浆是指采集后储存于冷藏环境中的全血，按新鲜冰冻血浆的要求分离出血浆，在速冻前采用适宜的病毒灭活技术进行病毒灭活并速冻呈固态的成分血。病毒灭活方法有多种，如亚甲蓝光照法、有机溶剂/清洁剂法、巴氏消毒法和紫外线照射法。下面主要介绍应用较广泛的亚甲蓝光照法操作过程。

【制备方法】

1. 连接病毒灭活耗材　根据血浆规格选用不同规格的血浆病毒灭活耗材，使用无菌穿刺技术（或无菌接合技术）连接血浆和血浆病毒灭活耗材。

2. 亚甲蓝溶入　将血浆倒挂在低温操作台的支架上，打开导管夹，使血浆在流经装有固体亚甲蓝的添加元件后，连同溶解的亚甲蓝一起流入光照袋，热合断离，弃去原血浆袋。

3. 光照　将光照袋平放在光照架上，在温度为 2～8℃、光照为 30 000 lx 的条件下，光照 30 min。

4. 亚甲蓝滤除　光照结束后，将血浆倒挂，通过活性炭过滤器滤除亚甲蓝。

5. 速冻

（1）待速冻的血袋逐袋平放，不应重叠堆放。

（2）将新鲜冰冻血浆快速冻结，保持在 60 min 内将血浆核心温度降至 –30℃以下。

【保存】

病毒灭活冰冻血浆在 –18℃以下可以保存 1 年。解冻后 2～6℃保存，应在 24 h 内输注。

三、冰冻血浆

冰冻血浆是指采用特定的方法，在全血的有效期内将血浆分离并冰冻成固态的成分血，或从新鲜冰冻血浆中分离出冷沉淀凝血因子后将剩余部分冰冻成固态的成分血。

【制备方法】

1. 保存期内的全血　按照浓缩红细胞或悬浮红细胞制备方法分离出血浆并冰冻成固态。

2. 新鲜冰冻血浆　在有效期内分离出冷沉淀凝血因子后，将剩余的血浆冰冻成固态。

【保存】

冰冻血浆在 –18℃以下可以保存 4 年。解冻后 2～6℃保存，应于 24 h 内输注。

四、病毒灭活冰冻血浆

分离制备或单采出的新鲜液体血浆可进一步采用病毒灭活和（或）滤除白细胞等处理，以达到减少白细胞和灭活病毒的目的，提高血浆输注的安全性。目前，血液病原体灭活是输血领域的研究热点，但真正得到卫生行政部门批准使用的商业化产品并不多，国内广泛使用的仅有亚甲蓝光照法血浆病毒灭活技术。亚甲蓝（MB）是一种光敏剂，可以与病毒的核酸以及病毒的脂质包膜相结合，在可见光的作用下发生光化学反应，使病毒核酸断裂、包膜破损，从而达到病毒灭活效果。本法存在不足，只能灭活包膜病毒，如 HBV、HCV、HIV，而对非包膜病毒（如 HAV、人类细小病毒 B19）无效，且单一血袋中的各种凝血因子含量差异较大。光照处理后的血浆经病毒灭活装置配套用输血过滤器过滤可除去亚甲蓝和绝大部分白细胞，因此，病毒灭活血浆在进行病毒灭活的同时，还滤除了白细胞。

【制备方法】

病毒灭活的方法有很多种，如补骨脂清洁剂法、维生素 B_2 光照射法、巴斯德法，目前我国采供血机构多采用亚甲蓝光照法进行血浆病毒灭活，现简要介绍操作过程。

用无菌接驳机将待病毒灭活血浆与商品化病毒灭活血袋接合连通，将血浆移入光照袋，与亚甲蓝充分混合后，置于医用血浆病毒灭活光照柜中，根据操作说明设置参数进行光照。光照处理后的血浆经病毒灭活装置配套用输血过滤器过滤，滤除亚甲蓝和绝大部分白细胞，即得到病毒灭活血浆。将其在 -18℃ 冰冻保存，即为病毒灭活冰冻血浆。

【保存】

病毒灭活冰冻血浆在 -18℃ 以下可以保存 4 年。解冻后 2~6℃ 保存，应于 24 h 内输注。

五、单采新鲜冰冻血浆

利用血细胞成分分离机在全封闭条件下自动将符合要求的献血者血液中血浆分离出去并在 6 h 内速冻成固态的单采成分血称为单采新鲜冰冻血浆。采集原理和方法与单采血小板相类似。

【制备方法】

使用血细胞分离机，按照设定的程序采集血浆成分。

【保存】

单采新鲜冰冻血浆在 -18℃ 以下可以保存 1 年。解冻后 2~6℃ 保存，应于 24 h 内输注。

任务五　冷沉淀凝血因子的制备与保存

冷沉淀凝血因子（cryoprecipitated antihempohilic factor）是将保存期内的新鲜冰冻血浆在 1~6℃ 融化后，分离出大部分的血浆，并将剩余的冷不溶解物质在 1 h 内速冻呈固态的成分血。它是由美国科学家朱迪斯·普尔（Judith Pool）博士于 1964—1965 年期间发现的，其被融化至 37℃ 时呈溶解的液态，主要含有 FⅧ、纤维蛋白原以及血管性血友病因子（von Willebrand factor，vWF）等成分。随着现代科技的不断发展，基因重组的Ⅷ因子等凝血因子已在临床应用，其具有纯度高、无免疫原性及无血源传播疾病风险等优点。

【制备方法】

1. Pool 法　将新鲜冰冻血浆置于 4℃ 冰箱或 4℃ 恒温冷冻室过夜，血浆溶化后，血袋底部有不融化的白色胶状物，即为冷沉淀。

2. 离心法

（1）将新鲜冰冻血浆从冰箱取出，置于 2~6℃ 冰箱中过夜融化，或在 1~6℃ 水浴装置中融化。

（2）融化后的血浆袋于 2~6℃ 以离心力 2000×g 离心 10 min，使冷沉淀凝血因子下沉至血袋底部。

（3）离心后，立即将上层血浆（少冷沉淀血浆）移入空袋内，留下 40~50 ml 血浆与沉淀物混合，1 h 内速冻制成冷沉淀凝血因子。

3. 虹吸法　将新鲜冰冻血浆置于 1~6℃ 恒温水浴槽，浸没于水中。另一空袋悬于水浴槽外，且位置低于新鲜冰冻血浆袋，两袋之间形成一定的高度差。待新鲜冰冻血浆融化时，上清血浆随时被虹吸入空袋中，冷沉淀凝血因子遗留在新鲜冰冻血浆袋中。当融化后仅有 40～50 ml 血浆与沉淀物时，将冷沉淀凝血因子和血浆（少冷沉淀血浆）袋之间的导管热合分离后，1 h 内速冻制成冷沉淀凝血因子。

【保存】

冷沉淀凝血因子在 –18℃ 以下可以保存 1 年，解冻后宜尽早输注。解冻后 2～6℃ 保存，应于 24 h 内输注。解冻并在开放系统混合后应于 4 h 内输注。

任务六　造血干细胞的制备

造血干细胞（hematopoietic stem cell，HSC）是一群原始细胞，存在于骨髓、外周血及脐带血中，是机体各种血细胞的共同来源。造血干细胞是研究历史最长且最为深入的一类成体干细胞，对研究各类干细胞（包括肿瘤干细胞）具有重要的指导意义。

根据造血干细胞来源，造血干细胞移植可分为骨髓移植、外周血干细胞移植和脐带血干细胞移植。根据移植物来源，造血干细胞移植又可分为自体移植和异体移植。异体移植是对患有恶性肿瘤的受血者先用放射治疗或大剂量化学药物治疗，使其免疫系统受抑制，再输入献血者的造血干细胞，使其植入受血者的骨髓内，并继续分化、增殖，从而受血者的所有血细胞和免疫细胞均由植入的干细胞生成。

由于受到采集和使用等方面的限制，目前广泛采用的移植干细胞大多来源于外周血。近年来，脐带血干细胞移植快速发展，在国内应用较为普遍。骨髓移植由于采集过程烦琐、一次采集量不足等原因，目前已很少使用，本节不再介绍。

一、外周血造血干细胞

正常人外周血中存在少量造血干细胞，称为外周血干细胞（peripheral blood stem cell，PBSC）。近几十年，随着对造血干细胞特性及造血与调控的深入研究，人们对移植免疫学的认识逐层深入，血细胞分离机及多种造血细胞生长因子被广泛应用，使得自体及异体 PBSC 移植迅速成为目前主要的造血干细胞移植技术。通过细胞成分分离技术采集的 PBSC 具有以下优点：①采集无须住院，无须麻醉，术后无明显疼痛；②通过 PBSC 动员后，细胞成分分离法所采集的干细胞较骨髓多；③外周血干细胞移植（PBSCT）术后，白细胞和血小板比骨髓移植后恢复快；④可根据干细胞需要量多次采集 PBSC，而骨髓一般不能多次采集；⑤自体 HSC 移植时，PBSC 较易采集，且肿瘤细胞污染较少。

（一）外周血造血干细胞动员

造血干细胞动员是指将造血干细胞/祖细胞从骨髓中动员到外周血的过程。正常情况下，干细胞处于骨髓、外周血、脾及干细胞池的动态平衡之中。由于外周血干细胞数量较少，仅为骨髓中干细胞的 1/100～1/10，为保证外周血干细胞移植的有效剂量，采集之前必须将造血干细胞从造血部位动员到循环池中。

外周血造血干细胞动员的方法大致有 3 种：骨髓抑制性化疗法、造血生长因子诱导法及化疗与生长因子联合应用法。

1. 骨髓抑制性化疗法　是最早用于外周血造血干细胞动员的方法，许多抗肿瘤药物具有动员外周血干细胞的作用，动员效果与药物剂量及骨髓抑制程度成正相关，常用的有环磷酰胺和阿糖胞苷。环磷酰胺（CY）化疗后出现短暂的骨髓抑制，外周血造血干细胞会出现反弹性增加，巨系祖细胞（CFU-GM）峰值高于化疗前 10～18 倍。

2. 造血生长因子诱导法 已被广泛应用于外周血造血干细胞移植中。粒细胞集落刺激因子（G-CSF）和粒细胞-巨噬细胞集落刺激因子（GM-CSF）能使巨系祖细胞增高60倍。动员方案为G-CSF 10～12 μg/(kg·d)，GM-CSF 250 μg/(m²·d)，均为皮下注射，连续4～8 d。一般从第4日或第5日起开始采集。G-CSF外周血细胞动员疗效好、副作用轻，是用于健康献血者较好的外周血细胞动员方法。

3. 化疗与生长因子联合应用法 利用这一方法进行外周血造血干细胞动员一般先对患者进行化疗，结束后给予G-CSF或GM-CSF皮下注射，直至造血干细胞单采结束。例如环磷酰胺和粒细胞-巨噬细胞集落刺激因子联合使用可增加60～550倍（人峰值）。目前，联合方法是获得充足移植量最有效的方法。

（二）外周血造血干细胞采集

1. 采集时机 外周血造血干细胞的采集时机应根据外周血白细胞计数及分类计数、$CD34^+$细胞等的结果来确定。一般情况下，肿瘤患者大剂量化疗+造血生长因子动员PBSC时，外周血白细胞计数＞$1.0×10^9$/L、血小板计数＞$(20～50)×10^9$/L、$CD34^+$细胞＞1%开始采集，根据血象的恢复速度连续或隔日采集，至血象达到高峰时停止，一般采集1～3次。

健康供者用G-CSF动员时，虽在4～6 h即可见白细胞增多，但血中$CD34^+$细胞只有在3 d后才持续增加，在使用G-CSF 5～6 d时达峰值，其后即使继续使用G-CSF，血中$CD34^+$细胞数量逐渐下降，故采集时间应在动员后5～6 d，多数一次即能采够，少数需于次日再采一次。为避免血中白细胞数量过高可能引起的副作用，在白细胞计数＞$70×10^9$/L时，应减少G-CSF的剂量。

2. 采集方法 外周血造血干细胞的采集方法与成分血的单采术类似，即用血细胞分离机分离、采集外周血的单个核细胞组分，多采用分离淋巴细胞的程序分离。一般情况下，进行大静脉穿刺即可，外周静脉穿刺困难（尤其是小儿）时需中心静脉穿刺。

采集成年人外周血造血干细胞时的血流速度为50～60 ml/min，每次分离4～6循环（3～4 h），分离血液的总容积为9 L，依据情况连续或隔日采集。对儿童采集时的血流速度和分离的总容积依年龄和体重而定。

3. 采集质量指标 采集、输注足够数量的造血干/祖细胞是保证外周血造血干细胞移植成功的重要环节，因此采集结束时，应对采集的PBSC进行准确评价，常用的质量指标包括处于DNA合成期的单个核细胞（MNC）数、$CD34^+$细胞计数。按患者体重计算，自体移植MNC＞$2×10^8$/kg，异体移植MNC＞$4×10^8$/kg，或者$CD34^+$细胞≥$2×10^6$/kg。

（三）外周血造血干细胞的纯化

对于恶性淋巴细胞造血疾病和某些实体肿瘤患者，在施行自体PBSC移植过程中有因肿瘤细胞污染而复发率增加的可能。异体PBSC移植中，由于存在能导致GVHD的细胞，致患者发生移植后GVHD，使死亡率升高。因此，纯化干细胞对于提高移植成功率是非常重要的。造血干细胞主要存在于$CD34^+$细胞群，目前发现$CD34^+$细胞中几乎含有所有的集落形成细胞（CFU-GM、BFU-E、CFUmix、GFU-BC）、具有多分化潜能的干细胞和未分化的前驱细胞。$CD34^+$细胞在正常骨髓中占有核细胞的1%～5%，占外周血稳定期MNC的0.01%～0.1%，动员期的0.5%～5%。从干细胞中分离纯化$CD34^+$细胞的方法很多，目前实验室研究应用较多的有$CD34^+$单克隆抗体（McAbs）与免疫技术相结合，如免疫磁珠法、Fenwal Isolex™50、300，亲和层析柱（affinity columns），比较有效地纯化PBSC中的$CD34^+$干细胞，获得较高纯度的$CD34^+$细胞，相对降低肿瘤细胞的污染。

二、脐带血造血干细胞

脐带血（UCB）是胎儿娩出后残留在胎盘及脐带中的血液，体积为 50～200 ml。脐带血中含有大量造血干细胞，采集方便，且对母体和胎儿无危险，可供儿童或体重较轻的成年人移植。

【脐带血造血干细胞采集】

脐带血采集方法简单，应在胎盘娩出后 15 min 内采集。脐带血量取决于胎儿血液循环和胎盘血流的分布。在胎盘娩出过程中，早期夹闭脐带进行采集，可充分利用子宫收缩的挤压作用，采集更多的脐带血，一般能采集 90 ml 以上，而较晚夹闭脐带，只能采集 60 ml 左右。脐带血是在胎儿娩出、夹闭脐静脉后进行的，所以采集过程对新生儿并无明显影响。

【脐带血造血干细胞处理】

脐带血采集后，可用肝素、CPD 或 ACD 抗凝，一般的采血袋 20 ml CPD 可保存 170 ml 脐带血，25 ml CPD 可保存 200 ml 脐带血。脐带血的组成与外周血相似，含大量红细胞、白细胞、血小板。因脐带血库需要冷冻保存的脐带血量较大，为节约空间，应去除红细胞后保存，经处理后脐带血干细胞的回收率可达 90%。

自测题

一、单项选择题

1. 血液成分输注就是
   A. 根据患者病情需要从全血分离出来纯度高、疗效好的单一血液成分制剂
   B. 输注血浆
   C. 输注红细胞
   D. 输注血小板
   E. 输注冷沉淀

2. 白细胞过滤法除去率高达
   A. 80%　　B. 85%　　C. 90%　　D. 99.9%　　E. 100%

3. 洗涤红细胞的制备，一般使用生理盐水需要洗涤的次数是
   A. 1次　　B. 2次　　C. 3次　　D. 4次　　E. 5次

4. 最常用的冰冻红细胞防冻剂是
   A. 甘油　　B. 二甲基亚砜　　C. 葡萄糖　　D. 海藻糖　　E. 羟乙基淀粉

5. 洗涤红细胞的适应证是
   A. 重度贫血患者　　　　　　B. 大出血患者
   C. 缺铁性贫血患者　　　　　D. 高钾血症及肝肾功能障碍患者
   E. 巨幼细胞贫血患者

6. 浓缩血小板的储存温度为
   A. 2～6℃　　　　　　　　B. -18～20℃
   C. -18～24℃　　　　　　 D. 低于-18℃
   E. 20～24℃

7. 基于血液中各种血液成分相对密度的不同，下列说法错误的是
   A. 血小板 1.030～1.060　　B. 淋巴细胞 1.050～1.078
   C. 粒细胞 1.080～1.095　　D. 红细胞 1.090～1.111

E. 血浆 1.025～1.050
8. 全血的比重正常值为
   A. 1.020～1.030
   B. 1.030～1.040
   C. 1.040～1.050
   D. 1.050～1.060
   E. 1.070～1.080
9. 病毒灭活冰冻血浆保存期为
   A. 2～6℃可以保存 1 年
   B. 2～6℃可以保存 2 年
   C. -18℃可以保存 1 年
   D. -18℃以下可以保存 2 年
   E. -18℃以下可以保存 4 年
10. 来源于 400 ml 全血制备成的冰冻解冻去甘油红细胞血红蛋白含量为
    A. ≥16 g   B. ≥24 g   C. ≥32 g   D. ≥40 g   E. ≥48 g

二、简答题

1. 请简述洗涤红细胞的适应证。
2. 请简述外周血干细胞的采集。

（庞桂芝　闫姝睿）

项目五

血液的质量控制与管理

学习目标

通过本项目内容的学习，学生应能够：

识记

1. 列举献血及血液制备过程中的管理要求。
2. 说出血液成分制备的类型、制备过程和质量标准。

理解

1. 说明血液成分的种类、制备原理和保存要求。
2. 了解红细胞、血小板、血浆和冷沉淀凝血因子的制备方法。

运用

1. 根据患者的临床病情和实验室检查结果进行仔细评估，严格掌握输血适应证。
2. 保证临床用血的安全性和有效性。

血液安全和充足的血液供应是采供血机构一直以来期望达到的目标。要实现这一目标，依然面临着许多挑战，需要政府的强有力领导、社会各界的大力支持、采供血机构的不懈努力。采供血机构要以"低危人群"为招募对象，建立健全无偿献血工作的长效机制和应急机制，持续开展无偿献血的宣传教育活动，普及无偿献血知识，积极营造"血液安全从我做起"的社会氛围，促使人们成为固定自愿无偿献血者。努力实现由随机献血向固定和预约献血转移，由一次偶然献血向多次重复献血转移，保障充足的血液供应，构筑起"血液安全"的第一道屏障。

安全的献血者是保证血液安全的第一道重要防线，具有健康生活方式的固定献血者所献出的血液是最为安全的血液。世界卫生组织号召"血液安全从我做起"，倡导健康的生活方式，鼓励定期献血。国际上一般认为至少献过3次血，并保持每年献血至少一次的人被看成固定献血者。

任务一　献血服务管理

一、献血者招募和选择管理

（1）建立、实施、监控和改进献血服务质量体系，确保为献血者提供安全、优质的献血服务，从低危人群中采集血液，确保血液的质量。

（2）献血前征询和体格检查应对献血者的隐私和相关信息进行保密。采血前应对献血者的资料进行核查，确保从符合《献血者健康检查要求》的献血者中采集血液。

（3）建立和实施献血者招募指南，以自愿无偿的低危人群作为征募对象，确保献血者教育、动员和招募工作的实效性，鼓励自愿、定期无偿献血。由接受过培训的医护人员依据《献血者健康检查要求》，对献血者进行健康征询和评估，保证不影响献血者健康以及血液的安全性和有效性。健康征询和健康检查完成后，应由献血者和检查者共同签名。检查者应做出献血者是否能够献血的判断。

（4）建立和实施对有易感染经血液传播疾病危险行为的献血者献血后的报告工作程序、献血屏蔽和淘汰制度。

二、献血者血液保密性管理

（1）建立和实施保密制度。对献血者的个人资料、献血信息、血液检测结果以及相应的血液使用信息等应保密，防止未授权接触和对外泄露。对献血者进行保密性征询。对献血者的身体异常、各种缺陷及疾病等有义务为其保密，不得对外泄露。献血者本人查询信息，必须出示有效证件，并只限查询本人的检测结果。

（2）建立和实施献血者献血后回告受理和保密性弃血的处理程序。对筛查结果不符合献血条件的献血者，避开周围人员告知。将信息反馈给本人并提出建议和指导，对本人要求保密的其他事宜，工作人员有责任满足其要求，保护公民的隐私权。为保证献血信息的保密性，《献血人员不合格信息登记表》检验项目中用数字代替，防止信息泄露。对无偿献血者献血后血液检测不合格的，按照献血者献血后回告受理和保密性弃血的处理程序执行。

任务二　血液检测管理

一、血液检测前的质量管理

（1）建立和实施标本送检程序，应包括受检者身份的唯一性标识、检测委托方的标识与联系方式、标本类型、标本容器要求、包装要求、采集和接收时间、申请检测项目、缓急的状态及检测结果送达地点等。

（2）建立和实施标本采集程序，应对标本采集前的准备、标本的标识、标本采集、登记和保存过程实施有效控制，确保标本质量。对标本采集过程中所使用的材料进行安全处置。采集标本须征得受检者知情同意。应防止标本登记和标识发生错误。应对标本采集人员进行培训和咨询。

（3）建立和实施标本运送程序，确保标本运送安全和标本质量。建立标本运送记录。

（4）建立和实施标本接收和处理程序，应包括标本的质量要求、标本的接收时间和质量检查，标本标识和标本信息的核对，标本的登记，标本的处理，以及拒收标本的理由和回告方式。

（5）建立标本接收和处理记录。血标本如需分样完成多项目检测，分次检测的部分样品应可追溯至最初原始标本。避免分样或加样过程中样品被污染或稀释。

二、血液检测中的质量管理

血液检测中的质量管理应先确定血液检测项目和方法，并符合国家的有关规定。血液检测方法和检测程序必须经过确认后投入使用。确认计划应包括人员、设备、试剂、检测条件、检测结果判读和检验结论判定，确保其符合预期要求，严格遵从既定的检测程序。对检测过程进行监控，确保检测条件、人员、操作、设备运行、结果判读以及检测数据传输等符合既定要求。

（1）建立和实施与检测项目相适应的室内质量控制程序，以保证检验结果达到预期的质量标准，应包括：

1）质控品的技术要求。

2）质控品常规使用前的确认。

3）实施质控的频次。

4）质控品检测数据的适当分析方法。

5）质控规则的选定。

6）试验有效性判断的标准。

7）失控的判定标准、调查分析、处理和记录。

（2）建立初次反应性标本进一步复检的程序和结果判定规则。根据有关规定，将人类免疫缺陷病毒抗体（抗HIV）检测呈反应性的血标本送交人类免疫缺陷病毒抗体检测确证实验室进一步确证。

三、血液检测后的质量管理

（1）建立和实施检测报告签发的管理程序，对检测报告的责任人及其职责、检测结果分析、检测结论判定标准和检测报告的时间、方式和内容等做出明确规定。

1）检测结果的分析和检测结论的判定应由经过培训和评估可以胜任并得到授权的技术人员进行。签发报告前，应对签发的每批标本的检验过程以及关键控制点进行检查，以确定该批标本检测的正确性和有效性。根据既定的检验结论判定标准，对每一份检测标本做出检测结论的判定。

2）检测报告应完整、明晰。检测报告至少应包括检测实验室名称、标本信息、标本送检日期、检测项目、检测日期、检测方法、检测结果、检测结论、检测者、复核者和检测报告者的签名和日期。

3）对检测报告进行最后审核和签发，以保证检测报告正确和完整。签发者应签署姓名和日期。

（2）建立和实施检测报告收回、更改和重新签发的管理程序，明确规定应收回、更改和重新签发的检测报告和责任人，补救程序和事故处理程序。

（3）建立和实施临床咨询的管理程序。实验室应由经过培训和授权的人员为临床提供咨询服务。

（4）建立和实施标本的保存管理程序。检测后标本的保存时间应符合国家有关规定。建立标本的保存记录。

（5）建立和实施标本的销毁程序，规定可销毁的标本和销毁方式、审批程序和相应责任人。建立标本的销毁记录。

（6）根据国家相关法规要求，制定疫情报告程序，在规定时间内向有关部门报告疫情。

任务三　血液成分制备管理

一、血液成分制备要求

（1）建立和执行血液制备的质量体系，确保血液安全、有效。制备的血液必须符合《全血和成分血质量要求》。

（2）建立和执行血液制备、贴签、包装、入库程序。血液制备环境应当整洁、卫生，定期有效消毒，进行环境温度控制，保证血液的安全性和有效性。血液制备应尽可能在密闭系统中进行。如果只能在开放系统进行制备，则应严格控制，避免微生物污染。对血液制备的关键设备按规定进行维护和校准，确保运行可靠和稳定。

1）血液制备的程序和方法必须经过审核确认。

2）血液制备过程中所使用的一次性塑料血袋的质量及其生产厂商的资质应符合相关法规的要求；一次性使用塑料血袋须经过质控部门确认合格后方可投入使用。

3）整个制备过程中，所有血液及其包装均应正确标识。使用联袋时，在原袋和转移袋分离之前应检查每个血袋上献血条码的一致性。对血液进行过滤、汇集、分装或者冰冻等操作而需要采用非一体性的血袋时，必须保证在每一个血袋贴上正确的献血条码。当对合格血液进行贴签时，应对标签中的信息再次进行核对。

（3）建立和执行血液常规抽检程序，并对抽检结果进行统计分析和偏差调查，并采取纠正措施和预防措施。每袋血液在其制备的每一个环节都应经过严格的目视检查，对于血袋有渗漏、损坏和缺陷迹象，疑似细菌污染或其他异常的血液，必须实施标识、隔离和进一步处理。血液制备记录应确保对血液制备过程的人员、设备、血液来源和原材料、方法及步骤、环境条件等相关信息的追溯，至少包括血液的交接、成分制备过程、成分的常规抽检及质量结果分析、仪器使用及维护校准、成分制备环境控制、医疗废弃物的处理等。记录应有操作人员的签名。

二、各种血液成分的质量管理

全血和成分血出库后，应在 4 h 内完成输注，不应再进行保存。输注速度宜先慢后快，起始的 15 min 慢速输注，严密监测是否发生输血不良反应。若无不良反应，以患者能够耐受的最快速度完成输注。

（一）红细胞类制备的质量控制

1. 浓缩红细胞　浓缩红细胞质量控制项目和要求列于表 5-1。

表5-1　浓缩红细胞质量控制项目和要求

质量控制项目	要　求
外观	肉眼观察应无色泽异常、溶血、凝块、气泡等情况；血袋完好，并保留注满全血经热合的导管至少35 cm
容量	来源于200 ml全血，120 ± 12 ml；来源于300 ml全血，180 ± 18 ml；来源于400 ml全血，240 ± 24 ml
红细胞压积	0.65 ~ 0.80
血红蛋白含量	来源于200 ml全血，≥ 20 g；来源于300 ml全血，≥ 30 g；来源于400 ml全血，≥ 40 g
储存期末溶血率	<红细胞总量的0.8%
无菌试验	无细菌生长

2. 去白细胞浓缩红细胞　去白细胞浓缩红细胞质量控制项目和要求列于表5-2。

表5-2　去白细胞浓缩红细胞质量控制项目和要求

质量控制项目	要　求
外观	肉眼观察应无色泽异常、溶血、凝块、气泡等情况；血袋完好，并保留注满全血经热合的导管至少35 cm
容量	来源于200 ml全血，100 ± 10 ml；来源于300 ml全血，150 ± 15 ml；来源于400 ml全血，200 ± 20 ml
血红蛋白含量	来源于200 ml全血，≥ 18 g；来源于300 ml全血，≥ 27 g；来源于400 ml全血，≥ 36 g
红细胞压积	0.60 ~ 0.75
白细胞残留量	来源于200 ml全血，≤ 2.5×10^6 个；来源于300 ml全血，≤ 3.8×10^6 个；来源于400 ml全血，≤ 5.0×10^6 个
储存期末溶血率	<红细胞总量的0.8%
无菌试验	无细菌生长

3. 悬浮红细胞　悬浮红细胞质量控制项目及要求列于表5-3。

表5-3　悬浮红细胞质量控制项目及要求

质量控制项目	要　求
外观	肉眼观察应无色泽异常、溶血、凝块、气泡等情况；血袋完好，并保留注满全血经热合的导管至少35 cm
容量	标示量（ml）± 10%
红细胞压积	0.50 ~ 0.65
血红蛋白含量	来源于200 ml全血，≥ 20 g；来源于300 ml全血，≥ 30 g；来源于400 ml全血，≥ 40 g

续表

质量控制项目	要求
储存期末溶血率	<红细胞总量的0.8%
无菌试验	无细菌生长

4. 去白细胞悬浮红细胞 去白细胞悬浮红细胞质量控制项目及要求列于表5-4。

表5-4 去白细胞悬浮红细胞质量控制项目及要求

质量控制项目	要求
外观	肉眼观察应无色泽异常、溶血、凝块、气泡等情况；血袋完好，并保留注满全血经热合的导管至少35 cm
容量	标示量（ml）±10%
血红蛋白含量	来源于200 ml全血，≥18 g；来源于300 ml全血，≥27 g；来源于400 ml全血，≥36 g
红细胞压积	0.45～0.60
白细胞残留量	来源于200 ml全血，≤2.5×10^6个；来源于300 ml全血，≤3.8×10^6个；来源于400 ml全血，≤5.0×10^6个
储存期末溶血率	<红细胞总量的0.8%
无菌试验	无细菌生长

5. 洗涤红细胞 洗涤红细胞质量控制项目及要求列于表5-5。

表5-5 洗涤红细胞质量控制项目及要求

质量控制项目	要求
外观	肉眼观察应无色泽异常、溶血、凝块、气泡等情况；血袋完好，并保留注满洗涤红细胞或全血经热合的导管至少20 cm
容量	200 ml全血或悬浮红细胞制备的洗涤红细胞容量为125±12.5 ml；300 ml全血或悬浮红细胞制备的洗涤红细胞容量为188±18.8 ml；400 ml全血或悬浮红细胞制备的洗涤红细胞容量为250±25 ml
血红蛋白含量	来源于200 ml全血，≥18 g；来源于300 ml全血，≥27 g；来源于400 ml全血，≥36 g
上清蛋白质含量	来源于200 ml全血，<0.5 g；来源于300 ml全血，<0.75 g；来源于400 ml全血，<1.0 g
溶血率	<红细胞总量的0.8%
无菌试验	无细菌生长

6. 冰冻解冻去甘油红细胞 冰冻解冻去甘油红细胞质量控制项目及要求列于表5-6。

表5-6 冰冻解冻去甘油红细胞质量控制项目及要求

质量控制项目	要 求
外观	肉眼观察应无色泽异常、溶血、凝块、气泡等情况；血袋完好，并保留注满冰冻解冻去甘油红细胞经热合的导管至少 20 cm
容量	来源于 200 ml 全血，200±20 ml；来源于 300 ml 全血，300±30 ml；来源于 400 ml 全血，400±40 ml
血红蛋白含量	来源于 200 ml 全血，≥16 g；来源于 300 ml 全血，≥24 g；来源于 400 ml 全血，≥32 g
游离血红蛋白含量	≤1 g/L
白细胞残留量	来源于 200 ml 全血，≤2.0×10^7个；来源于 300 ml 全血，≤3.0×10^7个；来源于 400 ml 全血，≤4.0×10^7个
甘油残留量	≤10 g/L
无菌试验	无细菌生长

（二）血小板类制备的质量控制

1. 浓缩血小板 浓缩血小板质量控制项目及要求列于表 5-7。

表5-7 浓缩血小板质量控制项目及要求

质量控制项目	要 求
外观	肉眼观察应呈黄色云雾状液体，无色泽异常、蛋白析出、气泡及重度乳糜出现等情况；血袋完好，并保留注满血小板经热合的导管至少 15 cm
容量	来源于 200 ml 全血，25～38 ml；来源于 300 ml 全血，38～57 ml；来源于 400 ml 全血，50～76 ml
储存期末 pH	6.4～7.4
血小板含量	来源于 200 ml 全血，≥2.0×10^{10}个；来源于 300 ml 全血，≥3.0×10^{10}个；来源于 400 ml 全血，≥4.0×10^{10}个
红细胞混入量	来源于 200 ml 全血，≤1.0×10^9个；来源于 300 ml 全血，≤1.5×10^9个；来源于 400 ml 全血，≤2.0×10^9个
无菌试验	无细菌生长

2. 混合浓缩血小板 混合浓缩血小板质量控制项目及要求列于表 5-8。

表5-8 混合浓缩血小板质量控制项目及要求

质量控制项目	要 求
外观	肉眼观察应呈黄色云雾状液体，无色泽异常、蛋白析出、气泡及重度乳糜出现等情况；血袋完好，并保留注满血小板经热合的导管至少 15 cm
容量	标示量（ml）±10%

续表

质量控制项目	要　求
储存期末pH	6.4～7.4
血小板含量	≥ 2.0×10^{10} 个 × 混合单位数
红细胞混入量	≤ 1.0×10^{9} 个 × 混合单位数
无菌试验	无细菌生长

3. 单采血小板　单采血小板质量控制项目及要求列于表5-9。

表5-9　单采血小板质量控制项目及要求

质量控制项目	要　求
外观	肉眼观察应呈黄色云雾状液体，无色泽异常、蛋白析出、气泡及重度乳糜出现等情况；血袋完好，并保留注满血小板经热合的导管至少15 cm
容量	储存期为24 h的单采血小板，125～200 ml；储存期为5 d的单采血小板，250～300 ml
储存期末pH	6.4～7.4
血小板含量	≥ 2.5×10^{11} 个/袋
白细胞残留量	≤ 5.0×10^{8} 个/袋
红细胞混入量	≤ 8.0×10^{9} 个/袋
无菌试验	无细菌生长

4. 去白细胞单采血小板　去白细胞单采血小板质量控制项目及要求列于表5-10。

表5-10　去白细胞单采血小板质量控制项目及要求

质量控制项目	要　求
外观	肉眼观察应呈黄色云雾状液体，无色泽异常、蛋白析出、气泡及重度乳糜出现等情况；血袋完好，并保留注满血小板经热合的导管至少15 cm
容量	储存期为24 h的单采血小板，125～200 ml；储存期为5 d的单采血小板，250～300 ml
储存期末pH	6.4～7.4
血小板含量	≥ 2.5×10^{11} 个/袋
白细胞残留量	≤ 5.0×10^{6} 个/袋
红细胞混入量	≤ 8.0×10^{9} 个/袋
无菌试验	无细菌生长

（三）血浆及冷沉淀凝血因子制备的质量控制

1. 血浆　新鲜冰冻血浆、病毒灭活新鲜冰冻血浆、冰冻血浆、病毒灭活冰冻血浆质量控制项目和要求列于表 5-11 ~ 表 5-14。

表5-11　新鲜冰冻血浆质量控制项目和要求

质量控制项目	要　求
外观	肉眼观察应呈黄色澄清液体，无色泽异常、蛋白析出、气泡及重度乳糜出现等情况；血袋完好，并保留注满新鲜冰冻血浆经热合的导管至少 10 cm
容量	标示量（ml）± 10%
血浆蛋白含量	≥ 50 g/L
Ⅷ因子含量	≥ 0.7 IU/ml
无菌试验	无细菌生长

表5-12　病毒灭活新鲜冰冻血浆质量控制项目和要求

质量控制项目	要　求
外观	肉眼观察应呈黄色澄清液体，无色泽异常、蛋白析出、气泡及重度乳糜出现等情况；血袋完好，并保留注满病毒灭活新鲜冰冻血浆经热合的导管至少 10 cm
容量	标示量（ml）± 10%
血浆蛋白含量	≥ 50 g/L
Ⅷ因子含量	≥ 0.5 IU/ml
亚甲蓝残留量	≤ 0.30 μmol/L
无菌试验	无细菌生长

表5-13　冰冻血浆质量控制项目和要求

质量控制项目	要　求
外观	肉眼观察应呈黄色澄清液体，无色泽异常、蛋白析出、气泡及重度乳糜出现等情况；血袋完好，并保留注满冰冻血浆经热合的导管至少 10 cm
容量	标示量（ml）± 10%
血浆蛋白含量	≥ 50 g/L
无菌试验	无细菌生长

表5-14　病毒灭活冰冻血浆质量控制项目和要求

质量控制项目	要　求
外观	肉眼观察应呈黄色澄清液体，无色泽异常、蛋白析出、气泡及重度乳糜出现等情况；血袋完好，并保留注满病毒灭活冰冻血浆经热合的导管至少 10 cm
容量	标示量（ml）± 10%
血浆蛋白含量	≥ 50 g/L

续表

质量控制项目	要求
亚甲蓝残留量	≤ 0.30 μmol/L
无菌试验	无细菌生长

2. 冷沉淀凝血因子 冷沉淀凝血因子质量控制项目和要求列于表5-15。

表5-15 冷沉淀凝血因子质量控制项目和要求

质量控制项目	要求
外观	肉眼观察融化后的冷沉淀凝血因子应呈黄色澄清液体，无色泽异常、蛋白析出、气泡及重度乳糜出现等情况；血袋完好，并保留注满血浆经热合的导管至少10 cm
容量	标示量（ml）± 10%
纤维蛋白原含量	来源于200 ml全血，≥ 75 mg；来源于300 ml全血，≥ 113 mg；来源于400 ml全血，≥ 150 mg
Ⅷ因子含量	来源于200 ml全血，≥ 40 IU；来源于300 ml全血，≥ 60 IU；来源于400 ml全血，≥ 80 IU
无菌试验	无细菌生长

（四）粒细胞制备的质量控制

单采粒细胞质量控制项目和要求列于表5-16。

表5-16 单采粒细胞质量控制项目和要求

质量控制项目	要求
外观	肉眼观察应无色泽异常，无凝块、溶血、气泡及重度乳糜出现等情况；血袋完好，并保留注满单采粒细胞经热合的导管至少20 cm
容量	150 ~ 500 ml
中性粒细胞含量	≥ 1.0×10^{10} 个/袋
红细胞混入量	红细胞压积 ≤ 0.15
无菌试验	无细菌生长

任务四　血液隔离与放行管理

一、血液隔离与血液放行

（一）血液隔离

血液隔离是指对待检、制备等尚未被判定合格的血液和不合格的血液进行隔离和管理，防止不合格的血液误发。全血采集交付后直接入待检库，血液成分制剂在制备完成后入待检库。待每批次血液检测结果发布后，根据血液检测结果，将每批次的不合格血液和相关血液成分制剂全部挑出并有效隔离。应设立有明显标识的 3 个隔离区域：合格区、隔离区和不合格区。合格区存入检测合格、贴上合格标签的待放行血液；隔离区存放待检血液，检查结果可疑需要再次检验确定结果的血液；不合格区存放检测结果、血袋破损等不合格的血液。同时，在血液管理信息系统（BMIS）中，对检测合格和不合格的血液进行自动标识，自动打印合格或不合格标签进行标识隔离。出入血液隔离区域的血液应做好交接和记录。同时采用 BMIS 进行监控和记录。

（二）血液放行

对已经符合质量要求的血液，给予解除隔离状态，使其处于可发放状态，即可以发放供临床使用，称为血液放行。对全部血液检测项目合格、初筛血型与检定血型一致、其他质量指标符合相应标准要求，经 BMIS 自动核查后，打印标签。血液包装人员每次只能打印 1 袋血液标签并贴签。在贴签过程中，须核对血袋初始条码与血袋标签条码的一致性。在血液包装过程中，需目视检查血液有无渗漏、凝块、重度乳糜、溶血、疑似细菌污染等。在血液入成品库的过程中，需经电子计算机再次核对血袋初始条码与血袋标签条码的一致性。对已经完成逐袋放行的整批血液进行核查，解除其隔离状态，使其转化为已放行（可发放）状态，称为批放行。批放行的条件为：该批次的全部合格单位血液已完成逐袋放行作业；全部不合格血液已经报废处置；合格血液与不合格血液的总袋数相符，与原料血液加工生产的血液总袋数相等；加工过程已经全部结束，没有血液及其他信息的滞留、遗漏或丢失。血液分批是指一般可将一定时间内且在同一地点采集的全血分为一批次，单采血小板、应急 Rh 阴性血液可按每人次为一批次。

二、血液质量检查与血液报废

（一）血液质量检查

严格进行库存血管理，建立并实施血液出入库统计程序，包括血液库存、血液入库、血液出库的详细信息。严格按照保存期限要求保存血液，每日坚持检查贮存血液及成分制品的质量，观察血液外观有无异常改变，如发现问题，应及时报告并妥善处理。

1. 全血及红细胞成分血 肉眼观察库存全血在外观上应分层清晰：上层为血浆，呈淡黄色半透明状；中间为灰白色白膜层；下层为血细胞层，呈均匀暗红色。应无色泽异常、凝块、溶血、气泡及重度乳糜情况出现，并保留注满全血或红细胞经热合的导管至少 35 cm。

2. 浓缩血小板 肉眼观察呈黄色澄清液体，无色泽异常、蛋白析出、气泡及重度乳糜等情况出现，并保留注满血小板经热合的导管至少 15 cm。

3. 新鲜冰冻血浆及冷沉淀凝血因子 30～37℃融化的新鲜冰冻血浆及冷沉淀凝血因子，肉眼观察应呈黄色澄清液体，无色泽异常、蛋白析出、气泡及重度乳糜情况出现，并保留注满新鲜冰冻血浆经热合的导管至少 10 cm。

4. 单采粒细胞 肉眼观察应无色泽异常、凝块、溶血、气泡及重度乳糜情况出现，并保留注满粒细胞经热合的导管至少 20 cm。

（二）血液报废

1. 报废血液形成的原因 按照《全血及成分血质量要求》（GB 18469—2012）的规定，凡具备以下条件的血液为不合格血液，应作报废处理：

（1）全血总量不足（少于200 ml）；
（2）破袋、漏袋、血液有污染；
（3）血液有凝块、溶血及重度脂血等问题；
（4）超过保质期；
（5）初检及复检不合格；
（6）血液制品发往临床被退回，经检测确属质量问题；
（7）保密性弃血（献血者献血后回告存在危险行为或其他不能献血情况的血液）。

2. 不合格血液的评审

（1）血液检验不合格，供血科工作人员打印血液报废申请表，通知质管科评审。质管科根据血液复检结果明细表、血液复检再检结果明细表逐袋进行核实，并在血液报废申请表上签字，最后报最高管理者审批。

（2）其他不合格血液，操作人先填写血液报废申请表，通知质管科评审。评审人员会同有关科室负责人对其不合格性质和严重程度进行分析并填写不合格评审记录。

3. 不合格血液的处置　凡标识"不合格"的血液经质管科确认后，由工作人员粘贴不合格标识，经计算机处理报废标识后，置于存放不合格血液冰箱隔离存放，由工作人员逐袋扫描复核，并经血站质管科审核批准，作为医疗废物处置，并有处置记录。

任务五　血液储存、发放和运输管理

一、血液储存管理

（一）血液储存环境与设施要求

血液储存空间应满足整洁、卫生和隔离的要求，具有防火、防盗和防鼠等安全措施；应有双路供电或应急发电设备；应有足够的照明光源；根据储存要求，将不同品种和不同血型的血液分开存放，并具有明显标识；血液保存设备应运行可靠，温度均衡，有温度记录装置和温度超限声、光报警装置。

（二）血液储存温度的监控

定期对血液储存设备进行计量检定或校准；对血液保存状态进行监控，包括持续的温度及其他保存条件的监测和记录，确保血液始终在正确的条件下保存。如使用人工监控，则至少每4 h监测、记录温度1次；如使用自动温度监控管理系统，至少每日人工记录温度2次，2次记录间隔8 h以上；血液储存设备的温度监控记录至少保存到血液发出后1年，以保证记录的可追溯性。

二、血液发放管理

建立并实施发血管理程序，内容如下。

1. 输血记录单　根据交叉配血结果，确定血液相合与不相合，或相容与不相容。填写输血记录单后核对发血。相合则可随时发血，相容则应根据临床患者输血治疗的迫切程度和国家规范规定及本医疗机构临床用血管理规定架构下决定是否相容性发血，此属应急用血管理范畴。

2. 发血前核对 接到取血单后，按照输血记录单上血液相关信息从贮血冰箱中取出相对应的血液成分。取出前，先通过血浆与红细胞分界来认真观察血液有无溶血现象，确认无误后取出血液，检查是否存在凝块或有肉眼可见的细菌污染表现；检查血袋有无渗漏；认真核对血袋标识是否清晰，与输血记录单（发血单）是否完全对应。再次核对与受血者血型及与既往血型（电子计算机里存档）是否一致。无误后与输血记录单（发血单）一起放入专用运送箱（有保温功能的）内，等待取血。

血液发放前，输血科应作目视检查，凡有下列情形之一的，一律不得发出：①标签破损、字迹不清；②血袋有破损、漏血；③血液中有明显凝块；④血液呈乳糜状或暗灰色；⑤血浆中有明显气泡、絮状物或粗大颗粒；⑥未摇动时血浆层与红细胞的界面不清或交界面上出现溶血；⑦红细胞呈紫红色；⑧过期或其他须查证的情况。

冰冻血浆与冷沉淀凝血因子发放前，需在冰冻血浆解冻箱内融化后方可发往临床。血液一经发出，不得退回输血科（血库）。输血后的血袋应交回输血科2～6℃保存至少1 d，然后按照医疗废物管理的有关规定处理，做好相关记录。

三、血液运输管理

血液运输是将血液从一个地点运输到另一个地点的物流活动。为保证血液在运输过程中的质量，应建立和实施血液运输的管理程序，对血液在整个运输过程中的温度进行监控，使血液从采集直至发放到医院的整个过程中始终处于所要求的温度范围内，确保血液在完整的冷链中运输。

冷链是指为了保证血液及血液成分制剂的质量，从采集到用血的整个过程中，始终使其处于恒定的低温状态的一系列整体冷藏方案、专门的物流网络和供应链体系。

不同的血液成分，因其保存条件不同，应该分别装箱，并附装箱清单，应建立和保存血液运输记录，记录应包括血液的品名、数量、规格；血液的发放地和运输目的地；血液发放日期、时间、负责发放人员的签名；血液接收日期、时间、负责接收人员的签名；血液运输过程中的温度监控记录。

1. 全血及红细胞成分血（不包括冰冻红细胞的运输） 运输温度应维持在2～10℃。运输过程中不得使用 –65℃或以下温度条件下制备的固定冰点材料或干冰。固定冰点材料应放置在血液的最上层，并且不得与血液直接接触。

2. 冰冻血浆和冷沉淀的运输 运输冰冻血浆、冷沉淀时，应维持在冰冻状态。使用 –18℃或以下温度条件下制备的固定冰点材料或干冰。

3. 血小板的运输 运输血小板时，需特殊固定冰点材料；或用20～24℃盛装液体的密闭容器代替，运输温度应尽可能维持在20～24℃。最好使用专用恒温振荡血小板运输箱。

4. 冰冻红细胞的运输 运输温度应维持在 –65℃或以下温度，使用 –65℃或以下温度条件下制备的固定冰点材料或干冰。

任务六　血液库存预警及应急响应

一、血液库存预警

输血科应在医院输血管理委员会的统一领导下，合理统计、分析近期和历史上同期临床用血情况，适时向血液中心（血站）上报用血计划，维持血液最佳库存量，最大限度地满足临床科学、合理的用血需求，避免出现偏型短缺和过期浪费。当血液库存总量或某一血型库存量低于基础库存血量或区域性重大突发事件已经或可能影响临床急救用血时，按照临床用血预警方案，及时发布预警信息并严格按照预警等级要求发放临床用血。

1. 预警等级设置　输血科应按照所在区域人口数量、医疗机构床位数和人口血型分布情况，设置血液及血液制剂安全库存血量。一般根据安全库存血量将预警分为3个等级，分别是：Ⅲ级（轻度紧缺）、Ⅱ级（中度紧缺）、Ⅰ级（严重紧缺），并依次用黄色、橙色、红色表示。

2. 预警阶段的供血原则　Ⅲ级（黄色）预警：仅供符合输血指征的平诊（含手术和非手术患者）、重诊、急诊。鼓励符合要求的手术患者采取自体输血技术（包括储存式、回收式、稀释式）以及鼓励患者家属参加亲友互助献血。Ⅱ级（橙色）预警：仅供急诊（脾破裂、异位妊娠等用血）、重症患者。Ⅰ级（红色）预警：输血科以最严格的方式限制临床用血，优先且仅供给最危急重症患者用血。

3. 预警的启动、级别调整与终止　输血科预计库存接近预警临界值或预期库存将恢复正常时，应当及时告知临床科室，并结合当期血液中心（血站）供血趋势决定启动、调整级别及终止预警，并报医院输血管理委员会。

4. 预警的发布方式　相关预警信息由输血科以电话形式及时告知临床相关科室，还可通过文字、发送电子邮件、在医院信息系统发布公告等方式告知。

二、血液应急响应

当发生以上情况时，血站血液应急领导小组成员召开紧急会议，通报情况，宣布启动应急响应（预案），并安排具体分工。同时，应将启动应急响应预案的有关情况及时向当地卫生计生行政主管部门汇报，并获得批准。

1. Ⅲ级响应　依托新闻媒体开展无偿献血招募宣传，由血站实施应急招募工作，群发献血需求信息、电话联系固定献血者、在献血场所张贴告急警示等。采取增加采血人员、增加出车频次、延长采血时间等措施。

2. Ⅱ级响应　经上述措施仍不能满足需求，经应急领导小组会商后，报请当地卫生计生行政主管部门审批同意，适时启动应急献血队伍。每日面向社会发布一次血液库存情况，同时向当地卫生计生行政主管部门及省级血液主管部门报告，请求省内兄弟血站支援。

3. Ⅰ级响应　经上述措施仍不能满足需求，经应急领导小组会商后，报请当地政府，由政府向各委办局下达应急无偿献血任务指标。每日面向社会发布两次血液库存情况，血站及医疗机构库存血服从全市统一调配，同时报告当地卫生计生行政主管部门及省级血液主管部门，请求国家支援。

自测题

一、单项选择题

1. 献血者献出的血液必须按规定项目检测，每次献血前的检查包括血液检查和
   A．化验　　B．咨询　　C．填表　　D．体检　　E．心理
2. 患者用血前需要签署
   A．用血化验单　　　　　　B．用血缴费单
   C．用血同意书　　　　　　D．用血申请单
   E．用血记录单

3. 原料血浆储存的温度,按国家标准应控制在
   A. -30℃以下　　　　　　B. -25℃以下
   C. -20℃以下　　　　　　D. -15℃以下
   E. -70℃以下

4. 两次供血浆时间间隔不得少于
   A. 13 d　　　　　　　　B. 14 d
   C. 15 d　　　　　　　　D. 16 d
   E. 17 d

5. 一次性注射器和采血袋用后销毁的目的是
   A. 促进消费　　　　　　B. 防止交叉感染
   C. 减少血站的清洗工作　D. 不必买消毒器材
   E. 减少人工需求

6. 关于采血者的身体基本检查记录,正确的是
   A. 在每次献血时都要记录一次
   B. 一年献两次血只用记录一次
   C. 如果是固定献血者,只记录一次
   D. 无须记录
   E. 一年记录三次

7. 血液检验质量控制包括检测前、检测中和检测后主要过程的质量管理,而以下选项中保证检验质量的前提和基础,对检验结果的可靠性有至关重要影响的是
   A. 检测前质量控制　　　B. 检测中质量控制
   C. 检测后质量控制　　　D. 检验中、后质量控制
   E. 临床检验全过程

8. 以下为全血输血适应证的是
   A. 大量失血　　　　　　B. 新生儿溶血症
   C. 凝血功能障碍　　　　D. 镰状细胞贫血
   E. 血友病

9. 血液发放前输血科应作目视检查,以下不属于不得发出的情形的是
   A. 标签破损、字迹不清　B. 血袋有破损、漏血
   C. 血液中有明显凝块　　D. 红细胞呈鲜红色
   E. 红细胞呈暗紫色

10. 全血及红细胞成分血的运输温度应维持在
    A. 1～5℃　　　　　　　B. 2～10℃
    C. 5～10℃　　　　　　D. 0～4℃
    E. -6～-2℃

二、简答题

1. 请简述血液库存不同预警阶段的供血原则。
2. 按照《全血及成分血质量要求》(GB 18469—2012)的规定,请简述不合格并应作报废处理的血液条件。

(申绯翡)

项目六

血液成分制剂及血液制品的临床应用

学习目标

通过本项目内容的学习，学生应能够：

识记
1. 说出临床常用血液成分制剂的种类。
2. 列举临床常用血液成分制剂的特点。

理解
1. 解释不同血液成分之间适应证与禁忌证的区别。
2. 概括不同血液成分制剂及制品的输注原则及输注后疗效评价。

运用
1. 应用不同血液成分输注原则，正确选择合适的血液成分制剂及制品。
2. 联系不同血液成分输注后疗效评估指标，正确选择合适的检验或检测项目。

随着输血医学的不断发展，输血疗法已成为现代医学的重要组成部分，是挽救和治疗患者的一种无法替代的重要手段。目前，常用临床输血主要分为全血输注和成分血输注。然而，全血输注目前已很少直接使用而作为制备各种血液成分的原料。现代输血提倡成分血输注，成分输血是将血液中各种细胞成分、血浆，以及血浆中的凝血因子、白蛋白、免疫球蛋白等成分利用物理或化学的方法加以分离、提纯，分别制成高浓度、高纯度、低容量的血液制剂，临床依据患者病情需要使用，以达到治疗患者的目的。

任务一 全血输注

案例 6-1

某患者，男性，60 岁，A 型 RhD（+），入院诊断为缺铁性贫血。患者既往无输血史，因贫血，家属要求进行输血支持。医嘱申请输注 800 ml 全血。交叉配血相合，输血前给予 10 mg 地塞米松，当输注至 500 ml 时，患者感到胸闷、憋气、心脏搏动无力，立即停止输血，临床科室请输血科进行会诊。

> **请思考：**
> 1. 请分析上述案例中患者出现了何种不良反应？是否符合全血输注原则？
> 2. 本案例应选择何种血液输注方案？

全血（whole blood，WB）是将献血者体内一定量外周静脉血采集至血袋内，与一定量的血液保养液混合而成的血液制剂。全血的主要成分包括红细胞、血浆蛋白及部分稳定的凝血因子，起到补充红细胞和扩充血容量的作用，主要功能为提高血液携氧能力，增加血容量。然而，在临床应用中"全血并不全"，一般的血液保养液主要是针对红细胞的保存为主，全血中其他成分（如白细胞、血小板及不稳定的凝血因子）在保存中逐渐失去生物活性。白细胞中最有临床治疗意义的粒细胞，在4℃时保存时间最长不超过8 h；血小板需要在20～24℃下振荡保存；不稳定的凝血因子包括V因子、Ⅷ因子，需要在−20℃以下保持活性。目前全血主要用于制备血液成分，除大量失血或血液置换等特殊情况外，成分输血已基本取代全血的临床应用。

【适应证与禁忌证】

1. 适应证 临床应用全血应严格掌握适应证。

（1）大量失血：各种原因引起的急性失血量超过自体血容量的30%并伴有明显休克症状时，如产后大出血、大手术或严重创伤，同时需要补充红细胞和血容量的患者，在补充晶体液和胶体液的基础上，可输注全血。

（2）血液置换：主要用于新生儿溶血病患儿的换血治疗。

2. 禁忌证 全血不适用于符合成分血输注指征的患者，也不适用于治疗凝血障碍、单纯性扩充血容量、促进伤口愈合或是改善人体状态。

【输注原则与用法】

1. 输注原则 按照ABO及RhD同型且交叉配血相合的原则进行输注。

2. 用法 常用静脉输注，应使用标准输血器，最好使用白细胞过滤器，特殊患者还应进行血液辐照处理，减少输血反应的发生。输注剂量应取决于患者的失血量、失血速度、组织缺氧情况等。

【疗效评估】

疗效评估主要观察输注全血后改善贫血和血容量的临床表现，对比输注前后血红蛋白和红细胞数量的变化。若患者输注一定量全血后，血红蛋白浓度升高程度与期待值相差较大，或不升反降，又无明显的活动性出血，应考虑溶血的发生，及时进行实验室检查。

任务二　红细胞输注

案例 6-2

某患者，女性，19岁，外省务工人员。因月经过多，倦怠无力，气促1周，伴眩晕、出冷汗1 d来医院就诊。一般检查：面色苍白，BP 90/50 mmHg，P 110次/分，心肺及其他检查未发现异常。实验室检查：Hb 51 g/L，WBC 5.1×10^9/L，PLT 308×10^9/L，血型为

O 型 RhD 阳性。妇科 B 超检查未见异常。初诊：重度失血性贫血；月经不调。治疗经过：紧急申请 O 型 RhD 阳性去白细胞悬浮红细胞 4 U 输血治疗，但患者因经济问题拒绝输血治疗；给予吸氧、输注葡萄糖液、生理盐水、维生素 C 等对症处理，症状好转。复查血常规 RBC 1.79×10^{12}/L，MCV 53 fl，MCHC 0.22，呈小细胞低色素改变，故暂不输血，给予铁剂、维生素 B_6、维生素 B_{12} 治疗。治疗 3 周后，患者 RBC 3.25×10^{12}/L，Hb 104 g/L，MCV 72 fl，MCHC 0.29，WBC 7.1×10^9/L，PLT 166×10^9/L。出院诊断：慢性失血性缺铁性贫血。

请思考：

1. 通过上述案例诊断、治疗过程，该患者是否符合输血指征？
2. 请依据红细胞输注原则，分析该患者是否必须输血？

【各类红细胞成分血的适应证】

红细胞是人体血液中主要成分之一，具有运输氧气和二氧化碳的作用。红细胞输注能够提高血液的携氧能力，缓解缺氧引起的临床症状。红细胞成分血输注是根据患者病情的需要，选择不同类型红细胞成分血进行输血治疗的方式，最终达到纠正贫血、改善氧供的目的。红细胞成分血输注指征应同时参考临床症状、血红蛋白水平、心肺功能、组织氧供与氧耗等因素，不应将血红蛋白浓度作为输注红细胞成分血的唯一指征，如对于活动性出血患者，由临床医师根据出血情况及止血效果决定是否输注红细胞。

临床输注红细胞的种类主要分为浓缩红细胞、悬浮红细胞、去白细胞悬浮红细胞、洗涤红细胞、冰冻解冻去甘油红细胞、辐照红细胞、年轻红细胞，不同红细胞成分血具有不同的特点及适应证，列于表 6-1。

表6-1 常见红细胞成分血特点及适应证

品名	特点	适应证
浓缩红细胞	最小限度扩充血容量，减轻受血者循环负荷，并减少血液添加剂对患者的影响	适用于存在循环超负荷高危因素的患者，如充血性心力衰竭患者及婴幼儿患者
悬浮红细胞	临床应用最为广泛，因添加红细胞保养液，红细胞压积更低，输注过程更为通畅	适用于大多数血容量正常的需要补充红细胞、提高血液携氧能力的患者，如不存在血容量不足的各种慢性贫血、急性失血、小儿及老年人输血
去白细胞悬浮红细胞	通过白细胞过滤器清除几乎所有白细胞，起到预防溶血性发热反应、人类白细胞抗原（HLA）同种免疫、巨细胞病毒（CMV）感染的作用，减少输血不良反应的发生	适用于由于输血产生白细胞抗体，引起发热等输血不良反应的患者输血；防止产生白细胞抗体的患者输血，如器官移植患者及需长期反复输血者；免疫功能低下易感染 CMV 等病原微生物的患者
洗涤红细胞	去除了全血中 98% 以上的血浆，可降低血浆蛋白引起的过敏反应、高血钾、发热性非溶血性输血反应等输血不良反应	适用于以下患者改善慢性贫血或急性失血引起的缺氧症状：①对血浆成分过敏的患者；②IgA 缺乏的患者；③非同型造血干细胞移植患者；④高钾血症及肝肾功能障碍的患者；⑤新生儿输血、宫内输血及换血等

续表

品名	特点	适应证
冰冻解冻去甘油红细胞	冰冻红细胞保存期长；解冻、洗涤过程去除了绝大多数白细胞及血浆	适用于稀有血型患者及有特殊情况患者的自体红细胞保存与使用等
辐照红细胞	通过γ射线辐照处理，有免疫活性的淋巴细胞被杀灭，从而预防输血相关移植物抗宿主病	适用于有免疫缺陷或免疫抑制患者的输血、新生儿换血、宫内输血、选择近亲供血者血液输血等
年轻红细胞	多为网织红细胞与成熟红细胞之间的红细胞，酶活性较高，存活时间较长，有利于延长输血间隔周期	适用于长期依赖输血治疗的患者，如严重的再生障碍性贫血、珠蛋白生成障碍性贫血和重型地中海贫血等疾病患者

【输注原则与用法】

1. 输注原则 浓缩红细胞、悬浮红细胞、去白细胞悬浮红细胞按照ABO同型且交叉配血相容性原则进行输注；洗涤红细胞、冰冻解冻去甘油红细胞按照交叉配血主侧相容性原则输注，优先选择ABO同型输注。

2. 用法 红细胞成分血的输注剂量可根据患者输血前的血红蛋白浓度和输血后期望达到的血红蛋白浓度决定。当患者未出现活动性出血时，红细胞使用剂量根据病情和预期血红蛋白水平而定。输注1 U红细胞成分血可使体重60 kg的成年人血红蛋白浓度提高约5 g/L（或使红细胞压积提高约0.015）。婴幼儿每次可输注10～15 ml/kg，血红蛋白浓度提高20～30 g/L；当患者处于活动性出血时，红细胞输注剂量取决于失血量、失血速度及组织缺氧情况；洗涤红细胞、冰冻解冻去甘油红细胞等在加工过程中会损失部分红细胞，输注剂量可适当增加。

使用标准输血器进行输注，输注速度要根据患者病情决定，不宜过快。成年人输注1 U红细胞成分血时间不应少于1 h，且不超过4 h，或按1～3 ml/（kg·h）速度输注（图6-1）。心脏、肝、肾功能不全，年老体弱，新生儿及儿童患者，输注速度宜更慢，以免发生循环超负荷；而急性大量失血患者应加快输血速度。

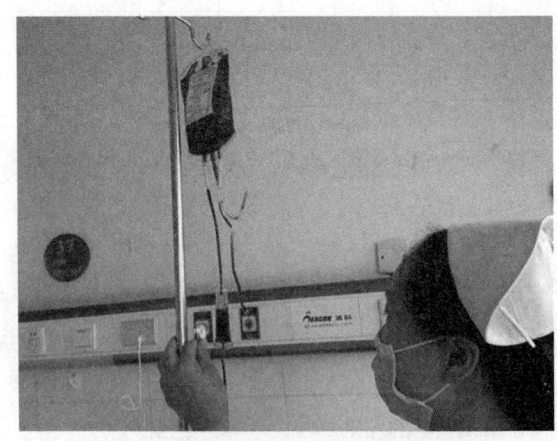

图6-1 红细胞成分血输注

【疗效评价】

红细胞成分血输注疗效主要从患者血红蛋白浓度的变化进行判断，对比输注前后实验室检测数值。理论上，输注1 U的红细胞类制剂可以升高5 g/L血红蛋白浓度；在临床应用中，根据患者病情不同，实际效果也因人而异。所以，及时、准确地测定患者输注前后红细胞数量、血红蛋白浓度等指标才能真实反映输注的效果。

任务三 血小板输注

案例 6-3

某患者，女性，56岁。因牙龈出血1个月，月经量过多半个月，发热5 d入院。患者1年前体检发现血脂高，曾长期间断服用阿司匹林。近几天发热，患者又自行加量。住院诊断：①特发性血小板减少性紫癜？②白血病？住院时因患者PLT < $20×10^9$/L，并伴有出血、发热等症状，临床医师申请1个治疗量的机采血小板输注。输注后，患者症状改善不佳，脑CT诊断有左侧颅骨下出血，又输注机采血小板1个治疗量。住院期间，患者的血小板又持续性下降，临床医师认为血小板计数误差，再次输注机采血小板1个治疗量。入院第13天行骨髓穿刺术，确诊为特发性血小板减少性紫癜，加用地塞米松及丙种球蛋白等药物治疗，不再输注血小板。入院第31天出血停止，患者血小板持续上升，无继续出血，症状、体征均改善，患者出院。

请思考：
分析本案例中血小板输注后效果如何评价？

血小板输注目的是预防或治疗因血小板计数减少或功能异常而引起的出血或出血倾向，因此血小板输注在临床上分为治疗性血小板输注和预防性血小板输注。根据血小板制备方法不同，血小板制剂主要分为浓缩血小板、混合浓缩血小板和单采血小板，其特点列于表6-2。由于单采血小板纯度和浓度比浓缩血小板高，临床治疗效果好，又可降低同种免疫反应发生率，减少输血不良反应的发生，使患者血小板计数能在短时间内明显提高，目前临床应用较为广泛。

表6-2 血小板制剂常见种类与特点

种类	特点
浓缩血小板	为从全血中分离制备的血小板，浓度及纯度高，来源于200 ml全血中分离制备的血小板含量≥ $2.0×10^{10}$ 个；一般需多袋联合使用
混合浓缩血小板	为两袋及两袋以上的浓缩血小板汇集在同一血袋内的血小板制剂，血小板含量≥ $2.0×10^{10}$ 个 × 混合单位数
单采血小板	采用血细胞分离机从单个献血者循环血液中采集，纯度高，血小板含量≥ $2.5×10^{11}$ 个/治疗量；与混合浓缩血小板相比，可降低同种免疫反应的发生率

【适应证与禁忌证】

1. 适应证

（1）治疗性血小板输注：主要用于治疗存在活动性出血且血小板减少性疾病患者，其适应证主要包括：

1）血小板生成性减少引起的出血者，如再生障碍性贫血患者。
2）大量输血所致血小板稀释性减少，血小板计数≤ $50×10^9$/L并伴有严重出血者。
3）弥散性血管内凝血（DIC）或严重感染导致血小板计数减低并伴有出血者。
4）血小板功能异常严重出血危及生命者。

（2）预防性血小板输注：通过血小板输注达到预防出血的目的，临床上预防性输注与治疗性输注相比占主导地位，可显著降低血小板低下者出血概率和程度，降低死亡率。临床上需要严格把握预防性输注血小板适应证，仅限于出血危险性较大的情况，不可滥用，从而防止出现因同种免疫反应导致血小板无效输注的情况，增加病毒感染机会。预防性输注血小板适应证主要包括：

1）血小板生成障碍性疾病引起血小板计数 $< 5 \times 10^9/L$。

2）各种原因引起血小板计数 $< 20 \times 10^9/L$ 且伴有严重出血。

3）血小板计数 $< 50 \times 10^9/L$ 且需要手术治疗，应根据手术大小和部位情况，如手术部位不利于压迫止血，考虑预防性输注。

2. 禁忌证

（1）肝素诱导的血小板减少症：由于肝素引起的免疫性血小板减少，常造成严重血栓的出现。

（2）血栓性血小板减少性紫癜：患者血小板计数通常极低，可能由于血栓形成，造成血小板大量被消耗所致，如输注血小板，可能会加重病情，促进血栓形成，危及生命。

（3）脾功能亢进、菌血症及药物诱发血小板减少：输入的血小板很快被破坏，不仅造成血小板无效输注，达不到输注目的，而且增加了输血不良反应发生的风险。

【输注原则与用法】

1. 输注原则 按照 ABO 同型原则输注，出血危及生命且无同型血小板时，可考虑输注次侧相容性血小板；当血小板无效输注时，可开展血小板配型，选择相容性血小板；血小板应一次足量输注。

2. 用法 血小板输注剂量和次数取决于患者自身病情状况。当患者无活动性出血时，输注剂量取决于患者输注前血小板计数及预期达到的血小板计数。通常每输注 1 个治疗量单采血小板或 10 U 浓缩血小板，可升高血小板计数 $(20 \sim 30) \times 10^9/L$。当患者处于活动性出血时，血小板的输注剂量取决于患者的出血情况及止血效果。严重出血者应加大输注剂量。

输注时，应使用标准输血器输注，输注前轻摇血袋，输注速度宜快，以患者最大耐受速度输入，输注时不可向其中添加任何溶液药物。单采血小板输注前不需要作交叉配血。

【疗效评价】

治疗性血小板输注有效性主要观察临床止血的效果，比较输注前后止血速度、程度的变化，血小板计数升高程度只作为参考指标之一；预防性血小板输注有效性主要判断指标是患者无明显的出血表现情况下，输注后血小板计数情况。血小板输注疗效常用评价指标有校正血小板计数增加值（CCI）和血小板回收率（PPR）。

> **知识链接**
>
> **校正血小板计数增加值（CCI）和血小板回收率（PPR）**
>
> CCI=（输血后血小板计数—输血前血小板计数）$\times 10^{11} \times$ 体表面积（m^2）/ 输入的血小板总数（$\times 10^{11}$）
>
> 注：血小板计数单位为 /μl。
>
> PPR=（输血后血小板计数—输血前血小板计数）× 血容量 / 输入的血小板总数（$\times 10^{11}$）× 100%
>
> 注：血小板计数单位为 L，血容量按照 75 ml/kg 计算。
>
> 输注后 1 h CCI < 7500，输注后 24 h CCI < 4500，说明血小板无效输注；血小板输注后 24 h 回收率 < 20% 为血小板无效输注。

任务四 单采粒细胞输注

案例 6-4

某乡镇医师从医 19 年，曾参加对口支援贵州医疗队，被查出罹患急性白血病。由于化疗效果不理想，急需血液中"粒细胞"对抗感染。该事件受到社会各界爱心人士的关注，一夜之间百余人进行捐献登记。

请思考：
1. 该案例中提到的"粒细胞"是什么？具体作用是什么？
2. 什么情况下需要进行粒细胞输注？

【适应证与禁忌证】

1. 适应证 单采粒细胞输注主要用于严重感染且强力抗生素治疗无效的患者。
（1）白细胞计数 $< 1.0 \times 10^9/L$，中性粒细胞绝对计数 $< 0.5 \times 10^9/L$。
（2）有明确的细菌或真菌感染。
（3）经强力抗生素治疗 48 h 无效。
（4）先天性粒细胞功能障碍。
应当同时具备以上 4 个条件，并在充分权衡利弊的基础上，方可进行治疗性粒细胞输注。

2. 禁忌证 目前，由于粒细胞输注易引起输血不良反应，如输血相关移植物抗宿主病，因此国际卫生组织已不建议用于临床输注。

任务五 血浆输注

案例 6-5

某患者，女性，50 岁，因胆总管结石入院。医院为其实施了胆总管切开取石术。由于术后白蛋白过低，医师建议补充病毒灭活冰冻血浆。血库根据血型报告单给予 A 型 RhD（+）病毒灭活冰冻血浆 200 ml。

请思考：
1. 什么是病毒灭活冰冻血浆？
2. 冰冻血浆与新鲜冰冻血浆的区别是什么？

【适应证与禁忌证】

血浆是血液的非细胞成分，占全血容积的 55%～60%。全血加入抗凝剂经离心后，去除细胞有形成分后即得到血浆。血浆为淡黄色液体，含有水、电解质、蛋白质、抗体和凝血因子等多种化学物质。其主要功能是运输和维持机体渗透压、酸碱平衡和体温调节、参与凝血和抗凝血等。临床血浆输注的主要指征是当患者存在凝血因子缺乏伴有活动性出血，且无特定凝血因子浓缩物时，输注血浆纠正凝血因子缺乏，从而达到止血目的；也可用于大量输血、大面积烧伤、创伤、血浆置换、纠正 DIC 等，预防或治疗凝血因子缺乏引起出血或出血倾向；以及纠正抗凝血药过量时（如华法林过量）引起的严重出血等情况。临床应用的血浆制剂主要有新鲜冰冻血浆（FFP）、冰冻血浆（FP）和病毒灭活冰冻血浆。由于制备过程的差异，含凝血因子不同，输注指征有所不同。

1. 适应证

（1）新鲜冰冻血浆：含有全部凝血因子，适用于各种原因引起的多种凝血因子缺乏，并伴有出血或出血倾向时输注。①单纯凝血因子缺乏，无相应浓缩制剂时可输注 FFP；②大量输血患者；③先天性凝血功能障碍或肝病患者获得性凝血功能障碍；④口服香豆素类药物引起出血；⑤抗凝血酶Ⅲ缺乏；⑥治疗性血浆置换；⑦大面积创伤、烧伤；⑧纠正 DIC。新鲜冰冻血浆在 –18℃以下保存期为 1 年。

（2）冰冻血浆：与新鲜冰冻血浆相比，缺少不稳定凝血因子（凝血因子Ⅴ和Ⅷ），保存期为 4 年，主要用于补充稳定的凝血因子缺乏，如凝血因子Ⅱ、Ⅶ、Ⅸ、Ⅹ缺乏。

（3）病毒灭活冰冻血浆：与冰冻血浆相同，主要用于补充稳定的凝血因子缺乏。病毒灭活会降低经输血传播疾病的风险，但在病毒灭活的过程中会损失部分凝血因子，尤其是不稳定凝血因子（凝血因子Ⅴ和Ⅷ），因此宜增加使用剂量。病毒灭活冰冻血浆主要适用于：①凝血因子缺乏，如凝血因子Ⅱ、Ⅶ、Ⅸ、Ⅹ缺乏；②手术、外伤、烧伤、肠梗阻等大量出血或血浆大量丢失；③血浆置换。

2. 禁忌证

（1）对血浆过敏或对蛋白过敏者，如缺乏 IgA 而已产生相应抗体的患者禁用。

（2）血容量正常的老年人、重症婴幼儿、心肾功能不全或肺水肿的患者，因易发生超负荷等情况，应慎用血浆。

（3）不适用于单纯扩充血容量、升高蛋白浓度、增强抵抗力、消除水肿等，也不适用可通过其他方式（如维生素 K、冷沉淀凝血因子、凝血因子浓缩制剂）治疗的凝血障碍。

> **知识链接**
>
> **香豆素类药物**
>
> 香豆素类药物是一类含有 4-羟基香豆素基本结构的物质，经口服参与体内代谢，发挥抗凝作用的药物，又称口服抗凝血药。常见的香豆素类药物有双香豆素（dicoumarol）、华法林（warfarin，苄丙酮香豆素）和醋硝香豆素（acenocoumarol，新抗凝）。它们的药理作用基本相同，是维生素 K 拮抗剂，在肝脏抑制维生素 K 由环氧化物向氢醌型转化，从而阻止维生素 K 的反复利用，影响含有谷氨酸残基的凝血因子Ⅱ、Ⅶ、Ⅸ、Ⅹ的羧化作用，使这些因子停留于无凝血活性的前体阶段，从而影响凝血过程。

【输注原则与用法】

血浆输注宜参考凝血功能检测结果及临床出血情况。凝血酶原时间（PT）大于正常范围均值的 1.5 倍和（或）活化部分凝血活酶时间（APTT）大于正常范围上限的 1.5 倍，或国际标准化比值（INR）大于 1.7 时可考虑输注血浆。当凝血试验结果不易获取时，由临床医师根据患者出血情况决定是否输注血浆。华法林治疗患者发生颅内出血时建议给予血浆输注。

1. 输注原则

（1）优先选择 ABO 同型血浆，按交叉配血次侧相容性原则输注，献血者不规则抗体筛查阴性的血浆可直接进行 ABO 血型相容性输注。

（2）如果在紧急情况下无同型血浆，可输注与受血者 ABO 血型相容的血浆。

2. 用法

（1）剂量：由受血者临床状况和患者体重决定，大多数凝血因子被提高到正常水平的 25% 就能止血。通常成年人为 10～20 ml/kg，婴幼儿为 10～15 ml/kg。用于治疗多种凝血因子缺乏疾病时，参考实验室凝血功能检测结果。

（2）方法：①使用前，在 37℃ 融浆机中摆动解冻，不能在室温放置自然融化或高温加热融化，以免纤维蛋白原大量析出或变性。②输注前，肉眼检查应为淡黄色、半透明液体，如发现有颜色异常或有凝块，不应输注。③融化后应尽快输注，输注速度应根据具体情况而定，一般不超过 10 ml/min。④融化后的血浆不可再冰冻保存，如因故未能及时输注，可于 2～6℃ 暂存，但保存期不应超过 24 h。

【疗效评估】

由于血浆中各种因子含量不确定，因此主要依靠观察临床症状改善情况判定疗效，结合 PT、APTT 或其他凝血功能有关检查项目，显示凝血功能改善；如患者凝血功能项目检查结果正常而出血不止，则应进行必要的止血功能和抗凝物质检查。

血浆输血疗效的影响因素包括输注品种、剂量、保存温度、血浆过敏等。一些患者输注血浆会发生过敏反应，此类患者应避免再次输注，或在查明过敏原因的前提下，选择性输注特定种类的血浆。

任务六　冷沉淀凝血因子输注

案例 6-6

某患者，女性，60 岁，体重 50 kg，因肝功能异常入院治疗。实验室检查：纤维蛋白原 < 1.0 g/L 伴出血倾向，医师申请 2 U 冷沉淀凝血因子。取回后，因患者发热未能及时输注，放置病房药品冰箱中保存，2 h 后患者发热症状仍未缓解，送回输血科保存。

请思考：

1. 请分析以上案例中有哪些不妥之处？
2. 请概括以上不妥之处的依据有哪些？

【适应证与禁忌证】

冷沉淀凝血因子也称为冷沉淀，是新鲜冰冻血浆在 1～6℃ 封闭状态融化后分离出沉淀在底部的一层不易溶解的白色絮状物质。其中富含凝血因子Ⅷ、血管性血友病因子（vWF）、纤维蛋白原、凝血因子ⅩⅢ、纤维蛋白稳定因子和纤维结合蛋白等成分，是 FFP 中部分凝血因子的浓缩制品。冷沉淀凝血因子主要适用于纤维蛋白原缺乏引起的出血，也可用于无特异性浓缩制剂使用时相关的凝血因子缺乏症，以及临床重症疾病所致的凝血因子和纤维蛋白原缺乏或减低的患者。

1. 适应证

（1）先天性或获得性凝血因子缺乏：适用于血友病 A[主要补充凝血因子Ⅷ（FⅧ）]、血管性血友病（vWF 缺乏或缺陷）、凝血因子ⅩⅢ（FⅩⅢ）的缺乏症患者，也适用于患有严重肝病、其他治疗方法无效的尿毒症出血及获得性Ⅷ因子缺乏症患者。

（2）先天性或获得性纤维蛋白原缺乏：适用于大量失血、弥散性血管内凝血（DIC）、严重创伤、烧伤、白血病、肝衰竭和其他重症疾病所致的纤维蛋白原缺乏或减低的患者。

2. 禁忌证

（1）除适应证外的其他凝血因子缺乏症。

（2）高凝状态和血栓性疾病是冷沉淀凝血因子输注的禁忌证。

（3）对输注血浆发生一次以上原因不明的过敏反应或已知对血浆蛋白敏感的患者。

（4）血容量正常的老幼患者或心功能不全的患者慎用。

（5）输注冷沉淀制剂有传播病毒性肝炎等疾病的危险，但经过灭活处理后的新型浓缩凝血因子制剂可降低这种危险的发生。

> **知识链接**
>
> **血友病**
>
> 血友病为一组遗传性凝血功能障碍的出血性疾病，其共同特征是活性凝血活酶生成障碍，凝血时间延长，终身具有轻微创伤后出血倾向，重症患者没有明显外伤也可发生"自发性"出血，预防出血需要综合治疗。发病率以血友病A最多，占80%~85%；血友病B占15%~20%。血友病属于X连锁隐性遗传病，为女性传递，男性发病，女性血友病患者罕见。
>
> 血友病A（甲型血友病），即凝血因子Ⅷ促凝成分（Ⅷ：C）缺乏症，也称AGH缺乏症。血友病B（乙型血友病），即凝血因子Ⅸ缺乏症，又称PTC缺乏症、凝血活酶成分缺乏症，出血症状多数较轻。历史上曾把凝血因子Ⅺ缺乏症称为血友病C（丙型血友病），较罕见，为常染色体不完全隐性遗传，男女均可患病，由于遗传方式与前两者截然不同，现已不用此名称。

【输注原则与用法】

冷沉淀凝血因子的输血适应证广泛，无适应证的患者进行输注后，既达不到预期治疗效果，又增加输血风险。适应证符合的患者，需在治疗基础疾病的前提下输注，才能保障输注的有效性。

1. 输注原则

（1）冷沉淀以交叉配血次侧相容性原则输注，尤其对婴幼儿，应ABO同型输注。献血者不规则抗体筛查阴性的冷沉淀凝血因子可直接进行ABO相容性输注。

（2）有特异性浓缩制剂可供使用时，冷沉淀凝血因子不宜作为首选治疗方案。只有无法有效地得到和使用特异性浓缩制剂时，才使用冷沉淀作为替代治疗。

2. 用法

（1）剂量：冷沉淀凝血因子输注剂量应根据患者临床需要而定，且输注剂量和频率取决于纤维蛋白原消耗速度、恢复时间和半衰期。①纤维蛋白原在无其他消耗（如出血、DIC）的情况下半衰期大约是4d。通常成年人每5~10kg输注2U，婴幼儿减半（1U：由200ml全血分离的血浆制备）。②当大量输血或DIC伴纤维蛋白原浓度<1.0g/L时，可输注冷沉淀凝血因子。③创伤、产科和心脏手术患者纤维蛋白原浓度应维持在1.5~2.0g/L。④冷沉淀有剂量依赖性特点，即初次治疗效果较差者，增大剂量重复使用可获得较好的效果。

（2）方法：①使用前，在不超过37℃融浆机中快速解冻，在融化过程中，必须不断轻轻摇动，避免局部温度过高；②解冻后应在4 h内尽早输注完毕，以免凝血因子Ⅷ（FⅧ）失活；③解冻后，如因故未能及时输注，2～6℃保存，应于24 h内输注，不可重新冻存；④冷沉淀的输注速度应以患者能耐受的最快速度进行，以达到最好的疗效。

【疗效评估】

冷沉淀输血后的疗效以凝血因子Ⅷ活性增高作为疗效评估指标，也可以根据患者的出血表现是否得到改善，同时参考PT、APTT或其他凝血有关检查，反映凝血功能的改善情况。当止血效果不理想，或者容量负荷增加困难时，对于血友病A、纤维蛋白原缺乏的患者，最好改用相对应的单一凝血因子制品。

影响冷沉淀效果的因素较多，与冷沉淀的质量、补充量、患者的病情、是否产生抗凝血因子Ⅷ（FⅧ）抗体及感染、发热等因素有关。输注的副作用较少，少数可发生过敏反应，但症状轻微。大量应用血型不相同（不相容）的冷沉淀可能发生溶血性反应，其程度与剂量有关。有部分患者因反复输注冷沉淀而产生特异性抗凝血因子Ⅷ（FⅧ）抗体，致使治疗困难或无效。

任务七　血浆蛋白制品输注

案例 6-7

某患者，女性，45岁，消瘦、食欲差、经常头晕，诊断为营养不良。实验室检查：Hb 90 g/L、血浆总蛋白55 g/L、白蛋白33 g/L。患者曾有输血史，且在血浆输注时发生过敏反应。医师为改善其营养不良症状和低蛋白血症，建议输注人血白蛋白。

请思考：

1. 请分析以上案例中有哪些不妥之处？
2. 请概括以上不妥之处的依据有哪些？

【血浆蛋白制品的种类】

血浆中水分占90%～92%、蛋白质占7%～8%，其余为无机盐、非蛋白有机物、维生素、激素、脂类等。血浆蛋白绝大部分由肝合成，由60%白蛋白、15%免疫球蛋白、4%凝血因子和21%其他蛋白成分组成。从不同的血浆蛋白成分中能够提取出不同种类的血液制品。但人血浆中尽管有300余种不同的蛋白质，目前世界上也仅有26种血液制品通过采用生物学工艺或分离纯化技术制备成高浓度、高纯度的生物活性制剂。血浆蛋白主要制品有人血白蛋白、免疫球蛋白类、凝血因子类、纤维蛋白胶和蛋白酶抑制剂等，经过热处理或化学处理降低病毒传播危险，用于治疗威胁生命的疾病和损伤。

1. 白蛋白（Alb） 是包含585个氨基酸残基的单链单纯蛋白质。它是血浆中含量最多的蛋白质，是唯一由肝合成并直接分泌到血液循环中，在维持机体胶体渗透压、结合和转运、新陈代谢、酸碱平衡、抗氧化、维持微血管完整性、抗凝等方面发挥多种生物学功能。血浆胶体渗透压的70%～80%是由白蛋白维持的，因此血浆中白蛋白水平是影响血容量最重要的因素。人血白蛋白制品通常浓度为20～25 g/dl。

2. 免疫球蛋白（Ig） 是一组存在于血液中具有抗体活性的球蛋白。人血浆免疫球蛋白可以分为5个结构或类型，分别命名为IgG、IgM、IgA、IgD、IgE。其中IgG是血清免疫球蛋白的主要成分，占全部免疫球蛋白的75%，是唯一能通过胎盘的抗体。大多数抗菌、抗病毒、抗毒素的抗体都属于IgG。人免疫球蛋白制品（IgG）包括两种类型，一种是普通免疫球蛋白制品，是从通常已经过多种抗原自然免疫的一般人群献血者的混合血浆为原料制备的；另一种是超免疫或特异性免疫性球蛋白，它是从已知对某一特定抗原免疫具有高效价抗体血浆中制备的。目前，免疫球蛋白制品有正常人免疫球蛋白（IMIG）、静脉注射免疫球蛋白（IVIG）、特异性免疫球蛋白（HIG）。

（1）正常人免疫球蛋白（IMIG）：是从上千人份混合血浆中提纯制备的具有多种抗病毒、抗细菌和抗毒素的抗体，也称为丙种球蛋白，主要含IgG，是品种最多、应用最广的一类免疫球蛋白，可用于感染甲型肝炎病毒、麻疹病毒、风疹病毒、百日咳杆菌、流感嗜血杆菌、白喉毒素、铜绿假单胞菌外毒素A等病原体的患者。

（2）静脉注射免疫球蛋白（IVIG）：是从3000～10 000份混合的健康人血浆中分离纯化的免疫球蛋白，含有大于95%的天然IgG。使用时有较好的大剂量静脉注射耐受性，加之在生产工艺中增加了病毒灭活步骤，提高了安全性，应用日趋广泛，是当今血液制品产业的主导产品。

（3）特异性免疫球蛋白（HIG）：含有大量特异性抗体，是预先用相应的抗原免疫或超免疫健康人后，从含有高效价的特异性抗体血浆中制备的，故比正常的免疫球蛋白所含有的特异性抗体高，对某些疾病的治疗要优于正常免疫球蛋白。目前，有乙型肝炎免疫球蛋白、狂犬病免疫球蛋白、破伤风免疫球蛋白、Rh（D）免疫球蛋白、水痘-带状疱疹免疫球蛋白及巨细胞病毒免疫球蛋白等。

3. 凝血因子类　凝血因子是一系列具有酶活性和凝血功能的糖或脂蛋白（除钙离子外）。某些病理情况下，机体由于缺乏某些凝血因子而造成出血，临床补充治疗应根据已缺乏的凝血因子来选择特定的凝血因子浓缩剂。现有的浓缩剂主要是人凝血因子Ⅷ、人凝血酶原复合物（PCC）、人纤维蛋白原等。

【适应证与禁忌证】

血浆蛋白制品作为一种特殊的治疗产品，更具有特异性和针对性，如果应用不当，不仅会造成浪费，而且可能会产生潜在的风险。

1. 适应证

（1）人血白蛋白：临床应用广泛，可以用于：①纠正如失血、创伤、烧伤引起的急性血容量减少，防治和控制休克；②维持胶体渗透压，用于体外循环；③调节渗透压，用于颅内压增高；④长期血液透析患者治疗血容量或渗透压的不足；⑤治疗性血浆交换；⑥成人呼吸窘迫综合征患者控制过度水合作用；⑦急性肾病产生的水肿；⑧弥漫性肝病产生的腹水或低蛋白血症等。

（2）免疫球蛋白：IgG的临床应用包括易感人群抗感染的被动免疫预防，也包括健康个体和免疫缺陷的治疗和预防。被动免疫疗法的本质是免疫球蛋白的抗体疗法，即将免疫球蛋白所含的大量抗体输给受者，使之从低或无免疫状态很快变为暂时免疫保护状态。

免疫球蛋白主要应用于：①预防某些病毒（如麻疹病毒、风疹病毒、甲型肝炎病毒）及细菌感染；②代替异种血清制品，从筛选高效价献血者血浆中制备的超免疫球蛋白通常用于破伤风梭菌、水痘-带状疱疹病毒、狂犬病病毒和CMV感染等；③替代治疗，原发性低免疫球蛋白血症和新生儿败血症可以用IMIG和IVIG；④抑制原发性免疫反应，如Rh（D）的同种免疫预防可用Rh（D）IgG；⑤IVIG可用于增强免疫力，治疗原发性或继发性免疫球蛋白缺乏症、自身免疫病等。

（3）凝血因子类：在某些病理情况下导致机体由于缺乏某些凝血因子而造成出血。因此，凝血因子缺陷病补充治疗应根据已缺乏的凝血因子来选择特定的凝血因子浓缩剂。

1）凝血因子Ⅷ浓缩剂：用于治疗甲型血友病和获得性凝血因子Ⅷ缺乏而导致的出血症。

2）人凝血酶原复合物（PCC）：含维生素 K 依赖性凝血因子Ⅱ（凝血酶原）、Ⅶ（凝血酶原转化因子）、Ⅸ（抗乙型血友病因子）和Ⅹ（自身凝血酶原），这些凝血因子都是由肝合成的糖蛋白，有相似的理化性质。临床主要应用于先天性乙型血友病（凝血因子Ⅸ缺乏）的替代治疗，获得性凝血因子Ⅱ、Ⅶ、Ⅸ、Ⅹ缺乏，以及带有Ⅷ因子抑制剂的甲型血友病的出血治疗。

3）纤维蛋白原浓缩剂：适用于先天性纤维蛋白原减少或缺乏；获得性纤维蛋白原减少，如大出血、弥散性血管内凝血患者。

2. 禁忌证及注意事项

（1）人血白蛋白：①对白蛋白有过敏史者禁用；②高血压、心功能不全，血浆白蛋白水平正常或偏高者应慎用；③严重贫血、肾功能不全；④白蛋白可以改善低蛋白血症，但应先纠正导致低蛋白血症的各种病理因素，如营养不良、慢性肝炎、肝硬化、肾病综合征引起的白蛋白缺乏，不应用于纠正营养型低蛋白血症；⑤避免过量注射白蛋白而引起高渗状态等不良反应的发生。

（2）免疫球蛋白：对免疫球蛋白成分过敏者，抗体介导的自身免疫病应慎用。对一般人来说，无论肌内注射或静脉输注，其耐受性都较高，基本没有不良反应。但若输注量过大，制品质量不理想，患者敏感程度差异等，可能会出现一些不良反应，包括炎性发热反应、溶血反应、过敏反应等。

（3）凝血酶原复合物浓缩剂：有潜在的血栓栓塞的危险，输注需谨慎。

【输注原则与用法】

临床输注的血浆蛋白制品的质量标准要求为保存制剂特有的天然的物理和化学特性，体内利用率高，在体内有一定的存留期；有足够的稳定性，便于保存；应保证受者安全；冻干制剂应有好的溶解度；不含有可能引起副作用的活化酶或酶的激活剂。

1. 输注原则

（1）人血白蛋白临床应用广泛，应严格掌握适应证，避免滥用和浪费的情况。静脉输注白蛋白制品的选择取决于液体和患者的蛋白要求；输注稀释白蛋白时，一定要考虑渗透压特性及组合溶液的性质，避免潜在的危险。

（2）免疫球蛋白的输注效果与合理选择适应证、使用时间、制品质量、输注途径、输注剂量及与其他药品联合使用等因素有关。肌内注射制剂常用于预防，静脉注射制剂及特异性免疫球蛋白多用于治疗。

（3）在机体缺乏某些凝血因子而造成出血的病理情况下，临床上应根据所缺乏的凝血因子来决定治疗方案，选择特定的凝血因子浓缩剂。

2. 用法及注意事项

（1）输注速度和剂量取决于患者的需求和状态，参阅制品厂家规定及特殊建议信息。

（2）人血白蛋白输注不能与引起蛋白沉淀的药物混合输注，不得与红细胞制剂混合输注，一般采用静脉滴注或静脉注射，治疗期间应依据中心静脉压等调整滴速。老年人及心功能不全的患者可采用稀释后输注或选用不同浓度的白蛋白制品。在低血容量血症时，患者可选择5%白蛋白，而长期处于低血容量症和低蛋白血症时可选择20%或25%白蛋白。

（3）血浆免疫球蛋白应单独输注，避免与其他溶液混合输注；IMIG 只能肌内注射，禁止静脉注射；有免疫缺陷患者输注时应注意血压、脉搏、体温、呼吸的变化，注意观察有无急性过敏症状发生。

（4）为维持体内最低限度的凝血因子水平，无论是少量自发出血，还是较大的创伤或手术出血，治疗时都应立即给予患者足够的凝血因子以保证完全止血，其后再补偿因凝血因子自身半衰期导致血浆内含量逐日降低的量。凝血因子浓缩物通常应较快输注，以便使它在体内代谢或体外降解发生之前尽快达到最高的血浆凝血因子水平。注意在一些患者血液中可能存在特定的凝血因子抑制剂或抗体，它可以抑制输注的凝血因子的活性而达不到预期的止血效果。

任务八　血液代用品输注

输血是现代临床医疗不可缺少而又极其重要的治疗和抢救手段。但临床输血面临有时血源短缺、输血不当可能存在的风险、战伤和意外伤害的血液保障等关键问题。从20世纪初开始，几乎与ABO血型被发现的同时，人们就开始思考和探索开发能替代血液部分功能的血液代用品。因此，研究开发安全、有效、能适应临床输血日益提高的要求的血液代用品，对当前输血是一个良好的补充。理想的血液代用品应无需交叉配血试验、具有良好的载氧和送氧能力、不产生肾毒性、无副作用、来源充足、产品性质稳定、利于长期保存且易于大量生产。

【血液代用品的种类】

血液代用品广义上包括两个主体成分，即血浆代用品和血细胞代用品。血浆代用品的研发与应用已有100余年的历史，在世界范围内已经实现了产业化，而称之为血浆扩容剂。血细胞代用品主要是红细胞和血小板代用品，因白细胞功能和抗原性极为复杂，临床治疗中对白细胞的输注极少，所以罕有针对白细胞代用品的研究。

1. 红细胞代用品　主要是针对替代红细胞携供氧、增加血容量和调节胶体渗透压的生理功能。目前研究最多、进展速度相对较快，同时也是最接近临床应用的血液功能替代制品，其通常被认为是目前国际上所说的狭义的血液代用品。目前研发的红细胞代用品实际上是一种良好的携供氧剂，因此国际上称之为血红蛋白类携氧载体（hemoglobin-based oxygen carriers，HBOCs）。红细胞代用品主要分为合成化合物、天然血红蛋白类携氧载体和人工红细胞三大类。已有的各家研究结果报告表明，可以预计在未来几年可能会有更安全、更有效的新一代血红蛋白类红细胞代用品成功用于临床研究，也可能得到研究者所在国政府批准有针对用途的上市。这将为解决目前临床输血所存在的"血液短缺""输血风险"和战创伤急救等提供重要的补充和有利条件。

（1）合成化合物：分为第一代过氟碳化合物乳剂（PFC）和第二代氟碳溴化物乳剂，其对氧气有很好的溶解性。由于乳剂制备和保存困难、临床不良反应较大、体内代谢时间过长等原因，国际上多数已将其应用于缺氧性疾病治疗和离体器官保存领域的研究。

（2）天然血红蛋白：分为人类血红蛋白和动物血红蛋白。人类血红蛋白包括过期人血液、基因重组血红蛋白、干细胞体外培养血红蛋白；动物血红蛋白包括牛血红蛋白、猪血红蛋白等。天然血红蛋白是一种良好的携供氧剂，与氟碳类化合物乳剂相比，更接近人体正常红细胞向组织器官供氧的方式，也更符合人体的生理需求，国际上称之为HBOCs，是当前国内外研究的主攻方向。

（3）合成血红素：主要是包囊人工合成血红素，分为微囊型和复合型红细胞代用品，当前一般泛指通过微纳米结构担载血红蛋白作为氧载体的体系。

2. 血小板代用品　血小板的主要生理功能是参与正常的止血过程，另外还具有参与炎症与免疫调节、支持内皮完整和促进组织修复的功能。血小板代用品目前主要针对代替血小板生理止血，目前还处于实验室研究阶段，尚未见有临床试用的报道。

3. 血浆代用品　广义上的血浆代用品是指能代替血浆中的某些成分或者在一定程度上代替血浆的功能，即输入血管后在一定时间内维持乃至增加血容量，从而维持循环血量，发挥运载血细胞为机体供氧、供能的作用，因此血浆代用品又称为血浆扩容剂。血浆扩容剂按相对分子量的大小可分为两大类：晶体液和胶体液。狭义上的血浆代用品是一种高分子量的胶体溶液。

（1）晶体液：临床上晶体液的主要成分是水和电解质的小分子溶液，溶质颗粒直径小于 1 nm。在血液和体液丢失后，用于纠正水和电解质缺乏的基本复苏液之一。晶体液的主要作用是补充功能细胞外液，维持机体内环境相对稳定（如 pH 和晶体渗透压），增加肾小球滤过率，在一定程度上补充循环血量并维持尿量。晶体液有等渗（正常人血浆渗透压为 280～320 mOsm/L）和高渗（高于正常人血浆渗透压 320 mOsm/L）之分。临床上常用的等渗晶体液主要有生理盐水、林格液、乳酸林格液和醋酸钠林格液；高渗晶体液主要是 7.5%氯化钠溶液，其渗透压为 2400 mOsm/L。

（2）胶体液：是溶质颗粒直径在 1～100 nm 的大分子物质，不易通过毛细血管壁，其颗粒存留在血管内产生胶体渗透压，将液体存留于血管内，从而增加并有效维持血容量，分为天然胶体和人工胶体。临床上常用的天然胶体主要是人血白蛋白，白蛋白作为血浆代用品主要发挥其维持血浆胶体渗透压的作用。人工胶体即非蛋白胶体液，主要包括明胶类血浆代用品[主要有聚明胶肽（如海脉素）、琥珀酰明胶（如佳乐施）]、右旋糖酐类血浆代用品（临床上常用的主要是分子量为 70 kDa、40 kDa、20 kDa 的品种）、羟乙基淀粉类血浆代用品。

【适应证与禁忌证】

临床输血治疗是典型的双刃剑，有利的方面在于疗效上往往立竿见影，甚至可以起死回生，但如果用血不当，也会产生一系列不良反应，甚至可能危及生命或危害终身。从血液的全部功能来说，受到科技水平的限制，在漫长的历史时期不可能研究成功完全代替正常人血液的代用品。目前的血液代用品是临床输血所需制品的一个重要补充，也是各国科学家不断挑战的前沿课题。

1. 红细胞代用品 HBOCs 制品的临床用途或潜在用途可归纳为 4 类主要适应证：一是战伤或创伤与其他原因引起的失血性休克及并发症；二是治疗恶性或急性贫血；三是用于肿瘤患者；四是心脑血管等缺血性疾病。有关血红蛋白类红细胞代用品临床毒性反应及副作用产生的机制及其解决方案是当前血液代用品研究领域的热点问题，并已取得良好的进展。

不同种类的血红蛋白类血液代用品各有利弊，存在的问题各不相同。关于 HBOCs 制品发生不良反应的原因，多数学者分析其主要原因：一是现有的 HBOCs 输入后迅速大量结合血液循环或血管内皮细胞的舒张因子———氧化氮（NO）而引起血管收缩、血压升高等不良反应；二是由于血红蛋白的自氧化反应所产生活性氧、自由基对组织器官的损伤作用。正是红细胞代用品在临床前研究和临床试用的质量评价涉及多个学科，其使用的安全性尚有争论，因此迄今为止国内外尚未批准任何一种血红蛋白衍生物用于临床治疗。

2. 血浆代用品 主要用于失血（如创伤）、失血浆（如烧伤）、严重感染（如感染性休克、脓毒症）等导致的低血容量治疗，也用于自体输血的血液稀释、体外循环容量扩充等，起到节约用血、降低输血风险的作用。

理想的血浆代用品应具有以下特点：①输入血管后能存留适当长的时间，发挥扩充血容量、维持血流动力学稳定的作用；②与血浆有相似的渗透压、电解质、黏稠度和 pH，维持内环境稳定；③能改善微循环和组织氧合；④不影响止血或凝血，不使红细胞发生聚集或溶血，对凝血因子和血小板无不良影响，不影响交叉配血，不妨碍造血功能或血浆蛋白合成；⑤利于排泄或在体内代谢，无持久的蓄积作用，不会引起任何器官功能的持久性损害；⑥无过敏和类过敏反应；⑦无毒性、无抗原、无致热原，无致癌、致畸和致突变等副作用；⑧原材料易得，生产工艺简便，理化性质稳定，可以长期保存，价格比较合理等。就目前应用的血浆代用品而言，尽管已经有了广泛的临床应用，但其有效性与安全性远没有达到理想状态。

（1）适应证：不同血浆代用品种类的理化性质、药理作用及不良反应等决定了其在临床不同病症中的适应性。应用范围：①纠正血容量不足，如低血容量性休克；全血或血浆丢失（创伤、烧伤、术前自体输血等）。②预充人工心肺机。③各种药物的输注溶液。

（2）禁忌证及注意事项

1）血小板减少症、出血性疾病患者禁用，心肾功能不全患者、过敏体质者应慎用。

2）不良反应：偶可出现一过性荨麻疹、低血压、心动过速或过缓、恶心、呕吐、呼吸困难、体温升高或寒战，可能与输注速度有关。严重过敏性休克罕见。

3）配伍禁忌：在体外不能与含枸橼酸抗凝剂的血液或血浆混合（其所含的钙离子可引起再钙化），但可与肝素化血液混合。

【输注原则与用法】

血浆代用品作为血浆扩容剂可以维持血液渗透压、酸碱平衡和血容量，已广泛应用于休克、严重外伤、大量失血等的临床治疗。

1. 输注原则

（1）血浆代用品应用于液体复苏，是低血容量患者的首要治疗措施。其选择的主要依据是维持血管容量、改善组织灌注、减轻间质水肿。由于所有复苏液均能够或多或少地扩充血容量，因此复苏液的选择更多依赖于复苏液的安全性和有效性，及能否提高患者的长期存活率。

（2）目前对血浆代用品（主要是非蛋白胶体）的要求是：①有一定的胶体渗透压，可在血管内保持血容量；②排泄速度较慢，但也不持久蓄积于体内；③无抗原性，不引起严重的不良反应。

2. 用法

（1）参阅制品厂家规定及特殊建议信息。

（2）用于血液或血浆丢失预防休克，500～1500 ml；容量缺乏性休克，最多2000 ml，急救以血压作为参考按所需要量补充本品。当红细胞压积降至25%以下时，应立即给予浓缩红细胞或全血输注。

 自测题

一、单项选择题

1. 为防止TA-GVHD的发生，有免疫缺陷或免疫抑制的患者最好输注
   A. 浓缩红细胞　　　　　　　　B. 悬浮红细胞
   C. 洗涤红细胞　　　　　　　　D. 辐照红细胞
   E. 病毒灭活红细胞

2. 血浆蛋白引起的超敏反应患者，输血治疗宜选用
   A. 全血　　　　　　　　　　　B. 悬浮红细胞
   C. 辐照红细胞　　　　　　　　D. 去白细胞悬浮红细胞
   E. 洗涤红细胞

3. 重型珠蛋白生成障碍性贫血患者输血治疗宜选用
   A. 洗涤红细胞　　　　　　　　B. 辐照红细胞
   C. 去白细胞悬浮红细胞　　　　D. 冰冻解冻去甘油红细胞
   E. 年轻红细胞

4. 预防HLA抗体所致的同种免疫疾病，临床输血应选择
   A. 浓缩红细胞　　　　　　　　B. 悬浮红细胞
   C. 去白细胞悬浮红细胞　　　　D. 辐照红细胞
   E. 冰冻解冻去甘油红细胞

5. 通常情况下，血小板输注发生输注无效的原因是
   A. HLA同种免疫　　　　　　　B. 血小板含量过低

C. 发热反应　　　　　　　　　D. 受血者年龄大
　　E. 产生移植物相关抗宿主病
6. 关于新鲜冰冻血浆和病毒灭活冰冻血浆，以下选项正确的是
　　A. 都含有全部凝血因子
　　B. 主要用于各种凝血因子缺乏症的补充治疗
　　C. 病毒灭活冰冻血浆含有凝血因子Ⅴ和凝血因子Ⅷ
　　D. 不会发生经输血传播疾病的风险
　　E. 病毒灭活冰冻血浆在补充稳定的凝血因子时，宜增加使用剂量
7. 对于血浆代用品描述，错误的是
　　A. 血浆代用品又称为血浆扩容剂
　　B. 按相对分子量大小可分为两大类，即晶体液和胶体液
　　C. 狭义上的血浆代用品是胶体溶液，通过胶体渗透压的作用扩张循环血量
　　D. 血浆代用品主要用于严重创伤、烧伤、感染性休克等导致的低血容量治疗
　　E. 血浆代用品在机体内有替代全血的作用

二、简答题

1. 列表对比不同红细胞类成分血临床输注的适应证。
2. 简述血小板临床输注的适应证。
3. 简述临床常用的血浆种类及适应证。

（宋镜南　陈　恒　孙文艳）

项目七

临床输血实践案例

学习目标

通过本项目内容的学习，学生应能够：

识记
1. 列举临床常见疾病的输血指征。
2. 陈述各种情况下输血的注意事项。

理解
1. 解释临床常见疾病的发病机制。
2. 解释常见疾病的临床输血治疗措施。

运用
指出各种输血适应证的评估判定及相容性输血的选择标准。

　　输血作为临床治疗病患，尤其是抢救急危重症患者的重要手段，有着不可替代的作用。但输血治疗的利益与风险并存，盲目输血会加重患者负担，有发生输血反应或输血传播性疾病的风险，严重时甚至会危及患者的生命。因此，经治医师应以患者为中心，综合考虑多学科治疗手段，为患者拟定合适的个体化输血治疗方案，以维持适宜的血红蛋白水平，保证组织氧供，改善凝血功能，最大限度地减少或避免异体血液输注，做到科学、合理、安全、有效输血。

知识链接

限制性输血和非限制性输血

　　限制性输血策略（restrictive transfusion strategy）是将患者的血红蛋白浓度低于 70～80 g/L 作为红细胞成分输注指征。非限制性输血策略（liberal transfusion strategy）是将患者的血红蛋白浓度 90～100 g/L 或以下作为红细胞成分输注指征。

　　加拿大重症监护病房输血需求实验表明，在血流动力学稳定的危重患者中，30 d 全因死亡率在限制性输血组和非限制性输血组之间无显著性差异，且在限制性输血组中，年轻患者（<55 岁）和病情较轻的患者存活率显著提高。更多的实验表明，如果患者临床情况稳定，指导红细胞输注的唯一决定因素是患者的血红蛋白实验室检查结果，采取限制性输血策略，可能患者的获益更大。但对于围术期有活动性出血的患者，血红蛋白

的指导作用有限，应当根据患者临床症状和血红蛋白浓度共同决定是否输注红细胞成分。近年来，循证输血研究相关证据表明，限制性输血要优于开放性输血。积极探索、倡导限制性输血策略，对合理应用宝贵的血液资源将起到重要的作用。

目前对于急性心肌梗死或不稳定型心绞痛患者红细胞输注的最佳方案仍不清晰。现有数据表明，对急性冠脉综合征或心脏手术患者，采用非限制性输血策略可能更为合适。

任务一　贫血的输血

案例 7-1

某患者，男性，47岁，公司职员。1个月前无明显诱因出现颜面部及双下肢水肿，为对称压凹性水肿，劳累后加重，伴活动后胸闷、气短，休息后可缓解。血常规：Hb 62 g/L，MCV 92.9 fl，MCHC 321 g/L，WBC 6.61×10^9/L，PLT 147×10^9/L。肾功能：UA 716 μmol/L，BUN 58.76 mmol/L，SCR 1213 μmol/L。电解质：Na^+ 134 mmol/L，Cl^- 96.2 mmol/L，P 5.03 mmol/L，K^+ 5.0 mmol/L，Ca^{2+} 1.80 mmol/L。BP 152/78 mmHg。泌尿系超声提示双肾缩小，符合慢性肾病表现。血型 O 型，RhD 阳性。诊断：慢性肾病 5 期，肾性贫血，肾性高血压。

诊疗经过：
1. 医师紧急申请 O 型 RhD 阳性悬浮红细胞 2 U 进行输血治疗，但患者因经济原因拒绝治疗。
2. 急诊透析、腹膜透析置管、控制血压、改善电解质及酸碱平衡、防止血栓栓塞、调节免疫、营养支持治疗。
3. 暂不输血，给予促红细胞生成素、铁剂等治疗。

治疗 2 周后，患者诉胸闷、乏力明显减轻。复查血常规：Hb 74 g/L，MCV 93.6 fl，MCHC 328 g/L，WBC 6.56×10^9/L，PLT 180×10^9/L。患者出院后行规律透析、注射促红细胞生成素等治疗。8 周后复查血常规：Hb 106 g/L，MCV 93.4 fl，MCHC 331 g/L，WBC 7.1×10^9/L，PLT 204×10^9/L。

请思考：
1. 该患者是否具有输血的临床或实验室指征？
2. 怎样进行患者输血前评估？

贫血是指人体循环红细胞容量减少，低于相同年龄、性别和地区的正常标准，无法运输足够的氧气供组织器官使用而导致的一组症状和体征。在我国海平面地区，成年男性 Hb < 120 g/L，成年女性 Hb < 110 g/L，即可诊断为贫血。孕妇因为血容量增加导致血液稀释，其诊断标准为 Hb < 100 g/L。引起贫血的原因很多，概括而言可分为红细胞生成不足、红细胞破坏过多和红细胞丢失过多三类。其共同的病理基础为血液携氧能力下降导致各组织器官发生缺氧改变，所以临床表现相似，尤以皮肤及黏膜苍白、心悸、气促、四肢乏力最为常见，严重者可发生循环系统、消化系统、泌尿生殖系统等并发症。一般按照实验室检查结果将贫血分为轻度（Hb >

90 g/L）、中度（Hb 60～90 g/L）、重度（Hb 30～60 g/L）和极重度（Hb＜30 g/L）。按贫血发生的速度可分为急性贫血和慢性贫血。

一、急性贫血的输血

急性贫血是指在短时间内机体血液中的红细胞含量急剧下降，无法满足机体对于血液容积和供氧的需要，组织出现缺氧而引起的一系列症状和代偿性的临床表现。临床上常见的急性贫血一般由急性失血、急性溶血性贫血和急性骨髓功能障碍引起。

【临床特点】

1. 红细胞丢失过多　急性失血性贫血常见于严重创伤、内脏破裂、消化道溃疡、食管-胃底静脉曲张导致的消化道出血、异位妊娠破裂、产程异常以及继发性凝血障碍导致的出血等。健康人失血量在 500 ml 以下时，基本上没有症状。当失血量＞1000 ml 时，可表现为头晕、乏力、恶心、出汗、血压下降、心率缓慢和短暂晕厥。当失血量达 1500～2000 ml 时，会出现心率加快、呼吸急促、血压明显下降、神志萎靡或躁动不安、尿量明显减少。当失血量＞2000 ml 时，会出现脉搏细弱，呼吸窘迫，皮肤发绀、湿冷，意识障碍，无尿，甚至休克。24 h 内失血量超过自身血容量（正常成年人体重的 7%，儿童体重的 8%～9%）或 3 h 内失血量超过自身血容量的 1/2，即为大量失血。

2. 红细胞破坏过多　急性溶血性贫血常因输注了血型不合的异体血，药物、感染引起的溶血或自身免疫性溶血所致。血型不合输血所致溶血最常见于 ABO 血型不相容，起病急骤，常在输血过程中或输血后即刻发生。由于输入血液与患者之间的免疫不相容性，导致红细胞裂解、清除加速所致，常由 IgM 类抗体引起，多为血管内溶血。溶血性贫血轻者表现为发热、茶色尿或轻度黄疸，血红蛋白浓度下降幅度不大。重者出现寒战、高热、腰背疼痛、呼吸困难、心率加快、血压下降、酱油色尿，甚至发生休克、急性肾衰竭和 DIC。

3. 红细胞生成不足　急性骨髓功能造血障碍导致的贫血一般为正常血容量性贫血，多数患者伴有全血细胞减少，病情发展迅速，在贫血的同时，可出现出血与感染等相关症状。

【输血治疗】

贫血时，输血指征的确立除参考实验室检查结果外，还应综合考虑患者的年龄、代偿情况，有无缺氧的症状、体征，有无合并其他系统疾患，有无感染、发热等需氧量增高的现象，有无其他纠正贫血的辅助治疗，疾病的预计病程及自然转归，输血的各种远期及近期利弊等，最终个体化确定输血指征及方案。

1. 急性失血性贫血　应针对病因治疗，立即予以止血，消除引起失血的原因。对出血部位明确的活动性出血患者，应根据出血原因选择合适的外科或内科保守治疗。出血未控制前，应使用限制性液体复苏，以防快速、大量液体的输入导致再出血发生。液体复苏遵循先晶后胶的原则，一般两者的比例为 2（或 3）∶1，晶体液以平衡盐溶液为佳，含有碳酸氢钠的平衡盐溶液有利于纠正酸中毒。患者失血量达到自身血容量的 30%～40% 时，考虑输注红细胞悬液；当患者失血量＞40% 血容量时，应立即输注，否则生命将受到威胁。当患者 Hb＞100 g/L 时，不考虑输注；Hb＜70 g/L 时，应考虑输注；如 Hb 为 70～100 g/L，应根据患者是否继续出血、心肺功能等情况决定是否输注。当输注的红细胞悬液量为 3～5 U 或以上时，应尽早应用新鲜冰冻血浆，按 15～30 ml/kg 输注可降低死亡率。24～72 h 内输注的新鲜冰冻血浆量不宜超过红细胞悬液输注量，即新鲜冰冻血浆∶红细胞悬液 =1∶1（或 2）。急性出血患者血小板应维持在 50×10^9/L 以上。当中枢神经系统损伤患者 PLT＜50×10^9/L 时，预计输液或输注红细胞悬液量已达患者 2 倍的血容量时，建议维持 PLT＞100×10^9/L。当 FIB＜1.0 g/L 时，应考虑输注冷沉淀。

2. 急性溶血性贫血　溶血性贫血的治疗因病而异，应先去除病因。药物性溶血停用药物后，感染所致溶血控制感染后，溶血即可终止，病情很快恢复。自身免疫性溶血性贫血应用糖皮质激素、环孢素或环磷酰胺有较好的疗效。遗传性球形红细胞增多症、对糖皮质激素反应不良的自身免疫性溶血性贫血，切脾可不同程度地缓解病情。当发生急性输血相关性溶血时，应立即终止输血，应用大剂量糖皮质激素、碱化尿液、利尿，保证血容量和水、电解质平衡，纠正低血压，防治肾衰竭和 DIC，必要时行透析、血浆置换或换血疗法等。

3. 急性骨髓功能造血障碍　积极治疗原发病，如条件允许，患者可入住层流病房以减少感染风险，防止外伤和剧烈运动，从而避免出血。输血应严格掌握适应证，将输血次数和输血量减少到最低。如 Hb < 60 g/L，应考虑输注红细胞，但老年患者、有心肺基础疾病、感染发热等需氧量增加时可适当放宽输血指征。PLT < 10×10^9/L 或有活动性出血时，可给予血小板输注。拟行异基因造血干细胞移植者应输注辐照后的血液成分。

二、慢性贫血的输血

慢性贫血通常继发于其他疾病，发生相对缓慢，大部分患者通过机体代偿能适应血红蛋白减少所致情况。因此，慢性贫血患者一般无须紧急输血，血红蛋白和红细胞压积的高低并不是决定输血治疗的最佳指标。是否需要输血要根据患者的临床症状和耐受程度而定。

【临床特点】

1. 红细胞丢失过多　胃肠道慢性失血和育龄妇女月经过多导致失血是临床上最常见的慢性失血性贫血，如消化道溃疡、痔、子宫肌瘤、围绝经期。慢性失血性贫血常合并缺铁性贫血。患者除原发病的表现外，早期一般无自觉症状，多在评估原发病和常规体检时被发现。但若血红蛋白浓度进一步下降，患者则表现出皮肤和黏膜苍白、乏力、头晕、心悸、气短等相关症状。

2. 红细胞破坏过多　根据发生部位，溶血可分为血管内溶血和血管外溶血。血管内溶血红细胞的破坏发生在血液循环中，血管外溶血发生在单核吞噬细胞系统中。血管内溶血的特征是血红蛋白血症和血红蛋白尿，慢性血管内溶血还可出现含铁血黄素尿。血管外溶血主要发生于脾，临床表现较轻，可有血清游离血红蛋白浓度轻度升高，不出现血红蛋白尿。慢性溶血多为血管外溶血，表现为贫血、黄疸、肝脾肿大三大特征。因发病缓慢，病程较长，患者的呼吸、循环系统往往对贫血有良好的代偿，因而症状较轻。溶血所致黄疸多为轻度至中度，不伴瘙痒，长期的高胆红素血症可并发肝功能损害。在慢性溶血过程中，由于某些诱因的存在，如病毒感染，患者出现骨髓造血功能急性停滞，出现贫血突然加重、出血等现象，称为再生障碍性危象。

3. 红细胞生成不足　再生障碍性贫血导致的骨髓衰竭，骨髓增生异常综合征导致的无效造血，肿瘤患者放、化疗导致造血细胞损伤出现骨髓抑制，慢性肾衰竭导致的促红细胞生成素生成减少，造血物质缺乏等都可导致骨髓造血功能障碍，造成贫血。

【输血治疗】

1. 慢性失血性贫血　应以治疗原发病为主，当原发病得到有效治疗时，患者的贫血状态即能得到纠正。但如果贫血症状较重，合并有其他疾病，难以耐受手术治疗时，可能需要输血来快速改善患者状态，以便实施下一步治疗方案。慢性失血性贫血常合并缺铁性贫血，应注意补充造血物质。

2. 慢性溶血性贫血　获得性溶血性贫血应先寻找病因，去除病因即可望治愈。对于自身免疫性溶血性贫血患者，输血只能作为挽救生命的措施。只有当血红蛋白 < 40 g/L 时，再根据组织缺氧与耗氧、心肺代偿功能等情况综合评估，考虑是否需要输血。以前认为自身免疫性溶血性贫血患者应输注洗涤红细胞，但目前的研究证明，洗涤红细胞与普通红细胞效果相同，

要做的是严格掌握输血指征，除非危及生命，尽量避免输血。

3. 慢性骨髓功能造血障碍 铁、叶酸或促红细胞生成素缺乏导致的贫血，补充造血物质即能取得满意疗效。雄激素有刺激骨髓造血和红细胞生成素样作用，对慢性再生障碍性贫血有效。慢性疾病需长期输血治疗导致血清铁蛋白浓度超过 1000 μg/L 时，应予以祛铁治疗。

【注意事项】

（1）国外一般采用 1972 年 WHO 制定的诊断标准，即在海平面地区，Hb 浓度低于下述水平者为贫血：6 个月至 6 岁儿童 110 g/L，6～14 岁儿童 120 g/L，成年男性 130 g/L，成年女性 120 g/L，孕妇 110 g/L。久居高原地区居民的 Hb 正常值与海平面居民相比较高。

（2）当妊娠、低蛋白血症、充血性心力衰竭、脾大及巨球蛋白血症时，血浆容量增加，此时即使红细胞容量是正常的，但因血液被稀释，Hb 浓度降低，容易被误诊为贫血。在脱水或失血等循环血量减少时，由于血液浓缩，Hb 浓度增高，即使红细胞容量减少，有贫血也不容易表现出来，容易漏诊。因此，在判定有无贫血时，应考虑上述影响因素。

（3）红细胞输注主要用于生理代偿机制不足以维持组织正常氧合的贫血患者，提高其携氧能力。对于慢性、情况稳定的贫血患者，往往不需要进行红细胞输注。如对于缺铁性贫血患者，单纯补铁即可纠正。相反，对于生理代偿机制不能维持组织正常氧合的患者，输注红细胞可以挽救患者的生命。如出现血流动力学不稳定、心源性胸痛、气促和静息状态下心动过速等情况，应考虑及时输注红细胞。

任务二　免疫性溶血性疾病的输血

案例 7-2

某患者，男性，73 岁，类风湿关节炎病史 15 年，长期口服雷公藤多苷控制。因"突发右侧肢体无力、意识不清 2 d"入院。初步诊断：①高血压脑出血；②脑梗死；③重度贫血原因待查；④电解质代谢紊乱；⑤低蛋白血症；⑥肺部感染。实验室检查：RBC $1.74×10^{12}$/L，Hb 46.0 g/L，HCT 15%，PLT $518×10^9$/L，网织红细胞 2.7%，总胆红素 39.4 μmol/L（1.7～21 μmol/L），直接胆红素 13.6 μmol/L（0～6.8 μmol/L），间接胆红素 25.8 μmol/L（3～13.6 μmol/L），乳酸脱氢酶 289 U/L（135～214 U/L），直接抗人球蛋白试验阳性，患者正定型（微柱凝胶法）抗 A、抗 B、抗 D 凝集 4+；反定型 A_C、B_C 均 4+ 凝集，O_C 对照阴性，正、反定型不符。头颅 CT 提示脑出血、脑梗死。临床诊断为：①双侧额顶部慢性硬膜下出血；②多发陈旧性腔隙性脑梗死；③自身免疫性溶血性贫血；④原发性高血压 3 级极高危组；⑤类风湿关节炎。

诊疗经过：

1. 患者直接抗人球蛋白试验分型证实自身抗体抗 C_3 阳性，自身抗体吸收后的血浆抗体筛查阴性，说明存在自身抗体，但无同种抗体存在。

2. 将患者在 45℃放散后的红细胞做试管法正定型，吸收后的血清做反定型，结果均为 O 型，正、反定型相符。

3. 选用多袋 O 型 RhD 阳性去白细胞悬浮红细胞进行交叉配血试验，但均出现主、次侧凝集（呈混合凝集），配血均不相合。最后选择凝集最弱的红细胞输注 4 U，复查 Hb 62.0 g/L，临床症状明显改善。

4. 同时给予内科综合治疗，2 周后患者基本康复出院。

> **请思考：**
> 1. 自身免疫性溶血性贫血患者能否输注交叉配血不合的血液？
> 2. 自身免疫性溶血性贫血患者应该怎样进行输血治疗？

一、新生儿溶血病的输血

临床上引起新生儿溶血的原因有很多，常见的原因有母婴血型不合、新生儿红细胞葡萄糖-6-磷酸脱氢酶（G6PD）缺乏、遗传性球形红细胞增多症等。其中母婴血型不合最常见，是由于胎儿红细胞上存在着母亲所不具备的红细胞抗原，少量胎儿红细胞进入母体，刺激母体产生与胎儿红细胞不相合的 IgG 性质的血型抗体，此抗体进入胎儿血液循环后，即与胎儿红细胞表面抗原结合，形成致敏红细胞，最终在单核吞噬细胞系统内被破坏，引起溶血。症状轻重不一，可从无临床症状或实验室检查仅表现为直接抗人球蛋白试验阳性，到严重的贫血，甚至胎儿死亡。

新生儿溶血病最常见的是 ABO 血型不合，Rh 血型不合较少见，其他血型系统（如 MNS 血型系统、Kell 血型系统、Lutheran 血型系统）更少见。ABO 新生儿溶血病发病率和严重程度与母体内 IgG 抗 A、抗 B 效价有关。此外，还受新生儿 A 抗原、B 抗原的强弱，胎盘的屏障作用及 IgG 亚类等因素的影响。在 Rh 血型不合溶血病中，以 D 抗原不合最为多见，临床表现也最严重。如果同时有母婴 ABO 血型不合，则对 Rh 血型不合的新生儿溶血病有一定的保护作用。这是因为 Rh 阳性胎儿红细胞进入 Rh 阴性母体后，由于同时存在 ABO 血型不合，母体内 ABO 血型抗体可破坏带有相应 ABO 血型抗原的胎儿红细胞，减少胎儿 Rh 血型抗原对母体的刺激和相应抗体的产生，减轻溶血。

ABO 血型不合溶血的主要表现是黄疸，其他症状不明显。Rh 血型不合溶血容易造成胎儿重度贫血、水肿、心力衰竭。胎儿时期，胆红素经胎盘进入母体肝代谢，故在娩出时黄疸不明显。但新生儿处理胆红素的能力差，若血清中非结合胆红素过高，可透过血脑屏障，诱发胆红素脑病。

【产前预防】

孕妇及丈夫均应尽早进行 ABO、Rh 血型测定，不合者进行孕妇血清中抗体动态监测。如有可能发生胎儿新生儿溶血病，需要做好预防措施。

1. Rh 免疫球蛋白　RhD 抗原阴性妇女在流产或娩出 RhD 阳性胎儿 72 h 内，应尽早注射 Rh 免疫球蛋白 [Rho（D）immune globulin，RhIg]，可避免抗体的产生，再次妊娠 29 周时再肌内注射 1 次效果更好。产前出血、羊膜腔穿刺或输注 RhD 抗原阳性血液制剂的 Rh 阴性孕妇也应肌内注射同等剂量 Rh 免疫球蛋白。

2. 宫内输血　对胎儿水肿或胎儿 Hb < 80 g/L 而胎肺未成熟的孕妇，可在 B 超引导下经脐带血管穿刺输入与孕妇血清不凝集的悬浮红细胞，以纠正贫血。

3. 提前分娩　既往有输血、死胎、流产和分娩史的 Rh 阴性孕妇，本次妊娠 Rh 效价逐渐提升至 1∶32 或 1∶64 以上，测得羊水中的胆红素增高，且胎肺已成熟（羊水磷脂酰胆碱/鞘磷脂比值 > 2）时，可考虑提前分娩。

4. 血浆置换　对 Rh 抗体效价明显增高但又不宜提前分娩的孕妇，可对其进行血浆置换，置换出 Rh 抗体，减少胎儿溶血。

5. 其他　孕妇在预产期前 1~2 周口服苯巴比妥，减轻新生儿黄疸。如胎儿受累严重，应给孕妇做综合性治疗，必要时终止妊娠。

【产后治疗】

1. 光照疗法　在波长为 425～475 nm 的蓝光和波长为 510～530 nm 的绿光照射下，非结合胆红素转变成水溶性异构体，不经肝代谢，可直接经过胆汁和尿液排出。Rh 血型不合溶血病或黄疸较重的 ABO 血型不合溶血病，需照射 48～72 h。一般高胆红素血症经 24～48 h 光照即可获得满意疗效，但连续光照时间不宜超过 4 d。

2. 药物治疗　①肝酶诱导剂：苯巴比妥可通过诱导尿苷二磷酸葡萄糖醛酸转移酶（UDPGT）酶活性，增加肝处理胆红素的能力；②静脉应用免疫球蛋白：可抑制吞噬细胞破坏致敏红细胞，早期使用临床效果较好；③补充白蛋白：可与非结合胆红素结合，使游离的非结合胆红素减少，预防胆红素脑病。

3. 换血疗法

（1）换血目的：①移去新生儿血液中游离的 IgG 类抗体；②移出被母体 IgG 类抗体致敏的红细胞；③减少血清中非结合胆红素，防止胆红素脑病；④纠正贫血，改善携氧，防止心力衰竭。

（2）换血指征：符合下列条件之一者应立即换血。①产前已明确诊断，出生时脐带血总胆红素 > 4.5 mg/dl（76 mmol/L），Hb < 110 g/L，伴有水肿、肝大、脾大和心力衰竭者；②免疫性溶血病患儿在光照疗法后血清总胆红素水平下降幅度未达到 2～3 mg/dl（34～50 μmol/L），甚至持续上升；③出现胆红素脑病的临床表现患者。

（3）血液制品选择：Rh 血型不合溶血病应选用 Rh 血型与母亲相同、ABO 血型与患儿相同（或 O 型）的血液。ABO 血型不合溶血应选用 O 型洗涤红细胞与 AB 型血浆混合后的血液。ABO 血型和 Rh 血型同时不合时，用 O 型 Rh 血型同母亲的洗涤红细胞和 AB 型血浆的混合血液。

（4）换血量：一般为患儿血量的 2 倍（150～180 ml/kg），大约可换出 85% 的致敏红细胞和 60% 的胆红素及抗体。每次抽出、注入量为 20 ml 左右，速度要均匀，约为 10 ml/min，病情重、体重轻者每次抽注量应减半。换血和光照疗法可相结合，以减少换血次数。

二、自身免疫性溶血性贫血的输血

自身免疫性溶血性贫血（autoimmune hemolytic anemia, AIHA）是免疫调节功能发生异常，产生抗自身红细胞抗体致使红细胞破坏的一种溶血性贫血。根据致病抗体最佳活性温度，分为温抗体型 AIHA 和冷抗体型 AIHA。

【输血原则】

由于 AIHA 存在自身抗体，常常难以找到相配合的血液，且有增加同种抗体加重溶血的风险，因此应尽量避免或减少输血。如果必须输血，最好选择与患者 ABO、Rh 等血型相同的红细胞。若患者体内有同种抗体，应选择相应抗原阴性的红细胞进行输注。临床上当交叉配血不完全相合时，选用多份标本交叉配血中反应最弱的输注。如常规治疗效果欠佳，可行血浆置换或者免疫抑制治疗。

【输血指征】

1. 输血时机　应根据贫血程度、发生快慢、有无明显症状而定。对于急性溶血性贫血患者，出现严重症状时能排除同种抗体者，须立刻输注红细胞。对于慢性贫血患者，当血红蛋白浓度 < 40 g/L 时，根据组织缺氧与耗氧情况、心肺代偿功能等情况综合评估，考虑是否需要输注。输注剂量应以改善患者临床缺氧症状为目的，不可一味追求提高患者的血红蛋白值。若自身抗体属冷抗体型，血液制剂应保温输注，最好使用专业的加温器加温，使其温度保持在 30℃ 左右，输血速度宜慢，临床医师与护士在给患者输血时须密切观察，以防输血反应的

发生。

2. 血浆置换　通常用于病情严重、药物治疗效果不佳的患者。对于冷抗体型自身免疫性溶血病，置换过程中应注意对患者保暖，可以使用专业加温器对置换液进行加温，否则可能引发更严重的溶血。

3. 其他　AIHA患者一般不需要输注血小板。10%~20%的患者可合并免疫性血小板减少，称为伊文思（Evans）综合征，应尽早发现并及时输注血小板，避免发生颅内出血等严重并发症。

【注意事项】

（1）新生儿溶血换血操作时应注意无菌操作，避免发生感染。换血前后监测患儿血糖、电解质，及时纠正贫血、低血糖和电解质代谢紊乱等并发症。

（2）AIHA患者ABO血型鉴定、抗体筛查和交叉配血等血清学试验中许多疑难问题目前尚未解决，临床上无法去除患者体内的自身抗体，即便在交叉配血试验时把体外标本中的自身抗体去除而配上血，也只是假象，因为患者体内的自身抗体依旧存在，输进去的血仍然不相合，甚至部分患者输同型红细胞制剂后可能加重溶血，故对于AIHA患者，必须严格掌握输血指征。

（3）AIHA患者输血前应高度重视血型血清学试验，若难以找到与患者完全相合的血液，可以选择相合度最佳的红细胞输注，同时注意与患者的抗原匹配。

（4）以前认为输注洗涤红细胞可以减少患者溶血，现代医学表明输注洗涤红细胞对于自身免疫性溶血患者获益不大。

（5）AIHA患者输血过程中宜缓慢滴注，密切监测有无输血反应。

任务三　白血病的输血

案例 7-3

某患者，男性，43岁。本次因多发性骨髓瘤复发入院，既往有多次输血史。因病情需要，临床医师给予达雷妥尤单抗治疗。治疗期间红细胞计数、血红蛋白水平明显低于临床参考区间，遂考虑输血治疗。输血前检测时发现患者不规则抗体筛查和主侧交叉配血结果显示有凝集。

详细了解病史及诊疗经过后，参照《AABB美国血库协会技术手册》，用二硫苏糖醇（DTT）处理后的红细胞重新进行不规则抗体筛查和交叉配血试验，结果均为阴性。患者输注血液后无不良反应发生，复查血常规显示输注效果满意。

请思考：

1. 对于该患者，应该如何进行输血？
2. 若该患者化疗后，应该如何进行输血治疗？

白血病是一类造血干细胞的恶性克隆性疾病，因白细胞某一系列自我更新增强、增殖失控、分化障碍、凋亡受阻，而停滞在细胞发育的不同阶段。发病时，大量增殖异常的白血病细胞抑制骨髓正常造血，广泛浸润肝、脾、淋巴结等脏器，表现为贫血、出血、感染和浸润等征象。

根据白血病细胞的分化成熟程度和自然病程，将白血病分为急性白血病（acute leukemia，AL）和慢性白血病（chronic leukemia，CL）两大类。根据主要受累的细胞系列，将AL分为急性淋巴细胞白血病（acute lymphoblastic leukemia，ALL）和急性髓系白血病（acute myelogenous leukemia，AML），将 CL 分为慢性淋巴细胞白血病（chronic lymphocytic leukemia，CLL）和慢性髓系白血病（chronic myelogenous leukemia，CML）。疾病自然病程和内科联合化疗诱导缓解治疗均会使骨髓造血受到抑制，导致白细胞与血小板计数减少，并可加重原有的贫血，使患者出现严重的贫血、出血、感染等症状。因此输血支持治疗在缓解疾病和延长生命方面起到重要作用。

【输血原则】

输血是治疗白血病的重要辅助手段。大多数白血病患者在治疗过程中需要输血，以改善和预防临床并发症。血液成分一般根据患者的临床表现和实验室指标等来决定，不宜选用新鲜全血进行替代治疗。部分白血病患者需要反复输血治疗，应选择少白细胞成分的血液，注意控制铁负荷。对于轻症、可耐受或临床风险相对较低的患者，可先应用内科药物刺激造血，视病情变化调整输血治疗方案。拟行异基因造血干细胞移植术的白血病患者在移植前尽量不输血，特别是不输家族成员和（或）干细胞供者的血液，以避免移植物引起的免疫排斥反应。

【输血指征】

1. 红细胞 贫血是白血病的常见症状。轻度贫血患者通常无明显临床表现，无须输注红细胞。中、重度贫血患者的组织脏器缺氧严重，若合并有白细胞淤滞，血液携氧能力进一步下降，患者表现为呼吸困难、低氧血症，此时可输注悬浮红细胞和浓缩红细胞以改善缺氧症状，有利于保证化疗的顺利进行。输血量应视患者贫血程度和临床表现改善情况调整，但在白细胞淤滞时不宜立即输注，以免进一步增加血液黏滞度。异基因造血干细胞移植和反复多次输血的患者建议输少白细胞红细胞或洗涤红细胞，减少输血反应。输血相关移植物抗宿主病（TA-GVHD）高危人群应输注辐照红细胞。

2. 血小板 大量白细胞在血管中淤滞、浸润、凝血异常、血小板减少以及感染是出血的主要原因。一般情况下，白血病患者的出血症状与外周血中的血小板变化不成比例，但较低甚至极低的血小板计数易出现皮肤、黏膜、胃肠道出血，严重时出现重要内脏出血，造成患者死亡。因此，临床医师需要根据血小板计数和出血风险等综合评估是否输注血小板。成人急性白血病患者 $PLT > 20 \times 10^9/L$，大多可承受腰椎穿刺而无严重出血并发症；骨髓穿刺和活检操作前一般无须输注血小板。$PLT < 15 \times 10^9/L$，出血时间延长，或 $PLT < 10 \times 10^9/L$ 伴或不伴出血倾向，需进行预防性输注。当发热、感染、活动性出血或需要手术治疗时，即使 $PLT > 20 \times 10^9/L$，仍需输注血小板。白血病诱导缓解期出血风险较高，$PLT < 30 \times 10^9/L$ 时可进行预防性输注。而在诱导稳定期病情相对平稳时，可适当放宽预防性输注阈值。当出现呕吐、剧烈咳嗽、感染、白血病细胞快速溶解、外科活检及腰椎穿刺等情况时，应进行预防性血小板输注。急性早幼粒细胞白血病患者易激活内源性凝血，发生 DIC，导致致命性出血，此时应立即输注血小板，并补充相应的凝血因子，如输注 FFP、冷沉淀和使用纤维蛋白原。

【注意事项】

（1）白血病急性期或行造血干细胞移植术后的患者在进行血型鉴定时可能出现正、反定型不符，应注意询问病史，排除干扰。

（2）白血病患者化疗后免疫功能受到严重抑制，应输注少白细胞的红细胞或洗涤红细胞，最好输注辐照血，防止 TA-GVHD 的发生。

（3）对于反复血小板输注治疗的患者，输血前进行血小板交叉配血试验，可减少血小板无效输注的发生。

任务四　弥散性血管内凝血的输血

案例 7-4

某患者，男性，58岁，因确诊肺癌需做肺叶切除术入院。术前检查：血型A型RhD阳性，Hb 145 g/L，WBC 60×10⁹/L，PLT 250×10⁹/L，PT 9 s，APTT 20 s，FIB 41 g/L。患者一般情况良好，肝、肾功能正常。术中剥离肿瘤肺叶时，出现创面高凝现象，继而创面出血，逐渐加重，引流瓶中引流液约为5000 ml。随即输入红细胞悬液12 U，冰冻血浆800 ml，代血浆1000 ml，晶体液若干，创面一直渗血不止。患者生命体征平稳，但出现大量浓茶样尿，皮肤及黏膜有瘀点、瘀斑，静脉插管处出现渗血。复查血常规：Hb 70 g/L，WBC 12×10⁹/L，PLT 30×10⁹/L，PT 33 s，APTT 79 s，FIB 1.1 g/L。

诊疗经过：

主刀医师认为患者术中大出血并发DIC，立即剥离肿瘤组织，积极肝素化抗DIC治疗，同时输注单采血小板和FFP，补充凝血因子。输注红细胞悬液，改善组织缺氧。经上述措施紧急处理后，术中仍有渗血，术后转入监护病房。患者病情逐步好转，引流量减少，皮肤及黏膜未见新的出血点，外周血常规和凝血功能检查均显示DIC得到有效控制。

请思考：

对于DIC患者，应该如何进行血液替代治疗？

弥散性血管内凝血（disseminated intravascular coagulation，DIC）是一种临床综合征，微血栓形成是DIC的基本和特异性病理变化。凝血因子大量消耗并继发纤溶亢进，出现消耗性低凝状态，导致严重的出血、微血管栓塞、低血压休克、微血管病性溶血性贫血以及器官衰竭等临床表现。DIC不是一个单独的疾病，而是多种严重疾病的一个中间病理环节，病情复杂，病死率极高。

DIC的发生与许多疾病状态有关，急性和亚急性DIC最常见的原因是感染（包括细菌、真菌、病毒、立克次体等引起了感染）、病理产科（如羊水栓塞、胎盘早剥、妊娠高血压）、严重创伤等。慢性DIC主要见于恶性实体瘤及进展期肝病等。治疗基础疾病和消除诱因是终止DIC进展的最关键和根本的治疗措施。抗凝治疗能有效地减轻器官损伤，重建凝血-抗凝平衡。在上述治疗的基础上，及时补充血小板和凝血因子，改善低凝状态，使机体恢复正常的止血水平。

【输血原则】

一般认为，在血液处于高凝状态下不宜输血，因为这样会加重DIC，如有必要，应在肝素化的基础上进行。在已经进行病因与抗凝治疗的基础上，如DIC未能得到良好的控制并有明显出血表现，如有血小板减少和（或）凝血因子减少证据，应及时补充血小板、凝血因子及冷沉淀等。若发现纤溶亢进，还需抗纤溶治疗。

【血液成分和血液制品的使用方法】

1. 红细胞　当失血量达到或超过总血容量20%~30%，Hb < 80 g/L或HCT < 24%，伴有临床贫血症状或活动性出血时，应输注红细胞。因DIC出血致显著贫血，同时伴有严重缺氧症状者，应尽早输注红细胞，以提高携氧能力，改善组织缺氧。

2. 血小板　DIC病程中消耗了大量血小板，当PLT < 50×10⁹/L时，可在充分抗凝的基础

上输注足量的血小板，成年人每次至少输注1个治疗量的血小板，严重出血可每日或隔日输注1次。急性早幼粒细胞白血病并发DIC患者，因血小板生成减少，更应及时输注血小板。DIC患者输注血小板同时应用肝素，如未达到预期效果或输注后血小板计数迅速减少，可提高肝素用量。如果病因尚未去除，输注量宜适当加大。

3. 新鲜冰冻血浆（FFP） 当DIC造成凝血因子过少时，可使用FFP治疗。不宜使用FFP扩容或在大量出血时与红细胞搭配使用，会增加出血风险。输注FFP也应在充分抗凝的基础上进行，避免加重血管内凝血以致进一步加重DIC。

4. 冷沉淀 冷沉淀富含Ⅷ因子、vWF、FIB等，DIC时可适当选用。对于出血不止的患者，如FIB＜0.8 g/L或PT超过正常值1.5倍，可输注冷沉淀。

5. 抗凝血酶Ⅲ（AT-Ⅲ） 是最重要的生理性抗凝物质，与肝素合用可减少肝素用量，提高肝素疗效，避免肝素停用后的反跳性血栓形成。当抗凝血酶水平低于正常值50%时，应补充抗凝血酶浓缩剂，增强肝素的抗凝作用。

6. 凝血因子复合物 不提倡使用，尤其在肝功能降低时，输注凝血因子复合物可加重DIC。

【注意事项】

（1）治疗过程中应动态监测APTT、PT、TT和FIB等凝血指标的变化，可结合血栓弹力图试验（TEG）的诊断结果，及时调整输血方案。

（2）补充血液成分时要注意患者的血容量变化，避免发生心力衰竭。

（3）在替代治疗前，需要正确判断DIC的病理过程。AT水平恢复正常是DIC病理过程停止的有力佐证。若DIC病理过程已被控制，补充任何所需要的血液成分都是安全的；若DIC病理过程仍在继续，补充含有FIB的血液成分存在一定的风险。

任务五　血小板减少性紫癜的输血

案例7-5

某患者，女性，46岁，因"停经18周，发现血小板减少2 d"入院，孕5产1流3。患者2016年因"巨大儿"行剖宫产术，当时未发现有血小板减少。此次自然妊娠，妊娠11周产前检查PLT 170×10^9/L，妊娠18周产前检查PLT 9×10^9/L。患者既往身体健康，平素月经规律，无月经期延长，月经量无明显增多，无牙龈出血、皮肤紫癜、瘀斑等。体格检查：T 36.7℃，P 90次/分，R 20次/分，BP 95/50 mmHg，神志清楚，皮肤、巩膜无黄染，双下肢可见少量散在瘀斑，心脏、肺未及明显异常，肝、脾无肿大，双下肢无水肿。辅助检查：WBC 9.3×10^9/L，RBC 3.85×10^{12}/L，Hb 111 g/L，PLT 9×10^9/L，尿常规（-），肝功能与肾功能正常，血浆纤维蛋白（降解产物）12.4 mg/L，D-二聚体1.23 mg/L，血小板抗体（-），免疫全套抗SSA（+），抗核抗体（+）（1∶80颗粒型），抗Ro52（+），狼疮抗凝物检测LA 228.9 s，抗心磷脂抗体（-），抗β_2-糖蛋白1抗体IgG/IgM（-）。外周血涂片示杆状核增加。骨髓细胞学：骨髓增生活跃，粒、红系活跃，淋巴细胞减少，巨核细胞数增加、有成熟障碍，血小板散在分布。

主管医师认为患者为妊娠合并ITP，血小板极度低下，应当进行血小板输注治疗。经输血科会诊后提出应先进行内科治疗，密切观察出血倾向，不推荐输注血小板。此患者未输注血小板,在静脉给予激素 3 d 后血小板上升至 $34\times10^9/L$,后改为口服泼尼松和环孢素治疗,5 d 后复查血小板计数为 $79\times10^9/L$,建议患者出院后定期门诊复诊,调整药物用量。

请思考:
1. 对于该患者,该不该输注血小板?
2. ITP 患者输血应该注意哪些问题?

一、特发性血小板减少性紫癜

特发性血小板减少性紫癜(idiopathic thrombocytopenic purpura,ITP),又称原发免疫性血小板减少症(primary immune thrombocytopenia),是一种获得性自身免疫性出血性疾病,以无明确诱因的孤立性外周血血小板计数减少为主要特点。本病分为急性型和慢性型,前者多见于儿童,发病前常有病毒感染史,后者起病隐匿,多见于成年人。本病临床表现为皮肤与黏膜出血、鼻出血及牙龈出血等,严重时出现内脏出血、致死性颅内出血等。

【输血原则】

本病患者血清中含有大量抗血小板抗体,不仅能破坏自身血小板,也能很快破坏输入的血小板,故通常不主张输血小板。当患者无明显出血倾向或表现,$PLT > 30\times10^9/L$ 时,可临床观察。对于持续性和慢性病例,应充分考虑激素和免疫抑制剂等治疗带来的风险。只有在急症,$PLT < 20\times10^9/L$,并伴有严重出血危及生命时才输注血小板。

【输血指征】

1. 重症 ITP 患者 当 $PLT < 10\times10^9/L$,伴消化系统、泌尿系统、颅内或其他部位活动性出血或需要紧急手术时,应紧急输注血小板,务必迅速将 PLT 提高至 $50\times10^9/L$,也可用血浆置换疗法去除循环血液中的抗血小板抗体,减少血小板破坏,有效控制出血症状,缓解病情。

2. 不同的临床诊疗过程血小板输注阈值不同 ①口腔科检查时,要求 $PLT \geq (20\sim30)\times10^9/L$;②拔牙或补牙时,要求 $PLT \geq (30\sim50)\times10^9/L$;③小手术或自然分娩,要求 $PLT \geq 50\times10^9/L$;④大手术时或剖宫产时,应保持 $PLT \geq 80\times10^9/L$;⑤神经外科大手术要求 $PLT \geq 100\times10^9/L$;⑥单一抗血小板或抗凝治疗,要求 $PLT \geq (30\sim50)\times10^9/L$;⑦抗血小板联合抗凝治疗,要求 $PLT \geq (50\sim70)\times10^9/L$。

3. 输注方法 ①每次输注 1~2 个治疗量机采血小板,每 2~3d 输注 1 次;②如出血不止,每日输 1~2 次,直至出血停止;③当输注血小板时,同时静脉输注大剂量丙种球蛋白(1 g/kg)及大剂量糖皮质激素(甲泼尼龙 1 g/kg),可对免疫系统产生抑制作用,以减少输入血小板被破坏。

【注意事项】

(1) 输注血小板并非本病的首选治疗方式,因为患者血液中的自身血小板抗体既破坏自身血小板,也破坏输入的同种血小板,所以必须严格把握输血指征,避免不必要的输血。

(2) 短期多次输血小板,可能造成患者产生同种抗体,加速血小板破坏,降低治疗效果。

二、血栓性血小板减少性紫癜

血栓性血小板减少性紫癜(thrombotic thrombocytopenic purpura,TTP)是一组微血管血

栓出血综合征，临床表现为典型的五联征，即血小板减少、微血管病溶血性贫血、神经精神症状、肾损害、发热。TTP患者血管性血友病因子（vWF）裂解蛋白酶（ADAMTS13）活性缺失，超大分子vWF聚集，促进血小板黏附和积聚，在微血管形成血小板血栓，血小板因消耗减少，继发出血，微血管狭窄致使红细胞破坏，发生微血管溶血。

本病分为遗传性和获得性两种，后者根据有无原发病分为特发性和继发性。遗传性TTP患者因基因突变，导致ADAMTS13活性降低或缺乏。特发性TTP患者多因体内存在ADAMTS13自身抗体，导致蛋白酶活性降低或缺乏。继发性TTP患者因感染、肿瘤、自身免疫病等因素引发。

【输血原则】

本病病情凶险，病死率高。当诊断明确或高度怀疑本病时，不论轻型或重型，均应尽快开始积极治疗。首选血浆置换，其次可选用新鲜冰冻血浆输注以及药物治疗。输注血小板应十分谨慎，仅在出现危及生命的严重出血时考虑使用。

【输血指征】

（1）采用新鲜血浆为置换液，通过血浆置换补充ADAMTS13，清除体内蛋白酶抗体、超大分子vWF，补充正常的抗凝聚因子。若效果欠佳，可更换置换液，选用不含vWF、Ⅷ因子和FIB的冷上清液，具有良好的置换效果。美国血库协会推荐每日血浆置换量为患者血浆容量的1.0~1.5倍，也可以每次2000 ml左右，每日1~2次。

（2）不能进行血浆置换的患者，可输注FFP或冷上清液，第一日以30 mg/kg输注，第二日以15 mg/kg输注。

（3）对于多次复发或开展血浆置换无效的患者，可考虑静脉输注丙种球蛋白。

（4）对于高度疑似或确诊的TTP，因为输注血小板可增加血液循环中的血小板计数，加重微血管栓塞。因此，仅在血小板极低并出现严重出血，甚至危及患者生命时，才考虑输注血小板进行救治。

（5）贫血症状严重者，可输注悬浮红细胞以纠正贫血。

【注意事项】

（1）TTP患者PLT > 150×10^9/L、乳酸脱氢酶（LDH）恢复正常并无伴发神经症状时，建议间断性使用血浆置换巩固治疗效果。如在减量或停止血浆置换过程中病情复发，则重新施行血浆置换。

（2）血浆置换时少数患者出现不良反应。如枸橼酸毒性作用引起的低钙血症，注意及时口服补钙。

（3）TTP患者容易复发，应定期监测PLT和ADAMTS13活性。病情稳定后可使用双嘧达莫（潘生丁）和（或）阿司匹林，能减少复发频率。

（4）输注新鲜血浆时，应注意患者体液平衡。

（5）由于TTP是自身免疫功能异常，血浆置换治疗效果具有暂时性，应同时结合机体免疫抑制治疗。

（6）TTP患者若发生肾衰竭，在输注血浆的同时可联合应用血液透析。

任务六　严重创伤和大量输血

案例 7-6

某患者，男性，52岁，因车祸致全身多处损伤伴疼痛、出血1.5 h入院。体格检查：T 37℃，P 153次/分，R 20次/分，BP 140/60 mmHg。神志清楚，贫血貌，腹部膨隆，全腹压痛、反跳痛及肌紧张。右大腿肿胀，畸形明显，胫骨、腓骨远端开放性粉碎性骨折，骨断端外露，后侧开放损伤，深达肌层，肌肉断端外露，伤口出血。入院诊断：闭合性腹外伤；肝破裂；右股骨骨折；右胫骨、腓骨开放性粉碎性骨折；左股骨颈骨折；左小腿开放损伤。入院后给予输血、补液、吸氧等支持治疗，给予剖腹探查后行肝破裂修补纱布填塞止血术，右胫骨、腓骨开放性粉碎性骨折清创探查内固定术，左小腿开放损伤清创缝合术。术中共输悬浮红细胞20 U，血浆3800 ml，冷沉淀20 U，血小板1个治疗量。术后患者生命体征不稳定，转入重症监护病房治疗。

请思考：
1. 何为大量失血？
2. 大量输血时，各种血液成分该如何配比？

一、严重创伤的输血

出血是严重创伤的首要致死原因。严重创伤患者大量失血后早期的输血治疗是主要救治措施之一。在制定输血方案时，应根据患者具体病情需要和输血目标，选择合适的血液成分输注剂量，科学合理用血，降低输血风险。

严重创伤后大量失血包括以下情况之一：① 24 h内丢失患者自身全部血容量；② 3 h内丢失50%自身血容量；③成年人出血速度超过150 ml/min；④出血速度达到1.5 ml/（kg·min），超过20 min。大量失血时通过输血治疗恢复血容量和纠正贫血，配合外科止血和液体复苏，维持组织灌注和氧供。

【输血原则】

在止血和液体复苏早期，推荐同时采集血液样本，迅速送检进行输血前相容性试验，同时进行内环境评估，包括血常规、生化检测、凝血功能检查、血栓弹力图试验（TEG）等，结合患者失血量、血容量、临床表现、贫血持续时间和贫血程度，以及心脏、肺功能耐受程度等，选择不同的血液成分、制剂或制品。不推荐以单次血红蛋白、红细胞压积决定是否输血，不推荐单独以某个常规凝血指标指导输血治疗。

【输血指征】

对于血容量正常的非贫血患者，失血量少于总血容量20%的少量失血，如患者能耐受，可暂不输注红细胞。先以晶体液、胶体液（2~3）：1的比例扩容，视患者后期病情进展情况综合考虑。中等量失血，失血量达到20%~40%，患者出现失血性休克，在先晶后胶基础上，酌情输注红细胞，并注意防范创伤和输液稀释引起的凝血功能紊乱，必要时补充FFP和血小板。当失血量超过40%，血液淤滞、浓缩，组织氧供不足，血流动力学不稳定时，不仅要补充丢失的血容量，而且要补充微循环扩张的血管内容积和细胞外液的损失，需要输入丢失量 3～4 倍的液体。首选静脉快速滴注等渗盐水和平衡盐溶液扩充血容量，补充细胞外液，维持血压，并选择适当的血液成分输注。

1. 红细胞 对于液体复苏后的创伤患者，当 Hb < 70 g/L 和（或）HCT < 21% 时，推荐输注红细胞，维持 Hb 80～100 g/L，或 HCT 28%～30%。除此之外，还应根据患者的贫血程度、心肺代偿功能、年龄、组织缺氧症状等因素决定是否输注。

2. FFP 用于补充凝血因子以预防失血和止血，当 PT、APTT 大于 1.5 倍参考值，INR > 1.5，尤其是有急、慢性肝功能严重损伤的患者，应输注 FFP。美国麻醉学会推荐首剂量为 10～15 ml/kg，然后根据凝血情况和其他血液成分输注量决定。对于既往有口服华法林的创伤患者，为紧急逆转其抗凝作用，推荐输注 FFP 5～8 ml/kg。严重创伤大出血的患者，当输注红细胞 3～5 U 或以上时，应尽早应用 FFP。

3. 血小板 当 PLT < 50×10^9/L 时，必须输注血小板，中枢神经系统或眼部手术建议维持 PLT > 100×10^9/L。当活动性出血压迫止血和电凝止血无效时，可将 PLT > 75×10^9/L 作为安全阈值，及时输注血小板。推荐首剂量为 2 U/10 kg 浓缩血小板或 1 个治疗量单采血小板。如术中出现不可控制的渗血或存在低体温，血小板功能低下，则血小板注入量不受上述限制。

4. 冷沉淀 功能性 FIB 缺乏或血浆 FIB < 1.0 g/L，应考虑输注冷沉淀。推荐首剂量为 2～3 U/10 kg。

二、大量输血

大量输血（massive transfusion）指短时间内连续快速输注大量血液。通常界定为 24 h 内输入的血液总量等于或超出患者全身血容量，或 3 h 内的血液输入量达到受血者自身血容量的 50% 以上。大量输血常见于外伤、重大外科手术、产科分娩等。对于紧急状态下的大量输血，医院应制定处置预案，相关部门有效沟通和准备，根据患者出血、止血情况和实验室检查结果，充分评估病情，在有效液体扩容的基础上，合理使用成分输血，确定输注品种和数量，以恢复血容量，维持组织灌注和氧供，纠正凝血功能紊乱，控制出血，争取抢救时间，挽救生命。

以往大量输血一般以全血输注，近年来已很少输用，代之以成分输血。可供大量输血时使用的有红细胞、血小板、FFP、冷沉淀等血液成分和血液制剂。

1. 红细胞 在晶体液和胶体液同时快速扩容抗休克治疗基础上，紧急输注 2～4 U 红细胞，迅速改善重要脏器组织氧供不足。成年人输注红细胞 15～18 U 或以上，或输注量 ≥ 0.3 U/kg 时，应立即输注血小板。输注量超过 1～1.5 倍患者血容量，应每隔 1～2 h 检测血常规、凝血功能、FIB 及血气相关项目，评估患者病情进展情况。大量输血情况下，最好对血液制品进行复温处理，减少库存低温血液对患者的影响，并至少每 12 h 更换一次输血器。

2. FFP 大量输血时，输注红细胞 4 U 后，应加输 FFP，按 15～30 ml/kg 输注可降低死亡率。24～72 h 内输注的 FFP 量不宜超过红细胞输注量，两者比例为 1∶1（或 2）。当 APTT 和 PT 延长至正常值 1.5 倍时，凝血障碍风险增加，凝血因子稀释性减少，应补充一定量的 FFP，以补充多种凝血因子。应根据情况每 1～2 h 检测 1 次凝血功能。

3. 血小板 主要用于预防性输注，急性出血患者须维持 PLT ≥ 50×10^9/L。大量出血使血小板同时丢失，加上大量液体复苏、输血等可发生稀释性血小板减少，术中切口渗血严重，尤其是脑部或眼部手术，不利于手术视野显露，可酌情输注血小板，使 PLT > 100×10^9/L。输注红细胞悬液 > 18 U 时应输注血小板，以维持 PLT ≥ 75×10^9/L。

4. 冷沉淀 足量的 FFP 前期可纠正 FIB 不足，如输血量达到患者自身血容量的 1.5 倍，FIB < 1.0 g/L，可考虑输注冷沉淀。1 U 冷沉淀含 FIB 150～250 mg 及凝血因子Ⅷ（FⅧ）80～100 U，可根据患者的实验室指标给予补充。

5. 其他血液生物制品 在大量输血过程中，重组凝血因子Ⅶ（rFⅦ）有明显的止血作用。对于肝功能障碍或维生素 K 缺乏患者，可给予凝血酶原复合物浓缩制剂（PCC）以减少出血。

【大量输血不良反应】

1. 循环超负荷 短时间内过多、过快输血，超过了患者心血管系统的负荷能力，导致心力衰竭，加重病情。应在大量输血前对患者年龄、体质和心脏功能等情况进行评估，确定输血、输液速度及总量，并在输血过程中严密观察有无心衰竭表现。如有烦躁不安、胸闷、心率加快等异常表现，立即停止输血，采取相应的措施。

2. 凝血异常 血小板及凝血因子在参与止血的过程中被大量消耗，大量液体的输注使其稀释性减少。库存血中枸橼酸盐抗凝剂的输入导致患者血钙降低、DIC 发生，都会导致患者凝血异常。因此，大量输血患者应密切监测凝血功能，注意补充血小板、凝血因子及钙剂。

3. 低体温 大量输入未加温的冷藏血，可使患者体温降低，酸性代谢产物蓄积，不利于携氧释放，同时可发生心律失常，甚至发生心室颤动和心脏停搏（尤其是低钙高钾时）。低体温可使血小板功能低下，对凝血造成一定影响。因此，大量输血时，应对血液成分进行适当加温处理，应使用专业的输血加温器严格控制温度。

4. 枸橼酸盐中毒和酸碱平衡紊乱 血液制品多由枸橼酸盐保存，大量输血后可能发生枸橼酸盐中毒，尤其是合并有严重肝、肾功能不全的患者。血液在保存过程中，由于葡萄糖分解和红细胞代谢产生乳酸和丙酮酸，均可导致酸中毒。但枸橼酸盐可经三羧酸循环迅速代谢，代谢产物碳酸氢钠可中和酸血症。应通过血气分析结果监测患者酸碱平衡情况，碳酸氢钠不作常规应用。

5. 其他 电解质代谢紊乱（低血钙、高血钾、低血钾）、高血氨血症、输血相关性传染病等。

【大量输血输注方案】

大量输血时，推荐使用红细胞悬液：新鲜冰冻血浆：血小板悬液的比例为 1：1：1（手工分血小板悬液 1 U 为 200 ml 全血制备，1 个治疗量机采血小板悬液按 10 U 手工分血小板计算）。

任务七　紧急输血

案例 7-7

某患者，女性，29 岁，妊娠 27 周，因头晕伴阴道不规则出血入院。检查发现患者宫内死胎，于次日 9 时行清宫术时，患者突发大出血。医师紧急申请输血时发现患者血液为 O 型 RhD 阴性，由于医院没有 O 型 RhD 阴性血液，于 10 时 12 分将患者转送至省医院救治，约 12 时被省医院成功接收。省医院紧急向血液中心申请调血，媒体向社会呼吁献血，最终于 17 时送来 4U 的 O 型 RhD 阴性红细胞。但为时已晚，最终患者因抢救无效死亡。

请思考：

1. 本案例中，医师的诊疗有何不妥之处？
2. RhD 阴性患者紧急抢救时没有 RhD 阴性血液资源时应该怎么办？

紧急输血是指若延误输血将危及受血者的生命安全，在未完成交叉配血的情况下，发出并输用同型或相容血液的应急措施。紧急输血应用的范围为：① ABO 疑难血型患者紧急抢救用血；② ABO 同型血液储备不能满足需求时患者紧急抢救用血；③ Rh 阴性患者紧急抢救用血；④交叉配血不合和（或）抗体筛查阳性患者紧急抢救用血。若出现以上任一情况，医疗机构应当立即启动紧急用血程序，并由临床医师告知患者或其家属，同时在病历中详细记录。

【输血原则】

患者无论输注全血还是成分血液，最佳的选择是与自身 ABO 和 RhD 血型相同。输血科工作人员根据患者输血前血清学试验结果及血液库存情况，发现其符合紧急输血应用范围任意一项，立即向临床科室负责医师说明情况。临床医师根据患者病情和反馈信息，在上报上级医务主管部门审批或总值班备案后，立即启动紧急抢救用血程序，并向患者及其家属告知紧急输血的必要性、方案以及风险，同时签署有关知情同意书。

ABO 血型未知的患者只能接受 O 型红细胞，ABO 血型已知，但未能完成交叉配血试验时，患者只能接受同型或相容血型的红细胞。如果得到患者血标本，对已经发出的血液，应尽快进行补救性交叉配血试验，将试验结果及时告知临床科室。如果发现某份血液与受血者不相容，实验室工作人员应即刻通知临床科室，立即终止该份血液的输注，临床医师应当依据患者是否出现急性溶血性输血反应来决定是否需要采取相应的治疗措施。对于怀疑发生溶血反应、免疫反应和无效输血的患者，需进行相关监测。输入大量 O 型红细胞成分后，能否输注与患者同型的血液应视具体情况而定。当患者原 ABO 血型的红细胞与新采集的患者血标本血清相合时，可以输注与患者原血型同型的血液（在改输原同型的血液时，须更换输血器）。若交叉配血试验由于 ABO 抗体所致不合时，则应继续输注 O 型红细胞。非同型血液输注，红细胞只要求主侧配血相合，次侧配血不作要求。紧急非同型血液输注仅适用于其他医疗措施不能替代的输血，以及为挽救患者生命，赢得手术或其他治疗的宝贵时间而必须施行的紧急输血。严禁对紧急输血应用范围以外情况的患者以"临床紧急输血"的名义输注非同型血液。

【相容性输血】

在不能得到相同 ABO 血型的血液成分的情况下，如需要紧急输血，可考虑相容性输注。一般情况下，输注相容的红细胞或血浆不影响疗效。红细胞和血浆相容性输注时，血型成分要求列于表 7-1。紧急情况下，O 型红细胞、AB 型血浆和 AB 型冷沉淀可以输给任何受血者。

表7-1　相容性输血血型选择

患者血型	相容性红细胞	相容性血浆
O	/	AB，A，B
A	O	AB
B	O	AB
AB	A，B，O	/

RhD 阴性的患者尤其是有生育需求的女性（包括未成年女性）应首选 RhD 阴性红细胞。但若无法获得 RhD 阴性的血液成分，应本着生命至上的原则，先输 RhD 阳性血抢救，因为生命权大于生育权。抗体一般在 2~5 个月内产生，最快也要在 2 周以后产生。只要患者度过危险期，就有充足的时间寻找 RhD 阴性血液。尽管血小板表面无 D 抗原，但血小板制品中含有一定量的红细胞可使患者致敏，故 RhD 阴性生育期的女性患者（包括未成年女性）应首选 RhD 阴性血小板。RhD 阴性男性患者或无生育需求的女性患者可输 RhD 阳性血小板。紧急情况下，RhD 阴性

患者需要输注血浆和冷沉淀时，可按 ABO 同型或相容输注，不考虑 RhD 血型。

如果发现受血者血液中存在有临床意义的红细胞意外抗体，或受血者有此类抗体病史且需要输注红细胞，应当选择缺少相应抗原并且交叉配血试验相容的血液。

自测题

一、单项选择题

1. 严重肝病伴有凝血因子缺乏出血患者输血应首选
   A．白蛋白　　B．新鲜冰冻血浆　C．洗涤红细胞　　D．代血浆　　E．球蛋白

2. 新生儿溶血病当胆红素超过 342 μmol/L 时，应首选
   A．光照疗法　　　　　　　B．换血疗法
   C．药物疗法　　　　　　　D．液体疗法
   E．物理疗法

3. 多次输注血小板可产生
   A．淋巴细胞增多　　　　　B．白细胞增多
   C．清蛋白增多　　　　　　D．抗血小板抗体
   E．红细胞增多

4. 手术及外伤者失血量在 500 ml 以下，则
   A．不必输血　　　　　　　B．输红细胞成分
   C．输注血浆　　　　　　　D．输注代血浆
   E．输注生理盐水

5. 当大量使用保存期长的库存血时，会引起
   A．碱中毒，低血钠　　　　B．碱中毒，低血钾
   C．酸中毒，高血钾　　　　D．酸中毒，低血钾
   E．酸中毒，低血钠

6. 特殊情况下，AB 型血浆
   A．只能输给 AB 型人
   B．能输给 AB 型或 O 型人
   C．能输给 A 型或 B 型人
   D．能输给 A 型、B 型或 O 型人
   E．能输给 A 型、B 型、O 型或 AB 型人

7. 免疫性原因造成的急性溶血性输血反应，大多数情况下是输入了哪种血型不配合的血所致
   A．ABO 血型　　　　　　　B．Rh 血型
   C．MN 血型　　　　　　　D．血小板血型
   E．P 血型

8. 关于 TTP 和 ITP 治疗的说法，错误的是
   A．当发生危及生命的出血时，可输注血小板
   B．静脉注射免疫球蛋白对两者均有效
   C．输注血浆对两者均有效
   D．血浆置换对两者均有效
   E．输注红细胞对两者均有效

9. 贫血患者临床上考虑是否需要输血的因素不包括
    A. 患者贫血程度　　　　B. 心肺代偿功能
    C. 年龄　　　　　　　　D. 性别
    E. Hb
10. 急性失血最重要的治疗措施是
    A. 补液　　　　　　　　B. 补充血浆扩容
    C. 输注红细胞　　　　　D. 止血
    E. 饮水

二、简答题

1. 新生儿溶血病换血治疗时，应怎样选择血液制剂？
2. 对于血小板减少性紫癜的患者，应如何输注血小板？

（郑　萍　易婷婷）

项目八

临床输血治疗技术

学习目标

通过本项目内容的学习，学生应能够：

识记
1. 陈述治疗性血液成分单采术的定义、分类及临床应用。
2. 说出自体输血的分类、适应证与禁忌证。

理解
1. 概括细胞过继免疫治疗的定义、分类。
2. 概括造血干细胞移植的分类。

运用
利用血液治疗技术指导临床正确开展输血治疗。

输血治疗技术作为一种很常见的治疗方法，已在临床上广泛应用。现代临床输血技术已经不仅是血液成分的简单输注，而是发展到血液病理成分的去除治疗、细胞过继免疫治疗和干细胞输注治疗。这已经成为 21 世纪输血医学的发展新方向，同时为多种恶性肿瘤和临床疑难杂症的治疗带来了新的曙光。

任务一 治疗性血液成分单采术

案例 8-1

某患者，男性，既往身体健康。2 个月余前患者无明显诱因出现头痛，为阵发性，以右颞部为著，呈搏动性，可耐受。3 d 前患者头痛加重，在家自服"天麻"治疗，逐渐出现乏力，活动后气喘，无发热、咽痛、流涕、咳嗽、咳痰、活动性出血征象。血常规：WBC 296.88×10^9/L，N 28.6%，L 8.8%，M 62.5%，RBC 2.34×10^{12}/L，Hb 72 g/L，PLT 64×10^9/L。患者一般状况尚可，贫血貌，心脏、肺、肝、脾未见异常。最终诊断为 AML。

请思考：
1. 对于该患者，哪种治疗方案最为有效？
2. 该治疗方案还适用于哪些疾病？

治疗性血液成分单采术（therapeutic apheresis，TA）是指通过设置血细胞分离机相关程序，采集患者血液后，进行病理成分分离、去除或置换，同时对患者进行正常血液成分的回输和适当补充血液制剂或替代溶液，去除或减少血液中病理性成分对患者的致病作用，以达到治疗或辅助治疗目的的临床治疗技术。由于该技术具有疗效可靠、安全性佳、操作简单等优点，被广泛应用于难治和重症疾病患者的临床治疗。

一、治疗性红细胞单采术

治疗性红细胞单采术（therapeutic erythrocyt apheresis）是指对患者血液利用血细胞分离机处理，将过量的红细胞与其他血液成分分离，去除一部分病理性红细胞，并将其余血液成分回输至患者体内的临床治疗技术。

【临床应用】

治疗性红细胞单采术同时联合药物治疗真性红细胞增多症，目的在于迅速去除患者体内过多的红细胞而改善病情。通常外周血 RBC $> 6 \times 10^{12}$/L、Hb > 180 g/L，且有明显临床症状时应考虑进行治疗性红细胞单采术治疗。

> **知识链接**
>
> **治疗性红细胞单采术联合药物治疗真性红细胞增多症**
>
> 真性红细胞增多症的传统治疗方法包括静脉放血疗法、^{32}P 放射性核素及骨髓抑制药物等。静脉放血疗法能迅速降低红细胞数量，改善症状，但大量放血可引起缺铁，放血后可刺激骨髓，引起 RBC 反弹性增高，并且血容量降低，促发血栓形成，有较高的出血及血栓形成风险，对有心血管疾病的老年患者操作困难，合并症多。单用药物羟基脲治疗，RBC 下降缓慢，易复发，增加发生白血病及骨髓增生异常综合征（MDS）、骨髓纤维化的危险。而单用 α-干扰素可以抑制肿瘤细胞增殖，但 RBC 下降更缓慢。治疗性红细胞单采术可迅速去除 RBC，不影响血浆蛋白、凝血因子，并能迅速降低红细胞容量负荷，减轻高凝状态，改善微循环，增加组织氧供；且治疗耗材为一次性密闭管路，无菌技术严格，避免了操作污染，减少了并发症，整个参数设定和操作过程由计算机自动控制，方法简便、安全、有效。

二、治疗性白细胞单采术

治疗性白细胞单采术（therapeutic leukapheresis）是指对患者血液利用血细胞分离机处理，分离并去除白细胞，如白血病细胞或粒细胞，并将其他血液成分回输至患者体内的技术。

【临床应用】

急性髓系白血病（AML）特别是 M4 和 M5，WBC $> 100 \times 10^9$/L，当出现如此高的白细胞时，循环中大量的原始粒细胞可引起高黏度综合征和微循环阻塞，尤其是肺部和大脑。需要立即进行治疗性白细胞单采术，以去除循环中的原始粒细胞。

治疗性白细胞单采术也适用于 WBC（5～10）$\times 10^9$/L 和有白血病细胞浸润症状的 AML，可以降低白细胞计数，缓解患者的症状。

三、治疗性血小板单采术

治疗性血小板单采术（therapeutic plateletpheresis）是指对患者血液利用血细胞分离机处理，分离和去除其血小板，并将其他血液成分回输至患者体内的技术。

【临床应用】

治疗性血小板单采术主要适用于原发性血小板增多症。原发性血小板增多症是一种慢性克隆性骨髓增生性疾病。外周血中大量增多的异常血小板，易形成血栓和微栓塞，可损害重要组织和器官的功能。对于 PLT ＞ 1000×10^9/L，原发性血小板增多症有血栓和出血危险的患者，应及时给予血小板单采术治疗，能够迅速、有效地降低循环血液中的血小板计数，降低血栓和微血栓形成的风险，预防严重并发症的发生。

任务二　治疗性血液成分置换术

> **案例 8-2**
>
> 某患者，为中年女性，自诉 10 d 余前无明显诱因出现左侧下肢及双侧上肢散在瘀斑，无出血点、鼻出血及牙龈渗血，未予特殊治疗。5 d 前患者同房后出现阴道流血，呈鲜红色，量少，并出现双下肢多发出血点，未予特殊治疗。2 d 前阴道流血好转，出现巩膜黄染，伴有活动后胸闷、心悸，1 d 前头痛加重入院。实验室检查：WBC 7.55×10^9/L，Hb 110 g/L，PLT 10×10^9/L，尿蛋白定性 2+，尿隐血 3+，TBIL 69 μmol/L，IBIL 52 μmol/L，LDH 1020 U/L，外周血涂片镜检：裂片红细胞占 5%，血管性血友病因子裂解酶活性缺乏，最终诊断为 TTP。
>
> 请思考：
> 1. 对于该患者，哪种治疗方案最为有效？
> 2. 简述该治疗方案的适应证。

治疗性血液成分置换术（therapeutic blood components exchange，TBCE）是去除患者血液中病理性成分的一种治疗技术。通过手工操作或血液成分分离机采集、分离、去除患者循环血液中某些病理性成分，回输其正常血液成分，并补充患者所需的血液成分或其他胶体、晶体溶液，调节和恢复患者的生理功能，达到治疗疾病的目的。常用的治疗性血液成分置换术包括治疗性血浆置换（therapeutic plasma exchange，TPE）和治疗性红细胞置换（therapeutic red blood cell exchange，TRCE）。

一、治疗性血浆置换

血浆置换是现代生物医学工程领域中净化血液的重要手段之一，是指利用血细胞分离机技术，用健康人的血浆、白蛋白制剂、代血浆、晶体盐溶液等置换液，将患者血液循环中的血浆成分置换出来，以去除病理性血浆物质并保持正常人体所需的血浆成分和维持正常的血容量。

【临床应用】

1. 高黏滞综合征　常见于巨球蛋白血症、多发性骨髓瘤等单克隆浆细胞疾病。当血液中存在过量异常免疫球蛋白时，可引起血液黏滞度异常增高，血栓及微血栓形成。治疗性血浆置换对病理性 IgM 去除效果最好，对病理性 IgG 和 IgA 的去除效果较差。置换时，宜采用晶体液、代血浆和白蛋白液。

2. 中毒症　治疗性血浆置换对结合血浆蛋白的毒素中毒患者是最有效的治疗措施。治疗性血浆置换结合药物治疗，可将毒素快速从血液中清除出去。

3. 血栓性血小板减少性紫癜　为一种罕见的微血管血栓-出血综合征。血浆置换疗法为首选治疗方法，缓解率可达 75%。选择置换液时，应选用大量新鲜冰冻血浆。

4. 母婴血型不合的妊娠　特别是 Rh 血型的母婴血型不合，母体血浆中高效价的 IgG 血型抗体可通过胎盘进入胎儿的血液循环中，与胎儿红细胞上相应的血型抗原结合，导致胎儿发生溶血。进行治疗性血浆置换，能有效降低母体血浆中 IgG 血型抗体的效价，起到预防胎儿溶血的作用。

5. ABO 血型不合的骨髓移植　若受者与供者的 ABO 血型不合，受者体内原有的血型抗体可导致输入的供者红细胞发生溶血，甚至破坏植入的供者干细胞。在移植前，进行治疗性血浆置换，可有效降低受者血浆中原有血型抗体效价，预防输入的供者红细胞和植入的供者干细胞被破坏。

6. 其他　如重症肌无力、吉兰-巴雷综合征（GBS）、多发性硬化症、慢性炎性脱髓鞘性多发性神经病、肺出血肾炎综合征（GPS）、再发局灶节段性肾小球硬化、系统性红斑狼疮，治疗性血浆置换是有效的治疗措施之一。

二、治疗性红细胞置换

治疗性红细胞置换是临床常用的治疗性血液成分的单采技术之一。该技术是指对患者血液利用血细胞分离机处理，将其中的病理性红细胞与其他血液成分分离，去除病理性红细胞，并采用健康供者红细胞和胶体溶液进行病理性红细胞置换的临床治疗技术。

【临床应用】

（1）镰状细胞贫血、"镰状细胞危象"，血液循环中存在大量镰状红细胞，其变形能力差，功能丧失，可引起微循环淤滞。

（2）一氧化碳中毒有组织、器官严重缺氧者。一氧化碳中毒者，组织缺血、缺氧，治疗性红细胞置换是改善组织和器官氧供最有效的治疗措施。

（3）严重新生儿溶血病、自身免疫性溶血。

（4）红细胞寄生虫病（如疟疾）。

> **知识链接**
>
> **镰状细胞危象**
>
> 镰状细胞贫血是一种常染色体显性遗传性疾病，主要见于非洲黑种人。因 HbA 的 β 链上第 6 位的谷氨酸被缬氨酸替代形成 HbS。当血氧过低时，HbS 互相聚集，形成纤维状多聚体，其排列方向与细胞膜平行，并与之紧密接触，当有足够的多聚体形成时，红细胞即由双面凹盘状变成镰刀形，即发生镰状改变。镰变后的红细胞失去正常的可塑性和变形能力，在微循环中易破坏，发生溶血。镰变的红细胞还可使血液黏滞度增加，血流速度减慢，引起微血管堵塞，加重组织缺氧和酸中毒，从而进一步诱发更多的红细胞

发生镰变。这种恶性循环的结果，不仅加重溶血，而且导致组织、器官的损伤和坏死。表现为轻重不一的小细胞或大细胞贫血，易感染，肝大、脾大，心脏及肺功能常受损，肾多受累。严重时可出现"镰状细胞危象"。

任务三　造血干细胞移植

案例 8-3

某患者，女性，40 周岁。2 个月余前无明显诱因出现右颞部阵发性、搏动性头痛，3 d 前头痛加重，在家自服感冒药治疗，逐渐出现乏力、活动后气喘，遂于某医院就诊。查血常规：WBC 96.12×10^9/L，N 23.6%，L 9.8%，M 66.5%，RBC 2.02×10^{12}/L，Hb 68 g/L，PLT 61×10^9/L。门诊以"白细胞增多（白血病？）"收入院。入院后行骨髓穿刺，诊断为 AML。经过化疗后，骨髓象缓解，医师建议进行造血干细胞移植。

请思考：
1. 医师建议进行造血干细胞移植，首选哪种移植方法？
2. 简述造血干细胞移植的优点及缺点。

随着对造血干细胞生物学特性、移植免疫等基础研究的不断深入，以及新型的免疫抑制剂的不断推出，抗感染药物的更新换代，造血生长因子的应用和成分输血等综合救治能力的提高，造血干细胞移植（hematopoietic stem cell transplantation，HSCT）从最初作为辐射损伤患者和晚期白血病患者的救治措施，逐步发展成为一个较为完整的治疗体系。HSCT 的发展历史是体现从临床发现和提出问题基础研究的不断深入，又有力地促进临床治疗技术进步的生动实例。目前，造血干细胞移植已逐步发展成为白血病的主要根治方法，并拓展到实体瘤、遗传与代谢性疾病、自身免疫病等领域。50 余年来，造血干细胞移植一直是临床医学中较活跃的领域之一。

【概述】
造血干细胞（HSC）是一类具有自我复制、自我更新和多向分化潜能的细胞。造血干细胞存在于造血组织及血液中，是机体各种血细胞的共同来源。造血干细胞具有自我更新和分化为各种血细胞的能力，植入足够数量后，能使机体的正常造血功能得到恢复和重建。

造血干细胞移植是患者先接受超大剂量放疗或化疗，有时联合其他免疫抑制药，以清除体内的肿瘤细胞、异常克隆细胞，然后再回输采自自身或他人的造血干细胞，重建正常造血和免疫功能的一种治疗手段。

【分类】
1. 按 HSC 来源分类　HSC 可以从骨髓、外周血、脐带血中进行采集和分离。按 HSC 来源不同，造血干细胞移植分类列于表 8-1。

表8-1　按HSC来源造血干细胞移植分类

分类	定义
骨髓造血干细胞移植（BMT）	简称骨髓移植，是指将供者的正常骨髓移植给受者，以重建受者造血功能和免疫系统的治疗过程，又分为同基因 BMT、异基因 BMT、自体 BMT
外周血造血干细胞移植（PBSCT）	是指通过动员、采集外周血中的干细胞，移植给受者，以重建受者造血功能和免疫系统的治疗过程
脐带血造血干细胞移植（CBSCT）	是指将新生儿的脐带血移植给受者，以重建受者造血功能和免疫系统的治疗过程

2. 按供受者遗传学关系分类　按供受者遗传学关系，造血干细胞移植分类列于表 8-2。

表8-2　按供受者遗传学关系造血干细胞移植分类

分类	定义	优点	缺点
自体造血干细胞移植（auto-HSCT）	指造血干细胞供者、受者是同一个人的造血干细胞移植	不会发生移植物排斥和移植物抗宿主病，移植并发症少，且无供者来源限制，移植相关死亡率低，移植后患者生命质量好	自体干细胞中可能混有肿瘤细胞，复发率高
同基因造血干细胞移植（syn-HSCT）	指基因型相同的两个个体间的移植，常指同卵双胎之间的造血干细胞移植	不会发生移植物排斥和移植物抗宿主病，移植并发症少，移植物中不含肿瘤细胞	不能产生移植物抗肿瘤或移植物抗白血病效应
异基因造血干细胞移植（allo-HSCT）	是指造血干细胞供者、受者为不同个体的造血干细胞移植，包括 HLA 相合造血干细胞移植和 HLA 部分相合造血干细胞移植	来源于正常供者，无肿瘤细胞污染，且移植物有免疫抗肿瘤效应，故复发率低，长期无病生存率高	供者来源受限，易发生移植物抗宿主病，移植并发症多，患者需长期使用免疫抑制药，长期生存者生命质量可能较差

【临床应用】

1. 恶性血液病

（1）AML：患者在首次缓解、早期复发、二次缓解或以后的缓解时均可进行造血干细胞移植。

（2）ALL：ALL 患者，尤其是具有不良预后因素的患者，如有合适供者，应在首次缓解时进行造血干细胞移植。

（3）CML：异基因造血干细胞移植是目前唯一能治愈 CML 的方法，CML 患者如有合适的供者，应进行造血干细胞移植。

（4）恶性淋巴瘤：是对放疗及化疗较敏感的恶性肿瘤之一，异基因造血干细胞移植可将化疗剂量从骨髓限制性剂量提高至髓外器官限制性剂量，从而改善疗效。

（5）多发性骨髓瘤：无论多发性骨髓瘤（MM）患者对化疗反应如何，造血干细胞移植都是较好的选择。

（6）其他恶性血液系统肿瘤：如 CLL、MDS，造血干细胞移植为患者生存提供了较好的机会。

2. 难治性血液病 范科尼（Fanconi）贫血、再生障碍性贫血、β-珠蛋白生成障碍性贫血、镰状细胞贫血、MDS及阵发性睡眠性血红蛋白尿症（PNH）等。

3. 自身免疫病（ADS） 克罗恩病、溃疡性结肠炎、类风湿关节炎、自身免疫性脑脊髓炎等疾病，经过造血干细胞移植后，半数以上患者可获得缓解。

4. 实体肿瘤 乳腺癌、宫颈癌、神经母细胞瘤、卵巢癌及小细胞肺癌等。

任务四　细胞过继免疫治疗

> **案例 8-4**
>
> 某患者，女性，50周岁，1周前因胸闷、剧烈咳嗽、咯血于某医院就诊，入院后很快被诊断为肺癌晚期伴肝转移，并有血性胸腔积液。在医师建议下给予胸腔注射LAK，每周3次，共9次。LAK治疗第2次后，胸腔积液量明显较少，患者疼痛减轻，睡眠好转，体重增加。
>
> 请思考：
> 1. 何为LAK？
> 2. 简述LAK治疗的临床应用。

细胞过继免疫治疗（adoptive cellular immunotherapy，ACI）主要是指采集人体自身免疫细胞，经过体外培养，使其数量成千倍增多，靶向性杀伤功能增强，再回输到人体以杀灭病原体、癌细胞或突变的细胞，打破免疫耐受，增强机体的免疫能力。

一、淋巴因子激活的杀伤细胞（LAK）治疗

淋巴因子激活的杀伤细胞（LAK）是将外周血单个核细胞（PBMC）在体外经IL-2诱导培养出的一种非特异性杀伤细胞，抗瘤谱较广，可杀伤对CTL、NK不敏感的多种肿瘤细胞。

【临床应用】

淋巴因子激活的杀伤细胞治疗适用于恶性黑色素瘤、肾母细胞瘤、非霍奇金淋巴瘤、结直肠癌、肺癌、膀胱癌及前列腺癌等。LAK可以杀伤对CTL、NK不敏感的多种肿瘤细胞，具有广谱抗肿瘤作用，杀伤能力强。

二、肿瘤浸润淋巴细胞（TIL）治疗

肿瘤浸润淋巴细胞（TIL）是继LAK之后的第二代抗肿瘤免疫活性细胞，是存在于肿瘤周围的一群异质性细胞，常从肿瘤组织中分离，并加入IL-2培养获得。TIL在肿瘤周围浸润程度及$CD8^+T$淋巴细胞所占比例，与肿瘤患者预后成正相关。

【临床应用】

肿瘤浸润淋巴细胞治疗适用于癌症胸腔积液和腹水、转移性黑色素瘤、EB病毒阳性的肿瘤细胞、卵巢癌、肾癌、恶性血液肿瘤等。TIL可控制恶性胸腔积液、腹水，杀伤肿瘤细胞，联合放、化疗，减少化疗药物剂量，增加药物敏感性。

三、树突状细胞（DC）治疗

树突状细胞（DC）是一种具有高效杀伤活性的异质性细胞群，在外周血淋巴细胞中的比例为 1%~5%，不具有吞噬能力，但能够摄取、加工和呈递抗原，刺激体内的初始 T 淋巴细胞活化，启动机体免疫应答，是一种抗原提呈细胞。

【临床应用】

树突状细胞治疗作用范围广泛，特别适用于多发病灶或有广泛转移的恶性肿瘤。在摄取和处理抗原以及控制免疫反应的启动中起了十分重要的作用。产生 α 干扰素（IFN-α），促使抗病毒初始免疫应答。提供共刺激分子和细胞因子，以防止补充的效应 T 淋巴细胞凋亡性死亡。树突状细胞可以促进 NK 细胞的杀病毒和肿瘤细胞的免疫活性，联合使用时抗肿瘤、提高免疫力效果更好。

四、细胞因子诱导的杀伤细胞（CIK）治疗

细胞因子诱导的杀伤细胞（CIK）是由血液或骨髓的单个核细胞在体外与多种细胞因子共同培养获得的一群 NK 样 T 淋巴细胞，兼有 T 淋巴细胞的抗肿瘤活性与 NK 细胞非 MHC 限制性的杀瘤特点。

【临床应用】

细胞因子诱导的杀伤细胞治疗适用于手术、放疗和化疗后或无法接受常规治疗的肿瘤患者。CIK 可直接识别杀伤肿瘤细胞，CIK 细胞表面 CD3 与 TCR 或 TCRγ 结合，参与信息传递，导致胞浆毒性颗粒释放而产生溶瘤作用。CIK 细胞分泌细胞因子，提高机体免疫功能，抑制肿瘤细胞的生长。

五、自然杀伤（NK）细胞治疗

自然杀伤细胞是骨髓来源的大颗粒 T 淋巴细胞，占人外周血淋巴细胞总数的 5%~10%，能分泌细胞因子和趋化因子，是天然免疫的主要承担者，也是获得性细胞免疫的核心调节细胞。

【临床应用】

自然杀伤细胞治疗适用于肺癌、肝癌、结直肠癌、黑色素瘤、恶性血液肿瘤等患者的细胞过继免疫治疗。NK 细胞功能不同于 T 淋巴细胞、B 淋巴细胞，对靶细胞的识别无 MHC 限制性，无须预先致敏，直接杀伤肿瘤细胞及病毒感染细胞。NK 细胞分泌多种细胞因子，释放胞浆颗粒，破坏肿瘤微环境，激活机体免疫系统，清除肿瘤细胞。NK 细胞至少表达 3 种死亡配体介导肿瘤细胞凋亡。参与抗体依赖性细胞介导的细胞毒效应（ADCC）。

任务五　自体输血技术

案例 8-5

某患者，妊娠 34 周，因阴道出血入院。体格检查：T 36.3℃，P 100 次/分，R 26 次/分，BP 120/70 mmHg，发育正常，神志清楚，超声检查提示完全性前置胎盘。医师给予止血、保胎处理，严密观察，待胎儿足月后予剖宫产术。

> **请思考：**
> 1. 面对术中大出血概率，医师应给予哪种方案进行预防？
> 2. 简述该方案的适应证及禁忌证。

自体输血（autologous transfusion，autotransfusion，AT）是指采集患者的血液和（或）血液成分并予以保存，或当患者处于出血状态，收集所出血液并作相应处理，在患者需要时实施自我回输的一种输血治疗方法。自体输血不但可以节约宝贵的血液资源，减少异体输血，避免经异体输血传播疾病，避免同种异体输血产生的同种免疫反应，避免异体输血前由于检查失误引起的差错事故，而且可以解决稀有血型或者特殊血型供血困难问题，是一种安全、经济、合理、科学和有效的输血方式。根据自体血采集、处理和保存方式的不同，可分为贮血式自体输血、稀释式自体输血及回收式自体输血。以下将对自体输血技术作介绍。

一、贮存式自体输血

贮存式自体输血（predeposited autologous transfusion，PAT）是在患者使用血液之前采集患者的血液和（或）血液成分并进行适当保存，当患者需要施行输血时，将其预先采集并贮存的血液和（或）血液成分进行回输，以达到输血治疗的目的。依据血液采集的不同，贮存式自体输血分为全血型与血液成分型两类，血液成分型贮存式自体输血又可以根据成分的不同分为红细胞型、血浆型、血小板型等。

【适应证与禁忌证】

1. 适应证 贮存式自体输血适用于大部分外科择期手术患者，要求从决定在手术中应用到实施手术之前要有充裕的时间。患者身体一般状况良好，Hb > 110 g/L 或 HCT > 0.33，老年人或儿童应慎重考虑。体内含有多种红细胞不规则抗体所致血液交叉配血试验不合的患者、伴有严重输血不良反应需再次输血的患者、稀有血型患者或因宗教信仰不能使用同种异体血输血的患者也属于贮存式自体输血的适应证。

2. 禁忌证 ①有献血不良反应史及曾发生迟发性昏厥者或有活动性癫痫病史；②有贫血（血红蛋白 < 110 g/L），出凝血疾病，肝肾功能不全者或患有严重心脏疾病，采血可能诱发其疾病加重；③有细菌性感染或正在使用抗生素；④一般情况下，孕妇应避免妊娠最初 3 个月和妊娠第 7～9 个月采血；⑤服用抑制代偿性心血管反应药物。

【采血方法及剂量】

1. 采血方法

（1）蛙跳式采血：适用于较大及复杂的手术，要求术前贮存较多的自身血液。采血后，将最早采集日期但仍在有效期内的自身血液用标准输血器还输注给患者。蛙跳式采血日程表列于表 8-3。最大限度在 30 d 内可采集到 2000 ml 血液。在蛙跳式采血时，可补充生理盐水、胶体溶液。

（2）转换式采血法：通过此方法至术前采集血液可达 1600 ml。

（3）步积式采血法：适用于较简单的手术，要求术前提供较少的自身贮血，或者某些特殊群体的血液预存。血液采集后保存，数次累加，从而达到预定的血液量。

表8-3 蛙跳式采血日程表

采血日期	采血袋号	回输袋号	再采血袋号
第1日	第1袋		
第8日	第2袋	第1袋	第3袋
第15日	第4袋	第2袋	第5袋
第22日	第6袋	第3袋	第7袋
第29日	第8袋	第4袋	第9袋

注：每袋采集量为400 ml。

2. 采血剂量 一般一次采血量不超过500 ml或自身总血容量的10%，最多不超过12%。[总血容量（ml）=体重（g）×7%]，对于体重<50 kg的患者，按每少1.0 kg少采血8 ml计算，儿童每次最大采血量为8 ml/kg。采血频次间隔至少3 d，并最好在手术前3 d停止采血。

【不良反应】

1. 局部反应 如采血部位出现血肿，应立即停止采血，用消毒棉球或无菌纱布压迫穿刺部位，嘱患者抬高手臂达心脏水平以上，持续10 min左右。

2. 全身反应 血压过低是最常见的不良反应。出现低血压、甚至心动过速和昏厥者，若恢复时间超过15 min，可能出现潜在危险，应引起重视。故对情绪紧张者，应作科学宣传，打消顾虑；当出现症状时，可嘱患者平卧，抬高下肢，肌内注射地西泮5～10 mg（神志不清及呼吸困难者禁用），密切观察呼吸、心率、血压。

3. 其他反应 如局部感染处理不当，可导致全身性感染，也可出现晕厥、肌肉痉挛或抽搐、恶心或呕吐、心功能紊乱或呼吸困难、空气栓塞或微血栓、失血性贫血等，应对症治疗。

【注意事项】

（1）自体输血前，须拟订周密的术前计划，估计手术用血量与储血量、制定采血方案、决定是否需要使用促进红细胞生成的药物等。

（2）每位自体输血者必须有病史详细记录，包括现病史和既往史、传染病史及重要脏器的体检、实验室及辅助检查结果。

（3）每次采血前认真核对各种记录，常规检验患者血红蛋白浓度和红细胞压积、血清铁、总铁结合力、血清铁蛋白等，如不符合采血标准，应暂缓采血，同时鉴定患者的ABO和RhD血型，进行不规则抗体检查，以防者必要时使用同种异体血。

（4）自身血液必须做好各种登记和标签，血袋标签与异体血液标签应有醒目的区分，标有"自体输血"字样，并填写患者基本信息及采血日期和失效日期，以及采血医护人员签名；神志清楚的患者须在自身血液采血袋上签字确认。自身血液不能转让给他人使用。

（5）采血前1周应补充铁剂，有条件者可同时应用重组人促红细胞生成素。

（6）签署知情同意书，经治医师向患者及家属说明情况，包括自体输血目的、过程，涉及的危险性和可能出现的并发症等，以及可能出现的不可避免的意外原因（冰箱故障、污染、有异物、凝块、过期等）而需放弃自身血液。

一般情况下，采集的血液应置于室温保存，若预计血液在6 h之内不能回输，应置于贮血专用冰箱保存。

二、稀释式自体输血

稀释式自体输血（hemodilution autologous transfusion，HAT）应用于临床已有40余年的历史，其原理是通过补充晶体液和（或）胶体液，降低单位体积血液中的血细胞浓度，使在等量的外科出血的情况下，明显减少患者血细胞的丢失数量，即减少出血量。

【适应证与禁忌证】

1. 适应证 一般要求如下：

（1）年龄在65岁以下，心脏、肺、肝、肾功能正常者可适当放宽年龄限制。

（2）Hb ≥ 110 g/L，HCT ≥ 0.33。

（3）PLT ≥ 100×10^9/L，血小板功能正常。

（4）术前估计失血量 ≥ 400 ml。

（5）稀有血型需行手术治疗、因宗教信仰而拒绝异体输血且须行手术治疗、产生不规则抗体或可能产生不规则抗体且须行手术治疗等各类疾病。

2. 禁忌证

（1）严重贫血，HCT < 0.30、PLT ≤ 50×10^9/L 或血小板功能异常。

（2）伴有出、凝血功能异常的疾病，感染性发热或菌血症，未纠正的休克、低蛋白血症 ALB ≤ 25 g/L。

（3）有严重内脏疾病或功能不全，如心肌梗死、肺动脉高压、肺水肿、呼吸功能不全、肾功能不全、颅内高压，但该脏器需要手术治疗时适当除外。冠状动脉搭桥术不是稀释式自体输血的绝对禁忌证，除非患者有不稳定型心绞痛或射血分数 < 30%，左室舒张末压 > 20 mmHg 及左冠状动脉主干病变等。

（4）70岁以上的老年人的重要器官退化、功能减退、机体代偿能力下降，如实施中度以上的血液稀释，可能会使重要器官发生缺血性损害，但这一禁忌是相对的，应根据患者全身情况和医疗监护条件等而定。

（5）小儿因体重轻、血容量少等因素，一般不考虑行稀释式自体输血。

【采血方法及剂量】

1. 采血方法 仔细核对血袋标签与患者信息，麻醉成功后，可经患者动脉或静脉采集血液。按动脉、静脉相应的穿刺常规行动脉、静脉穿刺，按无菌操作要求将动脉或静脉穿刺针与血袋连接，打开血袋导管开关或止血钳，进行血液采集。采血时，注意将血液与抗凝剂混合。血液采集过程中，密切监视所采血量，当采血量达到血袋额定血量时，更换另一血袋继续采血。再次核对已采集好的血袋标签。以此重复，直至达到预定采血量。若采血穿刺的动脉、静脉在手术过程中无其他用途，则拔除穿刺针，压迫止血；若采血穿刺的动脉、静脉在手术过程中有其他用途，则予以保留，另作他用。在血液采集过程中，应有医师对患者进行监护管理，注意采血与适度同步使用稀释液，维持血液循环稳定。预计血液在6 h之内可以回输完毕，血液可在手术内室温保存；预计血液在6 h之内不能回输，血液采集后应置于贮血专用冰箱保存。血液回输按同种异体血液输注常规执行，并将回输情况记载于病历。

2. 采血剂量 血液采集量以急性等容性稀释式自体输血为例说明。血液采集量理论计算公式：

$$BL = 2BV(H_0 - H_f)/(H_0 + H_f)$$

式中，BL为血液采集量；BV为血液采集前患者的血容量；H_0为血液采集前患者的红细胞压积；H_f为血液采集后期望的红细胞压积。

体外循环心血管手术患者血液采集量理论计算公式：

$$BL = [0.7BW(H_0 - H_i)BVH_i]/H_0$$

式中，BL为血液采集量；BW为患者体重；BV为血液采集前患者的血容量；H_0为血液采集前患者红细胞压积；H_i为体外循环时的最佳红细胞压积。BV与BL的关系：BV为成年男性BW的7%（L/kg），BV为成年女性BW的6.5%（L/kg），儿童BV按其BW的7%（L/kg）（参照值）计算。

实际血液采集量除依据上述理论值外，还应参照患者的年龄、主要内脏（心脏、肺、肝、肾）功能情况以及手术类型确定。血液采集量的简易确定方法为 7.5～20 ml/kg。最大稀释限度为稀释后红细胞压积为 0.20，血红蛋白浓度为 65 g/L。在进行麻醉诱导及维持平衡后，在有效的循环监测条件下，于手术失血前经患者动脉、中心静脉或周围大静脉抽取血液。在应用体外循环时，血液采集时间于体外循环开始后更为安全。

【不良反应】

1. 全身反应　血液稀释可导致血液黏滞度的下降，可能造成循环血流阻力下降，心搏出量显著增加，因舒张压下降，导致冠脉血流量不足，而引起心肺功能不全。当血液稀释达到一定的界限时（一般为 Hb 60～70 g/L），机体耗氧量急剧下降。

2. 出血倾向　在血液稀释过程中使用大量的血液代用品，可导致血小板附着功能下降和纤维蛋白形成异常。此外，血浆凝血因子稀释及末梢循环血量增加，血管扩张，易导致出血倾向。

3. 红细胞凝集　用于血液稀释的血浆、血浆代用品中有时会发生红细胞之间的凝集，因此血液黏滞度有时会上升。临床上应用血液稀释时的 HCT 是在 0.30 以下，即为 0.15～0.25，对红细胞凝集的影响因不同的稀释剂有所差异，但对黏度变化的影响并不明显。

【注意事项】

（1）根据血液管理相关规定，稀释性自体输血采集的血液不得转让给其他患者使用。

（2）在麻醉状态下，麻醉剂的作用可使外周循环系统扩张，因此一定要注意补充液体，维持有效循环血量。

（3）每次采血前，必须认真核对各种记录，采血前常规检验患者血红蛋白浓度和红细胞压积、血清铁、总铁结合力、血清铁蛋白等。此外，还应鉴定患者 ABO 和 RhD 血型，进行不规则抗体筛查。为促进机体恢复，应在采血后数日内给予铁剂。

（4）当收缩压过低时，应输注血浆代用品或白蛋白补充循环血量，同时给予利尿药防止肾功能障碍。

（5）在对患者行稀释式自体输血时，应注意安全，特别是无症状缺血性心脏病患者。①急性血液稀释，红细胞压积急性、显著性减少，会导致血流动力学不稳定，患者容易并发心肌缺血。采血（放血）速度过快可引起血压下降，甚至出现低血容量性休克。②放血与输液不同步可引起心肌缺血，导致心律失常。③输液量过多可因心脏负荷过重而发生急性肺水肿。

三、回收式自体输血

回收式自体输血（salvaged autologous transfusion，SAT）是指在患者手术过程中将术前已出血液或（和）手术野血液经回收、抗凝、过滤、洗涤、浓缩等处理后，再回输给患者本人的一种输血方法，是目前临床应用最简单、最广泛的自体输血方式。按红细胞回收处理方式，回收式自体输血可分为红细胞洗涤式和非洗涤式两种；按回收处理时间，回收式自体输血可分为术中、术后两种。

【适应证与禁忌证】

1. 适应证　回收式自体输血适用于心脑血管疾病患者需要外科手术治疗的疾病，如心血管手术中的动脉瘤切除术或肝、脾切除术中短时间内大量出血；矫形外科的脊柱侧弯矫正术、椎体融合术、髋关节置换术，整形外科的大面积植皮、器官成形术等。预计术中及术后出血量在 400 ml 以上的儿童或身体弱小者，可依据体重适当放宽条件。除禁忌证外的手术疾病均可为其适应证。

2. 禁忌证　超过 6 h 的开放性创伤、伤口感染、菌血症或败血症、胃肠道疾病、管腔内脏穿孔、剖宫产术（羊水污染）等；严重溶血；肿瘤手术的失血能否回收尚存争议，如果肿瘤较大，有骨髓转移和血液转移，并有淋巴结肿大者，应视为禁忌。

【采血方法】

术前与患者及家属充分沟通，交代回收式自体输血的相关事项，征得同意后签署自体输血知情同意书并存入病历。采用自动回收自体输血装备的，术前应提前做好设备、耗材和相关药品的准备工作。检查、准备血液回收机，安装一次性使用器材。按血液回收机的要求准备血液抗凝剂，如 ACD 或肝素。将 Y 形吸引管一端置于手术野并与吸引头连接，吸引管剩下的一端与抗凝剂袋连接，无菌空袋与引流瓶连接，引流瓶与负压吸引器连接。回收的血液达到一定量后，将血液转移至无菌空袋，按洗涤红细胞制备操作规程对回收的血液进行洗涤并浓缩，待需要输注时按输血常规进行输注。

【不良反应】

1. 凝血异常或出血倾向

（1）手术创伤可使血小板聚集、激活、释放大量活性物质，触发凝血瀑布反应，继发组织型纤溶酶原激活剂、激肽释放酶和补体被激活，产生大量纤维蛋白降解产物，除其本身具有抗凝作用外，还进一步损害纤维蛋白形成和血小板聚集。

（2）血液经过回收、过滤、洗涤等处理程序，损失了全部的血小板和凝血因子，因而不能产生凝血作用，大量回输体内还可造成稀释性凝血障碍。

（3）回收的血液如洗涤不当、过滤不充分，以及残留抗凝剂，也会引发凝血异常，甚至出血。

2. 血红蛋白血症、肾功能不全　血液操作过程中可能造成溶血，非洗涤式回收血（HCT 0.10～0.40）的游离血红蛋白浓度一般为 20～50 g/L，将这些血液回输后，可能出现血红蛋白血症和血红蛋白尿症。因此，对于术前已有肾功能障碍的患者，必须应用洗涤式回收自体输血。

3. 电解质代谢紊乱　当大量处理过的血液回输时，血液学参数可能发生显著变化，如钠和氯化物浓度增加，镁、钙和白蛋白浓度降低。

4. 肺功能障碍　非洗涤式时，有发生急性支气管麻痹的现象，这是由于回收的血液中含有作用于支气管平滑肌的物质。

5. 弥散性血管内凝血　如果同时有组织挫伤，再加上细菌感染，长时间存留在体腔内的血液就会含有大量的组织凝血致活酶。微小血栓将随着这些血液回输注入体内，可诱发弥散性血管内凝血（DIC）。

6. 细菌感染、败血症　外伤后被细菌污染的血液回收使用导致败血症的可能性很大，行术中回收式自体输血的患者术后应常规使用抗生素。

【注意事项】

（1）回收的血液不得转让给其他患者使用。

（2）回收并经洗涤处理后的血液，因其血小板、凝血因子、血浆蛋白等基本流失，故应根据回收血量（或出血量）予以补充。

（3）回收且未经洗涤处理的血液，因含有一定量抗凝剂，应注意监测活化凝血时间（ACD）、凝血酶原时间（PT）和活化部分凝血活酶时间（APTT），综合确定能否应用鱼精蛋白予以拮抗，或根据抗凝剂使用剂量给予相应的拮抗剂。

（4）回收的血液可残留游离血红蛋白，特别是未经洗涤处理的血液，应视血红蛋白残留量给予相应治疗。

（5）血液回收操作应严格执行无菌操作规范，特别是执行人工回收操作时。

（6）回收式自体输血的患者应常规使用抗生素。

自测题

一、单项选择题

1. 应考虑实施治疗性血小板单采术的是
   A. PLT > 10×10^9/L
   B. PLT > 100×10^9/L
   C. PLT > 300×10^9/L
   D. PLT > 600×10^9/L
   E. PLT > 1000×10^9/L

2. LAK 是指
   A. 造血干细胞
   B. 非造血干细胞
   C. 淋巴因子激活的杀伤细胞
   D. 成骨细胞
   E. 自然杀伤细胞

3. 用于制备肿瘤疫苗的树突状细胞是一类功能特殊的
   A. 造血干细胞
   B. 抗原提呈细胞
   C. 非造血干细胞
   D. 自然杀伤细胞
   E. 脐带血干细胞

4. 贮存式自体输血的方法有
   A. 匍匐式采血法
   B. 蛙跳式采血法
   C. 波浪式采血法
   D. 兔跑式采血法
   E. 蝉滚式采血法

5. 贮存式自体输血每次采血不超过 500 ml（或自身血容量的 10%），两次采血时间间隔不少于
   A. 1 d   B. 3 d   C. 5 d   D. 7 d   E. 10 d

二、简答题

1. 根据干细胞的来源不同，造血干细胞移植分为哪几类？
2. 自体输血的形式有哪些？

（胡江波）

项目九

输血反应

学习目标

通过本项目内容的学习,学生应能够:

识记
1. 说出输血不良反应的种类。
2. 列举不同输血不良反应的特点。

理解
1. 分辨不同分类标准下输血不良反应的区别。
2. 阐述不同输血不良反应的治疗和预防措施。

运用
1. 应用合理的预防措施,避免输血不良反应的发生。
2. 综合输血全程,在输血不良反应发生后及时识别,并采取应对措施和进行上报。

    输血反应(transfusion reaction)通常称为输血不良反应/输血并发症(complication),是指在输血过程中或输血后,受血者出现了某些新的临床症状和体征,并且用原有疾病不能解释,是与输血具有时序相关性的不良反应。输血反应的原因可能是不良事件,也可能是患者与所输注的血液相互作用产生的反应。

    按发生的时间,输血反应可分为急性/速发性输血反应(acute/immediate transfusion reaction,ATR/ITR)(发生在输血过程中、输血后即刻至输血后24 h内的输血反应)和慢性/迟发性输血反应(chronic/delayed transfusion reaction,CTR/DTR)(发生在输血结束后24 h至28 d的输血反应)(表9-1)。按发生原因,输血反应可分为输血感染性反应(transfusion-transmitted infectious reaction,TTIR)/输血传播性感染(transfusion-transmitted infection,TTI)(病原体通过输血过程从献血者体内进入受血者体内,并引起相应的感染或疾病)(表9-2)和输血非感染性反应(transfusion-transmitted non-infectious reaction,TTNIR)(与输血具有时序相关性的非病原体引起的不良反应)(表9-3)。

表9-1　速发性输血反应、迟发性输血反应的对比

类型	时间（h）	溶血部位	抗体类型
速发性输血反应	≤24	血管内	IgM
迟发性输血反应	>24	血管外	IgG

表9-2　常见输血感染性反应分类

输入病原体	相应的感染或疾病
病毒	病毒性肝炎 获得性免疫缺陷综合征 巨细胞病毒感染 EB病毒感染 人类细小病毒B19感染 人T淋巴细胞病毒感染 西尼罗病毒感染
细菌	革兰氏阳性球菌感染 革兰氏阴性杆菌感染 厌氧菌感染
寄生虫	疟疾 巴贝西虫病 克氏锥虫病
其他	梅毒 朊病毒感染 真菌感染

表9-3　常见输血非感染性反应分类

反应分类	
过敏反应	
溶血性输血反应	急性/速发性溶血性输血反应 慢性/迟发性溶血性输血反应
血清学输血反应	
发热反应	
输血后紫癜	
移植物抗宿主病	
输血相关性急性肺损伤	
呼吸困难	
循环超负荷	
低血压	
含铁血黄素沉着症	
肺血管微栓塞	
空气栓塞	
大量输血相关并发症	

续表

反应分类
凝血功能障碍
枸橼酸盐中毒
高钾血症
低钙血症
高氨血症
酸碱平衡失调
低体温

任务一　输血传播性感染

案例 9-1

某患者，女性，37岁，8月25日起无明显诱因出现发热，T 38.5～39.6℃，伴畏寒，无鼻塞、流涕、恶心、呕吐、头晕、头痛。至某医院就诊，症状有所改善。8月27日又出现反复发热，伴咳嗽，以干咳为主；传染病医院门诊拟诊为发热原因待查，急性上呼吸道感染。给予头孢唑林钠、喜炎平等治疗，体温有所下降，但仍反复，体温可达40℃，伴乏力、全身肌肉酸痛。8月31日再次到传染病医院就诊。体格检查：T 40.3℃，P 132次/分，R 24次/分，BP 98/51 mmHg（1 mmHg=0.133 kPa）；神志清楚，反应迟钝，皮肤、黏膜无黄染，未见皮疹、出血点及瘀斑，浅表淋巴结无肿大，眼结膜无水肿，咽部充血，双肺呼吸音粗，未闻及干、湿啰音；颈软，无抵抗；腹平软，肝、脾肋下未及。实验室检查：WBC 3.56×10^9/L，N 0.64，RBC 2.98×10^{12}/L，Hb 63 g/L，PLT 36×10^9/L，PTA 79%，PT 15.1 s，纤维蛋白原 5.02 g/L；ALT 58.6 U/L，AST 58.1 U/L，C反应蛋白 90 mg/L，肾功能正常；胸部X线检查未见明显异常。

血涂片见恶性疟原虫，见案例9-1图。

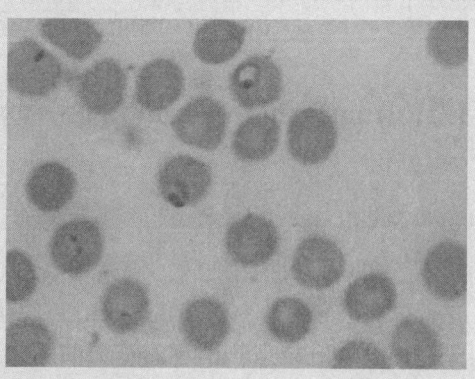

案例 9-1 图（彩图 8）　血涂片

以恶性疟、全血细胞减少原因待查收入院。患者无疟疾疫区旅居史，8月14日因刮宫术输血。追溯得知，1名献血者曾在非洲疟疾流行区工作，9个月前回国后曾因疑似疟疾接受治疗，其血浆样品经疟疾快速检测试验显示恶性疟原虫抗原阳性。

> **请思考：**
> 1. 该患者的临床表现是什么原因导致的？
> 2. 如何避免以上情况发生？

输血传播疾病是指受血者由于输入含病原微生物的血液或血液制品而引起的传染病。尽管近几十年来，全世界在保证血液制品的安全性、病原体检测及灭活等方面做了大量的工作，但输血传播疾病仍然无法避免，新的疾病仍在出现，如 2002 年发现西尼罗病毒（West Nile virus，WNV）可通过输血、器官移植而使受者发生致命性感染。截至目前，通过输血传播的疾病与感染已知有 20 余种，其中最严重的是艾滋病、乙型肝炎和丙型肝炎。输血传播疾病与病原体列于表 9-4。

表9-4 输血传播疾病与病原体

病原体	英文缩写	引起的输血传播疾病
乙型肝炎病毒	HBV	乙型肝炎
丙型肝炎病毒	HCV	丙型肝炎
丁型肝炎病毒	HDV	丁型肝炎
戊型肝炎病毒	HEV	戊型肝炎
人类免疫缺陷病毒 1/2 型	HIV-1/2	艾滋病
人类 T 淋巴细胞病毒 Ⅰ/Ⅱ 型	HTLV-Ⅰ/Ⅱ	成人 T 细胞淋巴瘤/白血病 热带痉挛性截瘫 HTLV 相关脊髓病
西尼罗病毒	WNV	脑炎、脊髓炎
巨细胞病毒	CMV	巨细胞病毒感染
EB 病毒	EBV	传染性单核细胞增多症、EB 病毒感染
人类细小病毒 B19	B19	红细胞再生障碍性贫血危象、传染性红斑、胎儿疾病

一、输血传播病毒感染（transfusion-transmitted virus infection，TTVI）

（一）病毒性肝炎

病毒性肝炎是由肝炎病毒所致的病毒性传染病，包括甲、乙、丙、丁、戊、庚型肝炎病毒（hepatitis A，B，C，D，E，G viruses，HAV、HBV、HCV、HDV、HEV、HGV）等。各型病毒虽然在流行病学和临床表现上各有特点，但都有类似的临床表现，如发热、乏力、食欲减退、恶心、黄疸、肝大、肝区压痛及肝功能异常，主要靠血清标志物鉴别检查。凡是由于输血及血液制品引起受血者发生肝炎，或者虽无肝炎的临床表现，但有阳性的血清学标志者，统称为输血后肝炎（post-transfusion hepatitis，PTH）。病毒性肝炎是目前最常见的输血传播疾病，主要是乙型肝炎和丙型肝炎。近年来研究发现，甲型肝炎和戊型肝炎也可通过输血传播。

1. 乙型肝炎 是世界范围的病毒性传染病。全球携带 HBsAg 的人数超过 3 亿。我国是乙型肝炎的高发区，人群中 40%~60% 感染过 HBV，8%~10% 为 HBsAg 携带者。

【病因与发病机制】

乙型肝炎病毒（hepatitis B virus，HBV）为双链 DNA 病毒。HBV 的抵抗力很强，对温度、干燥、紫外线及一般浓度的消毒剂均能耐受。121℃高压灭菌 20 min、100℃干烤 1 h、100℃直接煮沸 2 min、0.5%过氧乙酸溶液、3%漂白粉溶液及 5%次氯酸钠溶液直接处理均能灭活 HBV。HBV 的传染源主要是急性与慢性患者，以及无症状 HBV 携带者。传播途径包括垂直传播、血液传播和性接触传播。血液传播途径包括输血、使用污染的注射器、刺伤、共用牙刷和剃刀、污染的外科器械等方式。输血是感染 HBV 的途径之一，根据文献报道，血液制品感染 HBV 的概率在发达国家为 1:205 000 ~ 1:31 000，而在一些非洲国家则高达 1:1000 ~ 1:74。

【临床表现】

乙型肝炎的临床表现有以下几种类型。

（1）急性肝炎：表现为乏力、食欲缺乏、恶心、厌油、腹胀、肝区痛及尿色加深等，根据患者是否存在黄疸，分为急性黄疸型肝炎和急性无黄疸型肝炎。

（2）慢性肝炎：分为轻度、中度和重度慢性肝炎。轻度慢性肝炎的表现类似急性肝炎。重度慢性肝炎除具备轻度慢性肝炎表现外，还伴有肝病面容、肝掌、蜘蛛痣、脾大、谷草转氨酶和（或）谷丙转氨酶反复持续升高。中度慢性肝炎的临床表现介于轻度与重度慢性肝炎之间。

（3）重型肝炎：分为急性、亚急性和慢性重型肝炎。①急性重型肝炎：发展迅猛，极度乏力，严重消化道症状，出现神经精神症状者表现为嗜睡、性格改变、烦躁不安、昏迷及扑翼样震颤等。②亚急性重型肝炎：表现为极度乏力、黄疸进行性加深、出血倾向及肝性脑病等。③慢性重型肝炎：临床表现同亚急性重型肝炎，但这类患者一般在慢性肝病基础上发病。

（4）淤胆型肝炎：起病类似急性黄疸型肝炎，但自觉症状较轻，黄疸较深。

（5）肝炎后肝硬化：分为活动性肝硬化和静止性肝硬化两种，前者表现类似慢性肝炎，后者无肝炎活动表现，症状轻或无特异性。

【诊断】

应结合流行病学资料、临床表现、病原学检查及其他实验室检查结果进行诊断。乙型肝炎诊断明确后，还应根据患者的临床症状、体征、肝功能检查及血氨检测等结果进一步做分型诊断。

实验室检查包括如下。①肝功能检查：出现血清胆红素、ALT 和 AST 等的改变。②HBV 抗原、抗体检测：HBsAg、抗 HBs、HBeAg、抗 HBe 及抗 HBc。③HBV DNA 检测：是 HBV 早期感染的最直接证据。④其他检查：包括凝血酶原时间、尿常规及血氨检测等，对诊断均有一定的指导意义。

【鉴别诊断】

（1）胆囊炎、胆石症可引起黄疸，一般有上腹绞痛，可伴寒战、高热，墨菲征阳性，白细胞计数及中性粒细胞比例增多，B 超有相应的声像表现。

（2）钩端螺旋体病患者有疫水接触史，有结膜充血、腓肠肌压痛、淋巴结肿大等症状，全血细胞计数增多。血清学及病原体检查可鉴别。

（3）中毒性肝炎患者有与化学药品接触史，或同时有其他表现。

（4）肝癌患者发病年龄一般偏大，常有肝区剧痛，肝呈进行性增大、质硬，甲胎蛋白增高。B 型超声或 CT 检查具有诊断价值。

（5）黄疸前期及无黄疸型肝炎应与胃肠炎、消化性溃疡、风湿热、血吸虫病等相鉴别。

【治疗】

治疗措施包括抗病毒治疗、护肝治疗、并发症治疗。其他治疗措施包括适当休息、合理饮食、心理辅导及支持、对症治疗等。

【预防】

乙型肝炎的预防方法包括控制传染源、切断传播途径和保护易感人群。

（1）控制传染源：包括隔离、治疗患者，现症感染者限制从事食品加工、饮食服务及托幼保育工作，对献血者进行严格筛选等。

（2）切断传播途径：包括养成良好的个人卫生习惯，一些生活用品（如理发、美容及洗浴等用品）严格按规定进行消毒处理，各种医疗器械实行一用一消毒措施，加强血液制品管理等。

（3）保护易感人群：易感人群及新生儿接种乙肝疫苗，HBV慢性感染母亲的新生儿以及暴露于HBV的易感者注射乙型肝炎免疫球蛋白等。

2. 丙型肝炎

【病因与发病机制】

丙型肝炎病毒（hepatitis C virus，HCV）属于黄病毒科丙型肝炎病毒属。HCV分6个基因型及不同亚型，其基因组为一线状单正股RNA。HCV对有机溶剂敏感，终浓度为10%氯仿溶液可杀灭HCV。1：1000甲醛溶液37℃熏蒸处理6h、100℃处理5min或60℃处理10h均可使其丧失传染性。血液制品中的HCV可用80℃处理72h或加变性剂使之灭活。HCV的感染率在世界各地差异显著。欧洲和美国一般人群与供血者中抗HCV阳性率为0.4%~1.8%，但在受血者、血友病患者及静脉吸毒者中HCV感染率都非常高。丙型肝炎的传播途径类似于乙型肝炎。HCV存在于血液、精液、阴道分泌物、唾液及泪液等，人类对HCV普遍易感，急、慢性患者和无症状HCV携带者均具有传染性。输血后非甲非乙型肝炎患者血清抗HCV阳性率高达80%以上，已成为大多数输血后肝炎的原因。

【临床表现】

丙型肝炎与乙型肝炎临床表现相似，但丙型肝炎无症状及无黄疸病例较多，有些患者不易被发现，且肝功能检查常表现为单项转氨酶升高，持续不降或反复波动。

【诊断】

丙型肝炎的诊断要结合流行病学资料、患者的症状与体征、肝功能检查及病原学检查等。

实验室检查包括如下。①HCV抗原检测：感染HCV后40d左右即可检测出HCV抗原。②抗HCV抗体检测：利用ELISA法检测抗HCV的窗口期平均为70d。③HCV-RNA检测：HCV感染后血清HCV-RNA比抗HCV抗体早出现数周，检测血清HCV-RNA已成为早期HCV病毒血症的"金指标"。④其他实验室检查包括肝功能、尿常规及血氨检测等。

【鉴别诊断】

（1）中毒性肝炎患者有明确的服药、接触化学药品、化疗或放疗史，而无肝炎密切接触史或输血和血液制品史。以药物性肝损害为多见，包括急性和慢性肝损害，一般症状轻微，部分患者出现黄疸，ALT轻度异常。停药后逐渐恢复。

（2）脂肪肝是指肝中脂肪异常增多，正常肝脂质占肝的3%~5%，脂肪肝时可达10%，本病多发生于营养不良、长期嗜酒、传染病、代谢性疾病、服用激素等情况。部分肝炎患者由于过度强调营养和休息，活动量减少，体重在短期内明显增加，也可出现脂肪肝。脂肪肝患者症状轻微，肝大，脾不大，ALT轻度或中度异常，胆固醇、β脂蛋白、胆碱酯酶活性增高，血清蛋白电泳β球蛋白增高，酚四溴酞磺酸钠排泄试验异常，B型超声检查、肝穿刺可确定脂肪肝的诊断。

（3）黄疸型肝炎需进行黄疸的鉴别诊断。

（4）感染中毒性肝损害有原发感染性疾病的表现，如大叶性肺炎、伤寒、胆道感染。抗HCV和HCV-RNA阴性。

【治疗】

丙型肝炎的治疗原则与乙型肝炎基本相同。丙型肝炎的抗病毒治疗可选用γ-干扰素，其他治疗原则（如一般治疗、护肝治疗及治疗肝炎并发症）也基本同乙型肝炎。

【预防】

由于丙型肝炎的传播途径与乙型肝炎基本相同,丙型肝炎的预防措施包括控制传染源、切断传播途径及保护易感人群,基本同乙型肝炎。

(二)艾滋病

获得性免疫缺陷综合征(acquired immunodeficiency syndrome,AIDS)简称艾滋病,是由人类免疫缺陷病毒(human immunodeficiency virus,HIV)所致的以侵犯T淋巴细胞为主的严重全身性传染病。临床表现为严重的免疫缺陷,常以淋巴结肿大、慢性腹泻、厌食、体重减轻、发热、疲乏等全身症状起病,逐渐发生各种机会性感染、继发恶性肿瘤、精神与神经障碍而导致患者死亡。HIV感染传播速度快、波及范围广、病死率高,其预防和控制受到全世界的高度关注。世界上5%~10% HIV感染者是经输血传播的。

【病因与发病机制】

HIV是一种单链RNA病毒,属于逆转录病毒科、灵长类慢病毒亚科,分为HIV-1型和HIV-2型,目前世界各地AIDS多由HIV-1型所致,HIV-2型则主要在西非流行。HIV主要感染人体内$CD4^+T$细胞、单核吞噬细胞、B淋巴细胞、小神经胶质细胞和骨髓干细胞等。HIV对酸、热均敏感,pH 6时HIV数量大幅度下降,56℃ 30 min可破坏病毒中的酶,60℃ 3 h或80℃ 30 min可使其感染性消失。HIV对一般消毒剂比较敏感,1%戊二醛处理5 min、5%次氯酸钠、70%乙醇处理1 min均可灭活病毒。但是,HIV对0.1%的甲醛及紫外线均不敏感。HIV传播途径包括性接触传播、垂直传播和血液传播。血液传播途径包括输注各种血液制品、静脉吸毒、器官移植、创伤、采血、拔牙和各种手术等,使HIV进入人体血液。输入HIV污染血液时感染HIV的概率高达95%以上。通过输血传播而发生的艾滋病称为输血相关艾滋病。

【临床表现】

(1)急性感染期:感染HIV 2~3周后,部分患者出现一过性类似传染性单核细胞增多症样症状,出现发热、出汗、咽痛、头痛、恶心、厌食、全身不适、关节肌肉痛等症状,可有红斑样皮疹、腹泻、全身淋巴结肿大、血小板减少、$CD4^+T$淋巴细胞计数/$CD8^+T$淋巴细胞计数比例倒置,血液中HIV-RNA及P24抗原阳性。此期持续1~3周。HIV感染人体初期,血清中虽有病毒和P24抗原存在,但抗HIV抗体尚未产生,此时临床检测不出抗HIV抗体,故称为窗口期,为14~21 d。

(2)无症状感染期:本期由急性感染症状消失后延伸而来,临床上没有任何症状,但体内有病毒复制,免疫系统受损,$CD4^+T$淋巴细胞逐渐下降。抗HIV抗体阳性,具有传染性。此期可持续2~10年或更长。

(3)艾滋病期:本期为HIV感染的终末阶段,主要表现形式为各种机会性感染和肿瘤。外周血$CD4^+T$淋巴细胞数量明显降低甚至耗竭,常在200个/μl以下,HIV-RNA水平明显升高。艾滋病患者主要表现为持续1个月以上的发热、盗汗、腹泻;体重减轻常超过10%。部分患者表现为神经精神症状,如记忆力减退、淡漠、性格改变、头痛、癫痫及痴呆。另外,还可出现持续性全身性淋巴结肿大,其特点为:①除腹股沟外,有2个或2个以上部位的淋巴结肿大。②淋巴结直径≥1 cm,无压痛、粘连。③持续时间3个月以上。

临床上往往将急性感染期和临床无症状感染期的患者称为HIV感染者,而进入艾滋病期的患者称为艾滋病患者。艾滋病的诊断需要根据是否有流行病学史、抗HIV抗体检查,以及是否存在机会性感染等临床表现进行确诊。如果患者抗HIV抗体阳性,同时$CD4^+T$淋巴细胞数<200个/μl,也可诊断为艾滋病。

【诊断】

艾滋病的诊断主要包括HIV病原学检查和血清学检查(即HIV抗体检测)。

（1）病原学检查：包括病毒分离、原位杂交、P24 抗原检测及 HIV 核酸检测 4 种方法。病毒分离用于 HIV 感染的诊断一般用于科研；原位杂交用于诊断 HIV 感染的特点是可以显示病毒感染的原始部位；P24 抗原检测和 HIV 核酸检测能早期发现 HIV 感染，有效缩短窗口期。

（2）HIV 抗体检测：包括初筛试验和确认试验。初筛试验包括 ELISA 法、胶体金快速试验及颗粒凝集法等；确认试验如免疫印迹法。

【鉴别诊断】

（1）原发性或继发性免疫缺陷病：艾滋病的免疫缺陷改变需与其他原因引起的免疫缺陷疾病及应用免疫抑制剂、放射治疗和化学治疗、严重的蛋白质-能量营养不良引起的免疫抑制相鉴别。可通过病史、血清 HIV 抗体测定等鉴别。

（2）血液病：艾滋病患者有发热、肝大、脾大、淋巴结肿大，个别患者白细胞计数低、淋巴细胞减少，因此需与血液病相鉴别。可作骨髓穿刺检查、淋巴结活检与之鉴别。

（3）传染性单核细胞增多症：有些感染 HIV 的患者临床表现很像传染性单核细胞增多症，因此当艾滋病的高危人群出现传染性单核细胞增多症症状时，应立即进行 HIV 血清抗体检测。

（4）中枢神经系统病变：艾滋病患者表现为神经系统病变较多，应注意与其他原因引起的中枢神经系统疾病相鉴别。对不明原因的神经系统症状，需详细追问病史，并作血清 HIV 抗体测定。

（5）其他性传播疾病：艾滋病可通过性接触传播，需与梅毒、淋病等其他性病相鉴别。检测感染梅毒、淋病等其他性病的人员血清 HIV 抗体，有助于排除艾滋病。

（6）部分皮肤病：艾滋病患者有皮疹、全身性瘙痒症、尖锐湿疣、接触性软疣、荨麻疹等表现，尤其伴有卡波西肉瘤时有皮损，呈粉红色或深紫色瘀斑、结节等改变，须与皮肤或黏膜紫癜、白血病等某些皮肤病相鉴别。

（7）伴发热、消瘦及乏力的疾病：艾滋病表现的发热、消瘦及乏力等需与其他感染性疾病（如结核病、胶原病、血液病）相鉴别。结核菌素试验、骨髓穿刺、血清 HIV 抗体测定等检查有助于鉴别。

【治疗】

（1）抗病毒治疗。

（2）免疫重建：使用药物治疗或其他治疗使患者受损的免疫细胞及其功能恢复，包括免疫增强剂、胸腺移植、患者 T 细胞体外扩增后回输等。

（3）感染和肿瘤等并发症治疗。

（4）其他治疗，如支持、对症治疗。

【预防】

（1）管理传染源：包括隔离治疗患者，监控无症状 HIV 感染者，高危人群普查 HIV 感染者等。

（2）切断传播途径：包括加强 AIDS 防治知识宣传教育、禁止毒品注射、取缔娼妓、高危人群使用避孕套、严格筛查血液及血液制品等。

（3）保护易感人群：预防 HIV 感染的疫苗尚在研究中，部分疫苗已进入临床试验研究阶段。

> **知识链接**
>
> **艾滋病治愈病例**
>
> 据世界卫生组织报道，自发现首例艾滋病病例至今，约有 3630 万人死亡。截至 2020

年底，估计有 3770 万人类免疫缺陷病毒（HIV）感染者，其中 2/3 以上在世界卫生组织非洲区域。然而，目前仍没有针对人类免疫缺陷病毒感染的治愈方法。因此需要加倍努力，寻找有效的治愈方法。

2022 年 2 月 15 日，在美国丹佛举行的逆转录病毒和机会性感染会议上，美国科学家宣布，一名中年感染人类免疫缺陷病毒且患有白血病的混血女性在接受了来自对 HIV 具有自然抵抗力捐赠者的干细胞移植后，成为了迄今为止全球第一位接受此疗法的女性患者，同时成为了全球第三位治愈艾滋病的人。

（三）巨细胞病毒感染

【病因与发病机制】

巨细胞病毒（cytomegalovirus，CMV）是人类疱疹病毒属的一种 DNA 病毒。CMV 感染在人类非常普遍，在正常人群中抗 CMV 抗体阳性率高达 40%~90%。CMV 感染很少或不引起临床症状，但将含 CMV 的血液及血液制品输给早产儿及造血干细胞移植、器官移植、恶性肿瘤、AIDS 等免疫功能缺陷或抑制的患者，即可引起输血后 CMV 感染的临床症状，甚至可导致死亡。CMV 在体内分布广泛，唾液、尿液、精液、子宫颈分泌物、乳汁、血液及内脏器官均可存在。CMV 的传播途径包括垂直传播、器官移植传播、性接触传播和输血传播等。

【临床表现】

1. 对免疫功能正常受血者的影响　不论输血前抗 CMV 抗体阳性或阴性的受血者，输入潜伏性或活动性 CMV 感染的血液或血液制品，都可引起输血后 CMV 感染，但患者一般不出现临床症状，CMV 在组织及白细胞中可潜伏多年。部分患者可发生类似传染性单核细胞增多症的表现，包括发热、咽痛、淋巴结肿大、淋巴细胞增多及肝炎等。

2. 对免疫功能低下受血者的影响　对免疫功能低下的早产儿及骨髓移植、组织器官移植、恶性肿瘤、AIDS 等患者，输注 CMV 抗体阳性的血液制品可能引起 CMV 感染，出现发热、间质性肺炎、肠炎、心肌炎、脑膜炎、肝炎及脉络膜炎等，并可增加细菌和真菌感染的机会，严重者可导致死亡。

【诊断】

1. 脱落细胞及组织病理学检查　尿液、唾液、气管分泌物、胃洗液、乳汁及脑脊液等均含 CMV，均可检出特征性巨细胞；肝、脾和胃等组织可通过病理活检方法检出此种细胞。

2. 病毒分离和抗原检测　CMV 分离可借助人胚成纤维细胞进行，但需时较长，不宜用于临床。CMV 抗原检测有利于 CMV 感染的早期诊断。

3. CMV-DNA 检测　可利用 PCR 对尿液、血液等标本检测 CMV-DNA。

4. 血清学检查　CMV 抗体是检测 CMV 感染比较常用的方法。

【鉴别诊断】

（1）病毒性肝炎：二者均可有发热、黄疸及肝脾肿大。乙型肝炎也可因输血引起发病，潜伏期较 CMV 感染长。但病毒性肝炎一般无间质性肺炎、脑损害、贫血等。特殊的血清补体结合试验和尿中巨细胞包涵体为阴性有助于鉴别。

（2）传染性单核细胞增多症：由于儿童及成年人 CMV 感染患者常可引起单核细胞增多综合征（IMS），与传染性单核细胞增多症（IM）的表现相似，故应进行鉴别。

（3）本病应与新生儿溶血性贫血、败血症、弓形体病、先天性梅毒、全身性单纯疱疹及白血病等进行鉴别。

【治疗】

对于有临床症状或先天性 CMV 感染者，抗病毒治疗可用阿糖胞苷、磺苷及干扰素等。用于治疗和预防 CMV 感染的其他药物包括人免疫球蛋白、阿昔洛韦及更昔洛韦等。

【预防】

（1）输用 CMV 抗体阴性献血者的血液。

（2）输用去除白细胞的血液。

（3）输用贮存时间 ≥ 14 d 的血液制品。

（4）静脉注射 CMV 免疫球蛋白。

（5）应用 CMV 疫苗等。

（四）人类 T 淋巴细胞病毒感染

【病因与发病机制】

人类 T 淋巴细胞病毒（human T-lymphotropic virus，HTLV）是最早发现的人类逆转录病毒。HTLV 为 RNA 病毒，分为 HTLV-Ⅰ、HTLV-Ⅱ。HTLV-Ⅰ流行广泛，对人类危害较大，在人体内主要感染 $CD4^+T$ 细胞，血液、乳汁及精液均含有 HTLV-Ⅰ。HTLV-Ⅰ/Ⅱ的传播途径包括垂直传播、性接触传播及输血传播等。输注 HTLV-Ⅰ阳性的血液及血液制品、使用未彻底消毒的注射器针头等均是 HTLV-Ⅰ传播的重要途径。至今 HTLV 仍严重威胁着人类健康，虽然 HTLV 的传播已经引起越来越多学者的关注，但 HTLV 的致病机制和一些新发现的编码蛋白的生物学功能等问题都不十分清楚，有待于进一步深入研究。

【临床表现】

HTLV 感染后，大部分患者没有任何临床症状，2% ~ 5% HTLV-Ⅰ感染者在 20 ~ 30 年后发展为成人 T 淋巴细胞白血病/淋巴瘤，更小比例的感染者发展为 HTLV 相关脊髓病或热带痉挛性截瘫。HTLV-Ⅱ相关疾病目前尚不清楚。

【诊断和鉴别诊断】

初筛试验包括 ELISA 法、间接免疫荧光法、^{125}I 标记的 P24 放射免疫法、竞争 ELISA 法和明胶颗粒凝集法。确证试验包括蛋白印迹试验、重组免疫印迹试验、放射免疫沉淀试验及 PCR 技术等。

【预防】

（1）严格掌握输血指征，尽量减少或避免输注血液制品。

（2）输用去白细胞的血液制品或贮存时间 ≥ 14 d 的血液制品。

（3）在 HTLV-Ⅰ/Ⅱ流行区，可根据情况考虑对献血者和血液制品进行 HTLV-Ⅰ/Ⅱ抗体筛查。

二、输血传播性细菌感染

输血传播性细菌感染（transfusion-transmitted bacterial infection，TTBI）对受血者构成极大的威胁。研究显示，细菌污染导致约 17% 的输血相关性死亡，其死亡风险是病毒类感染的 200 ~ 400 倍。引起 TTBI 最常见的血液制品是血小板，因为血小板的保存温度比较适合细菌生长。

【病因与发病机制】

（1）献血者在献血时处于菌血症状态，采集的血液中本来就带有细菌。

（2）采血时皮肤（包括皮肤表面和皮肤深层）带有细菌，采血针损伤皮肤，产生的带细菌的皮肤碎片经采血针头随血流进入血袋。

（3）塑料输血器材生产过程产生问题，使塑料血袋本身污染细菌（包括袋内和袋外污染细菌），使血液污染细菌。

（4）血液分离、制备、运输、发放、输血过程中如不严格按操作规范进行，均可导致血液污染细菌。

【临床表现】

（1）患者在输血期间或输血后出现与原发病无关的寒战、发热、恶心、呕吐、呼吸困难、腹泻等症状，甚至出现休克、少尿、DIC等症状及体征。

（2）通常红细胞输血引起的细菌性反应临床表现比血小板输注严重，而且大多数出现在输血期间，而血小板引起的细菌性输血反应可发生在输血后1～15 d。导致患者死亡的概率也有差异，红细胞细菌性输血反应患者死亡率达71%，而血小板者患者死亡率为26%，但近年来死亡率有所下降。

（3）细菌性输血反应患者有时伴有溶血性输血反应的一些症状，如头痛、胸痛、背痛、腹痛，还可能伴有呼吸道症状，如咳嗽、喘鸣。

【诊断】

（1）检查输注的血液外观，包括颜色是否变深、变黑，有无凝块或溶血。

（2）作血涂片和革兰氏染色。

（3）未输完的血液制品留样作细菌培养，同时采取受血者血样及受血者输注的液体样本同时作细菌培养。培养应同时作需氧菌培养和厌氧菌培养。对于红细胞制品成分，除在37℃培养外，还应作4℃和室温条件下的培养，因为有的血液受污染的细菌在37℃条件下不生长繁殖。

（4）输注的血液制品和受血者血样培养出相同的细菌，或者从来自同一次献血的其他血液成分制品中培养出相同的细菌，可确诊为细菌性输血反应。

【鉴别诊断】

输血传播性细菌感染需要和免疫性输血反应进行鉴别，排除其他原因，也包括自身所患发热性疾病、输血相关性急性肺损伤（TRALI）等。

【治疗】

（1）首先应立即终止输血，保持静脉通道通畅，同时应作进一步的检查和实验室检测。

（2）当发生严重的细菌性输血反应时，应采取紧急抗菌等治疗措施，不能等待细菌培养出结果再开始治疗。

（3）如果革兰氏染色检出细菌，应根据革兰氏染色结果（阳性或阴性）选择相应敏感抗生素；反之，应选用广谱抗生素。

（4）感染患者需要的一般支持疗法包括退热、输液等，均应根据病情决定，如发生感染性休克，应采取相应的抗休克治疗。

【预防】

（1）加强献血者问讯和体检：排除可能处于菌血症状态的献血者。我国实施的献血者健康标准对拔牙、感冒、胃肠道感染等暂不能献血情况都作了明确具体的规定，应遵照执行。

（2）加强和规范采血处皮肤消毒：由于血液污染细菌的一个主要来源是皮肤上的细菌，特别是血小板制品，因此加强采血处皮肤消毒，这是预防细菌性输血反应的重要措施。

（3）丢弃采血时最初少量血液：丢弃最初10～20 ml可能被细菌污染的血液可以避免细菌污染，从而大幅度减少血液污染。

（4）限制血液保存时间，确保正确的保存和运输温度。

三、输血传播寄生虫感染（transfusion-transmitted parasitic infections，TTPI）

（一）疟疾

疟疾（malaria）的病原体为疟原虫，可感染人类的疟原虫包括间日疟原虫、卵形疟原虫、三日疟原虫和恶性疟原虫。疟原虫进入人体后，在肝细胞内寄生、繁殖（红细胞外期），成熟后侵入红细胞繁殖（红细胞内期），因此所有含有红细胞的血液成分均可传播疟疾，而无症状携带者是输血传播的主要传染源。由于疟原虫在室温或4℃贮存的血液成分中可存活1周，因此输注贮存2周以上的血液制剂，经输血传播的风险就很低了。

【病因与发病机制】

在全球致死的寄生虫病中，疟疾居第一位。其传播媒介为雌性按蚊，经叮咬人体传播，少数病例可因输入带有疟原虫的血液或经垂直传播后发病。献血人群中疟原虫隐性携带率在不同国家、不同地区存在很大差异。根据文献报道，1990年印度献血人群中疟原虫携带率为0.02%，而部分非洲国家献血人群中疟原虫携带率高达10%。我国也曾有输血相关性疟疾的报道，个别地区曾出现疟疾在献血人群中流行。

【临床表现】

疟疾的典型症状为突发性寒战、高热和大量出汗。寒战持续20~60min，随后体温迅速上升，往往达40℃以上，伴乏力、头痛及全身酸痛不适等。发热持续2~6h，随后开始大量出汗，体温骤降，持续30~60min。病程较长的疟疾患者可出现肝大、脾大及溶血性贫血。

【诊断】

根据患者的流行病学资料、临床症状、体征及实验室检查结果，疟疾的诊断并不困难。如果患者患疟疾前，近期内有输血史，应高度怀疑输血相关性疟疾并应进一步检查确诊。

实验室检测包括：

1.血涂片检查 血液薄厚涂片经吉姆萨染色后镜检是诊断疟疾的简单方法。在寒战早期，采取血标本常可发现疟原虫环状体，发作数日后可发现疟原虫配子体。

2.间接免疫荧光试验（indirect immunofluorescence assay，IFA） 敏感性较高，但耗时长，不适用于疟疾流行地区大规模献血者的筛检。

3.其他检查方法 包括检测疟原虫DNA的PCR技术，检测疟原虫特异性抗原抗体的ELISA法和放射免疫测定法等。

【鉴别诊断】

1.伤寒与副伤寒 多起病缓慢，持续高热，一般无寒战及大汗，常有相对缓脉、玫瑰疹，肥达反应多呈阳性，血和骨髓培养可有致病菌生长。

2.败血症 可有原发性感染病灶。患者虽有畏寒、发热，但无定时。全身中毒症状严重而无缓解间隙，血培养可有致病菌生长。

3.钩端螺旋体病 有疫水接触史，有腹股沟或腋窝淋巴结肿大、腓肠肌压痛。白细胞总数及中性粒细胞比例增加。

4.流行性乙型脑炎 一般无寒战、多汗，无脾大、贫血，白细胞计数升高，脑脊液可呈浆液性改变。

5.中毒性细菌性痢疾 突起高热、昏迷、抽搐，甚至呼吸衰竭与休克。白细胞计数和中性粒细胞比例增加，肛检有痢疾的特有改变。

【治疗】

1.抗疟原虫治疗

（1）应用杀灭红细胞内裂体增生疟原虫的药物：氯喹、青蒿素及其衍生物磷酸咯萘啶及甲氟喹等。

（2）杀灭红细胞内疟原虫配子体和迟发型子孢子的药物：磷酸伯氨喹、特芬喹等。

2. 对症支持治疗　对疟疾引起的超高热，可用肾上腺皮质激素治疗；对脑性疟患者，可根据情况给予脱水治疗等。

【预防】

输血相关性疟疾的预防主要是严格审查献血者的疟疾病史，疟疾患者3年内不要献血。此外，尽可能不输用新鲜血，因为4℃贮存2周的血液传播疟疾的可能性很小。

（二）弓形体病

弓形体病是一种人畜共患的寄生虫病。其病原体的滋养体形似弓，故名弓形体。弓形体是细胞内寄生的原虫，可侵犯除红细胞外的各种组织和细胞。人及哺乳类、鸟类、爬行类动物均为中间宿主，猫科动物为终末宿主。弓形体病的传播途径包括垂直传播、经口传播、接触传播、输血和器官移植传播。弓形体病可经消化道、胎盘以及密切接触传播，输入含弓形体的血液也可引起感染。

四、输血传播其他病原体感染

（一）梅毒

梅毒（syphilis）是由梅毒螺旋体（treponema pallidum，TP）引起的以性接触传播为主的传染病，也可通过垂直传播和输血传播。

【病因与发病机制】

梅毒螺旋体是密螺旋体属中的苍白密螺旋体的苍白亚种。在体外生存能力较差，煮沸、干燥和一般消毒剂很容易将其灭活。加热39℃ 5 h，40℃ 3 h，60℃ 3~5 min死亡，100℃立即死亡；但对寒冷有较强的抵抗力，在0℃可存活48 h，在-78℃其致病力可保存数年。一般认为，其在4℃冷藏血液中3~6 d失去活力，不再具有传染性。

【临床表现】

1. 先天性梅毒　又称胎传梅毒，分为早期先天性梅毒和晚期先天性梅毒。早期先天性梅毒在出生3个月内发病，患儿表现为淋巴结肿大、梅毒性鼻炎、骨软骨炎及先天性耳聋等，也可表现为甲周炎及脱发等。晚期先天性梅毒的临床表现大致与获得性梅毒中的三期梅毒相似。

2. 获得性梅毒　分为四期。

（1）一期梅毒：是指感染梅毒螺旋体3周左右出现的临床表现，在梅毒螺旋体侵入的部位出现一个小豆大的硬结，不久之后硬结破溃成为硬下疳。硬下疳自然痊愈后，梅毒血清反应开始呈现阳性。

（2）二期梅毒：是指感染梅毒螺旋体3~36个月出现的临床表现，多种多样的梅毒疹遍布全身皮肤、黏膜，还表现为全身淋巴结肿大、脱发等，病情反复发作。

（3）三期梅毒：是指感染梅毒螺旋体3~5年后的临床表现，为梅毒性结节或梅毒性象皮肿，可分布于皮肤及任何组织、器官，梅毒性结节或梅毒性象皮肿可破溃，形成结节性溃疡性梅毒疹。

（4）四期梅毒：是指感染梅毒螺旋体10~15年的临床表现，为心血管及中枢神经系统病变，如动脉瘤、脊髓结核或全身麻痹。

【诊断】

1. 病史　特别注意不洁性生活史、输血史及生母梅毒史。

2. 体格检查　注意全身皮肤、黏膜、骨骼及浅表淋巴结，必要时进行妇科、心血管系统及其他系统检查。

3. 实验室检查　主要有梅毒螺旋体检查和血清学检查。梅毒螺旋体检查包括暗视野显微镜检查、免疫荧光染色检查等。血清学检查包括：①不加热血清反应素（unheated serum reagin，USR）试验。②梅毒螺旋体血凝试验（treponema pallidum hemagglutination assay，TPHA）。③荧光密螺旋体抗体吸收试验（fluorescent treponemal antibody absorption test，FTA-ABS）。④梅毒螺旋体明胶凝集试验（treponema palladium particle assay，TPPA）。⑤蛋白质印迹法（Western blot，WB）。⑥ELISA法。⑦PCR技术。⑧金标法。其中ELISA法和金标法因具有操作简单、特异性强、灵敏度高并可批量检测等优点，常用于检测梅毒螺旋体。

【鉴别诊断】

（1）一期梅毒的硬下疳应与白塞病的外阴溃疡、结核性溃疡、单纯外阴溃疡，甚至外阴癌相鉴别。硬下疳单个、较大、无痛、硬如软骨，病损处分泌物可找到梅毒螺旋体，硬下疳出现后2周血清反应阳性，可取活检组织做病理学检查以确诊。

（2）二期梅毒的黏膜皮肤皮疹应与过敏性药疹、牛皮癣相鉴别。皮疹出现前有生殖器溃疡，并借助梅毒血清试验进行鉴别。

（3）三期梅毒的主动脉、心脏、神经系统疾病需与其他疾病所致的主动脉、心脏、神经系统疾病相鉴别。可根据病史，以及有无一期、二期梅毒临床表现和梅毒血清试验进行鉴别。

【治疗】

梅毒的治疗应尽早进行，治疗越早，疗效越好。梅毒的治疗药物首选青霉素，用青霉素治疗梅毒治愈率达95%以上。对青霉素过敏者，可改用多西环素治疗。

【预防】

预防措施包括加强梅毒预防知识的宣传教育，严禁卖淫、嫖娼，积极推广和使用避孕套等。

（二）其他输血传播疾病

尚有其他一些可能通过输血传播的疾病和病原体，如锥虫病、绦虫病、埃博拉出血热（Ebola hemorrhagic fever，EHF）、西尼罗病毒病（West Nile virus disease）、变异克-雅病（variant CJD，vCJD）、科罗拉多蜱传热、人类疱疹病毒6型和8型、人类细小病毒B19（human parvovirus B19）、戊型肝炎病毒（hepatitis E virus，HEV）、中东呼吸综合征冠状病毒（Middle East respiratory syndrome coronavirus，MERS-CoV）、登革病毒（dengue virus）、基孔肯雅病毒（Chikungunya virus）。近年来，在美国流行的西尼罗病毒病，或称西尼罗热（West Nile fever），是由西尼罗病毒（West Nile virus，WNV）引起的一种急性传染病。2003年，美国大约有500万份血液做了WNV核酸检测，约1000名献血者被确证为WNV病毒血症，为保证输血安全，美国于2003年已将WNV核酸列为献血者筛查项目。此外，尚有许多微生物感染疾病迄今没有被认识。因此，应当高度重视输血可能传播疾病。

任务二　输血非感染性反应

案例9-2

某患者因头晕、乏力来某医院就诊，医师以"严重贫血，待查"收入院。遵医嘱输注红细胞15 min后，患者出现头胀痛、胸闷、腰背疼痛、恶心、呕吐等症状，继而出现寒战、高热、心率加快、血压下降等症状，T 40℃。

> **请思考：**
> 1. 该患者的临床表现是什么原因导致的？
> 2. 应该如何处理？

一、过敏性反应

过敏性反应（allergic reaction）是输入全血、血浆或血液制品后发生的以荨麻疹为主的不良反应，是常见的输血反应之一，因过敏原与体内已有的抗体之间相互作用所致。在某些情况下，输入来自具有遗传性过敏体质的献血者的抗体也会产生过敏性反应。部分可见于先天性IgA缺乏的患者。

【发病机制】

1. 过敏体质患者 患者平时对某些物质过敏，如花粉、尘埃、虾蟹、牛奶、鸡蛋，输入含有此类成分的血浆，即可形成免疫反应，发生过敏。过敏体质的人初次接触到变应原（过敏原）后，体内产生大量亲细胞性IgE型抗体（反应素），其Fc段与肥大细胞和嗜碱性粒细胞表面受体结合，使人体处于致敏状态。当已致敏的人体再次接触到相应的变应原时，变应原即与结合在肥大细胞和嗜碱性粒细胞上的IgE的Fab段相结合，激发细胞内一系列活化反应，导致细胞脱颗粒，释放组胺、激肽、慢反应物质（SRS-A）、嗜酸性粒细胞趋化因子和血小板凝聚因子等。这些物质可引起腺体分泌增多、平滑肌痉挛、毛细血管扩张及通透性增加，临床上常表现为荨麻疹——Ⅰ型变态反应（即刻反应型）。

> **知识链接**
>
> **荨麻疹**
>
> 荨麻疹（urticaria）俗称风团，是皮肤及黏膜由于暂时性血管通透性增加而发生的局限性水肿。患者表现为边缘清楚的红色或苍白色的瘙痒性皮损风团（wheal），周边可绕以红晕或潮红，剧烈瘙痒（itching），部分有刺痛感（pricking）。本病是一种常见的皮肤病，15%~20%的人一生中至少发生过一次。病因较为复杂，常见的病因有食物（如鱼、虾、蛋类、奶类或其他富含蛋白类食物）、药物（如青霉素、呋喃唑酮、血清、疫苗）、细菌（如扁桃体炎、鼻旁窦炎、慢性阑尾炎）、病毒（如肝炎、上呼吸道感染）、寄生虫及真菌感染，精神因素（如情绪紧张）、动物及植物因素（如吸入动物的皮屑、羽毛或花粉），物理及化学因素（如冷热、日光、摩擦及压力、机械性刺激或某些化学物质）以及患某些皮肤或全身性疾病、内分泌疾病等。本病的发病机制尚不明确。一般认为大多数急性荨麻疹为Ⅰ型变态反应，由于肥大细胞释放组胺，致使毛细血管扩张，通透性增加，血浆蛋白大量进入真皮，临床上表现为风团或局限性水肿。有些荨麻疹则为Ⅲ型变态反应。抗原抗体复合物在激活补体的过程中产生过敏毒素，刺激肥大细胞释放组胺，导致荨麻疹的发生。除上述变态反应外，某些刺激因子（如一些食物、药物、化学物质）也能直接作用于肥大细胞，使其释放组胺而引起本病的发生。

2. IgA缺陷患者 IgA（或IgA亚型）缺乏的受血者输入含IgA的血液制品时会产生抗IgA或同种异型IgA，当再次输入含IgA的血液制品时，可引起过敏。

3. 被动获得性抗体 供血者因对某些物质过敏（药物或食物）已产生抗体，随血液输注给受血者，当受血者接触到相关过敏原时，即可发生输血反应，如青霉素抗体（受者对青霉素过敏，而接受用过青霉素的供者血液）；或供血者血液含有高效价的 HLA 抗体，如将其血液输注给受血者，也可使受血者发生严重的过敏反应。

4. 其他血浆蛋白抗体 过敏反应还可能由其他血浆蛋白抗体所致，如 IgG、IgE、结合珠蛋白及 C3。

【临床表现】

过敏性输血反应一般发生在输血数分钟后，也可在输血过程中或输血后立即发生。根据过敏性输血反应临床表现的严重程度，过敏性输血反应可分为轻度过敏反应和重度过敏反应两种类型。

1. 轻度过敏反应 全身皮肤瘙痒、红斑、荨麻疹、血管神经性水肿及关节痛等。

2. 重度过敏反应 支气管痉挛、喉头甚至会厌水肿、呼吸困难、哮喘，严重者可发生过敏性休克。

【诊断】

根据输血后短时间内出现过敏的症状、体征，过敏性输血反应的诊断比较容易。荨麻疹、血管神经性水肿、关节痛、胸闷、气短、呼吸困难、低血压休克，有其中的 1 项以上者确诊为过敏反应。

【鉴别诊断】

过敏性输血反应特别是严重者应注意与循环超负荷、输血相关性急性肺损伤（TRALI）相鉴别。

1. 与循环超负荷鉴别 前者有红斑、荨麻疹等过敏的皮肤表现；后者心肺症状更为严重，可有频咳、咳泡沫样痰、出现奔马律等。

2. 与 TRALI 鉴别 前者一般发生在输血的早期，喉头水肿、呼吸困难，一般无肺损伤，有荨麻疹、低血压，抗过敏治疗有效；TRALI 无喉头水肿，因肺水肿而咳嗽、气喘，有肺损伤（两肺细湿啰音）。此外，还应与药物引起的过敏反应相鉴别，两者均表现为不同程度的过敏反应，可结合过敏史、开始药物治疗时间等综合分析和鉴别。

【治疗】

轻微过敏反应（如风团或瘙痒）无须特殊处理，一般可不停止输血，但要放慢输血速度、严格观察，口服抗组胺药。严重过敏反应要立即停止输血，用生理盐水维持静脉通道，根据医嘱皮下或静脉注射 1∶1000 肾上腺素、氢化可的松、镇静药等，并给予补液、升压、吸氧治疗，反应严重者给予皮质激素。当发生血管神经性水肿时，应使用氢化可的松；有循环衰竭时，应用抗休克治疗；喉头水肿伴有严重呼吸困难者，应及时行气管插管或气管切开术。

【预防】

（1）严格消毒输血用具，使用一次性用品。

（2）对于多次输血者或经产妇，可给予输入不含白细胞和血小板的血液。

（3）既往有输血过敏史者，可在输血前 30 min 口服抗组胺药，如苯海拉明、异丙嗪（非那根）或类固醇类药物。

（4）IgA 或其亚型缺乏者需输血时，应输注 IgA 缺乏者的血液，也可输注经专门处理去除 IgA 的血液制品，如洗涤红细胞、去 IgA 的血浆蛋白制品。

二、溶血性输血反应

溶血性输血反应（hemolytic transfusion reaction，HTR）是指受血者接受不相容的红细胞或输入对其自身红细胞有同种抗体的供血者血浆，使输入的供血者红细胞或受血者自身红细胞在体内发生异常破坏而引起的输血不良反应，是最严重的输血反应，也是死亡率最高的输血反应。

根据发生缓急不同，溶血性输血反应分为：

1. 急性/速发型溶血性输血反应（acute/immediate hemolytic transfusion reaction，AHTR/IHTR） 常发生在输血过程中、输血后即刻或输血后 24 h 内。由于输入血液与患者间的免疫不相容性，导致红细胞裂解或（和）清除加速。急性/速发型溶血性输血反应常由 IgM 类抗体引起，多为血管内溶血，最常见于 ABO 血型不相容输血。

2. 慢性/迟发型溶血性输血反应（chronic/delayed hemolytic transfusion reaction，CHTR/DHTR） 常发生在输血结束后 24 h 至 28 d。输血后患者体内产生针对红细胞血型抗原的意外抗体；当再次输血时，体内意外抗体可与输入红细胞相互作用，导致红细胞裂解或清除加速。慢性/迟发型溶血性输血反应常由 IgG 类抗体引起，多为血管外溶血，最常见于 Rh 血型不相容输血。

【病因与发病机制】

1. 急性/速发型溶血性输血反应（AHTR/IHTR）

（1）免疫性因素：大多数 AHTR 是由 ABO 血型系统不相容输血引起的，引起反应的抗体多为 IgM，少数为补体结合性 IgG。AHTR 的发生机制主要是血型抗原抗体结合所形成的免疫复合物，激活补体，形成膜攻击复合物，红细胞溶解，发生急性血管内溶血。在发生溶血的过程中，主要触发了一系列病理生理变化，活化了 3 个系统，即神经内分泌、补体和血液凝固系统。补体激活后，产生的过敏毒素（C3a、C5a）、血管扩张物质（组胺、5-羟色胺）及细胞因子（IL-1、IL-6、IL-8、TNF）等，引起血压下降、血管收缩、休克、急性肾衰竭等临床表现。免疫复合物可引起血小板活化，释放出血小板第 3 因子（PF3），激活 FⅫ启动内源性凝血途径。IL-1 和 TNF 可诱导内皮细胞产生组织因子，启动外源性凝血系统。另外，因红细胞破碎而释放的红细胞基质、膜磷脂具有凝血活酶样特性，使体内形成高凝状态，最终在多因素作用下导致弥散性血管内凝血（DIC）及消耗性凝血障碍。少数 AHTR 与 Kidd、Kell、Duffy 血型抗体有关。献血者之间血型不相容也会引发 AHTR，见于大量输血或短期内输入多个献血者的血液。

（2）非免疫性因素：包括血液保存、运输或处理不当（如血液低渗、冰冻或加热红细胞）、液体输注、献血者/受血者红细胞本身有缺损等因素而导致发生 AHTR，临床较少见。

2. 慢性/迟发型溶血性输血反应（CHTR/DHTR） 多见于有妊娠史或输血史的患者，多由 Rh（如 D、E、c）血型及 Kidd、Duffy、Kell、Diego 等血型不合引起，反应抗体多为 IgG，为不完全抗体，一般不激活补体或只能激活 C3，产生的炎性介质水平很低，症状通常比 AHTR 轻。如 Rh 阴性受血者第一次接受 Rh 阳性血液后，红细胞被致敏，4～8 周或者几个月后产生同种抗体（如抗 D），此时大多数输入的红细胞已不存在，一般不发生溶血反应。随着时间推移，抗体水平逐渐减低，输血前抗体筛查实验常表现为阴性，交叉配血相容。当机体再次输入相关抗原的红细胞 1～5 d 后，患者体内产生回忆性反应，产生大量回忆性 IgG 类抗体，使带有相关抗原的红细胞在输注后 5～10 d 产生破坏，导致溶血。

【临床表现】

1. AHTR 通常在输血后数分钟至数小时出现。由于红细胞凝集，阻塞部分小血管，患者出现四肢麻木、烦躁、头痛、胸闷、腰背痛、恶心、呕吐等。随着红细胞溶解，血红蛋白散布到血浆，出现血红蛋白尿、黄疸，伴有寒战、发热、呼吸困难、心动过速及血压下降。最后，血红蛋白从血浆进入肾小管变成结晶体，临床出现急性肾衰竭、休克及弥散性血管内凝血，患者表现为烦躁不安、面色苍白、大汗、脉细弱、皮肤潮冷、低血压、全身出血（包括皮肤瘀点、穿刺处出血、伤口渗血）及凝血障碍等，严重者可致死亡。新生儿、不成熟儿等无自主意识的患者，临床表现不明显甚至没有。使用麻醉剂的患者，可能仅表现为手术止血困难，应该考虑 AHTR 的可能性。

2. DHTR 临床症状较 AHTR 轻微，多为血管外溶血，易漏诊，但有致死性。患者常表现为不明原因发热、输血数日后（3~7 d）出现黄疸、网织红细胞升高等反应，偶见血红蛋白血症及血红蛋白尿、肾衰竭、DIC。如果再次输入配型不合的血液，抗体效价更高，可引起 AHTR。

【实验室检查】

当怀疑 HTR 时，实验室检查包括如下内容：

（1）检查血液储存条件是否正确，血袋及血标本有无溶血。

（2）对输血前、后标本重复检测 ABO 及 RhD 血型，注意有无混合凝集现象。

（3）对输血前、后标本重复进行意外抗体筛查，抗体鉴定谱细胞分别与输血前、后标本进行反应。

（4）过去 24 h 内输入患者体内的供者血标本，分别与患者输血前、后血标本进行交叉配合试验。

（5）直接抗人球蛋白试验（DAT）检测红细胞表面抗体，而间接抗人球蛋白试验检测血清中的抗体。

（6）吸收放散试验检测抗体的存在。

（7）检测血清中游离血红蛋白、胆红素、尿素氮、肌酐、尿血红蛋白及含铁血黄素，进行外周血涂片、全血细胞计数、凝血试验等检查。

当发生 AHTR 时，实验室检查可能发现红细胞压积下降、球形红细胞增多、血浆结合珠蛋白降低、乳酸脱氢酶（lactate dehydrogenase，LDH）增高、血浆中出现游离血红蛋白，直接抗人球蛋白试验阳性，6~8 h 后血清胆红素可能增高。当发生 DHTR 时，随着不相合红细胞从循环中被清除，DAT 转为阴性，故即使 DAT 阴性，也不能排除 DHTR 的可能。

【诊断和鉴别诊断】

对输血后短时间内出现的血管内溶血及血管外溶血的症状、体征或全身麻醉状态下出现不明原因的手术区出血及低血压的患者，均应考虑溶血性输血反应的可能，但应与发热反应及细菌污染性输血反应和过敏性休克相鉴别，必要时做 DIC 的筛选试验。

【治疗】

1. AHTR 的治疗

（1）立即停止输血，保持静脉通道通畅。

（2）静脉滴注肾上腺皮质激素或大剂量免疫球蛋白。

（3）急性溶血反应并发症的治疗，包括急性肾衰竭、休克及 DIC 的防治。

（4）其他：补充足够血容量、碱化尿液以及进行生命体征监测等。

2. DHTR 的治疗

（1）对症支持治疗，如补充足够的血容量、碱化尿液等。

（2）必要时可使用肾上腺皮质激素治疗。

（3）观察生命体征，注意严重并发症，如急性肾衰竭、DIC 的防治。

【预防】

（1）严格遵守《临床输血技术规范》，建立全面的输血工作管理制度。

（2）避免在血样采集、血型鉴定、交叉配血、发血及输血过程中发生工作差错。输血前要确认患者和输血量正确无误，输血过程中和输血后要密切观察患者，血液发放、输注必须严格执行核对制度，并严格遵守血液保存要求。

（3）尽量不输或少输血，如有条件，进行自体输血。

三、迟发性血清学输血反应

患者输血后体内出现具有临床意义的红细胞血型的意外抗体，常可维持数月至数年，外周血血红蛋白值变化可不明显，为迟发性血清学输血反应（delayed serologic transfusion reaction，DSTR）。

四、发热性非溶血性输血反应

发热性非溶血性输血反应（febrile non-hemolytic transfusion reaction，FNHTR）是在输血过程中或输血结束后 4 h 内，患者基础体温升高 1℃ 以上或伴有寒战，无原发病、过敏、溶血与细菌污染等所致发热证据。FNHTR 主要是由于输注了含有白细胞的血液成分，与患者体内已有的抗体发生免疫反应，或（和）血液储存过程中白细胞释放的可溶性细胞因子等所致。

【发病原因】

1. 细胞因子　主要包括白细胞介素 -1（IL-1）、白细胞介素 -6（IL-6）、白细胞介素 -8（IL-8）、肿瘤坏死因子 -α（TNF-α）及巨噬细胞炎性蛋白（MIP-1）等。血液制品中白细胞的含量越高，这些细胞因子的浓度也越高。当血液中这些细胞因子的浓度达到一定水平时，即可引起 FNHTR。其中，IL-1、TNF-α 是内源性致热物质，可刺激下丘脑体温调节中枢，导致温度感受神经元调节上移，从而引起发热。其他细胞因子引起 FNHTR 的机制比较复杂。

2. 白细胞、血小板、血浆蛋白及其抗体　在免疫性发热反应中，白细胞抗体是重要和常见的原因之一。白细胞抗体是由妊娠、输血或移植同种异体白细胞致敏产生的免疫性抗体，包括 HLA 抗体和粒细胞抗体。一般认为，一次接触的白细胞数量在 $5×10^6$/L 以下时，不发生同种致敏，即不会产生 HLA 抗体，因此对于输血患者，最好应用少白细胞制剂。血小板、血浆蛋白因个体差异同样可产生同种抗体并引起发热反应。

3. 致热原污染　致热原一般是指引起发热反应的各种微量物质，包括细胞、蛋白质、药物中的杂质以及其他有机物质或无机物质。在输血医学中，最重要的致热原是细菌性致热原，如内毒素和外毒素。内毒素由革兰氏阴性菌产生，具有极强的致热作用，外毒素来源于革兰氏阳性菌，其致热作用较内毒素弱。随着消毒、灭菌技术的改进，一次性输血器、一次性采血袋等的应用，目前致热原引起的发热反应已很少见。

4. 原发病　患者本身具有血液病、肿瘤、炎症等疾病，疾病本身就有发热症状，可能因为输血后血液循环改善，导致病灶毒素扩散而发生发热反应。

5. 细菌污染　因误输被细菌污染的血液制品引起，但极少见。

【临床表现】

一般在输血开始 1~2 h 内，患者突然出现畏寒、发冷或寒战，继而发热，轻者体温升高 1~2℃，重者体温可达 39~41℃，伴头痛、恶心、呕吐、颜面潮红、出汗、脉率快，持续时间为几分钟至 2 h，然后恢复正常。血压可无变化。少数患者可出现口唇疱疹。多次输血者，发热反应的发生不一定与正在输注的血液有关。

【诊断】

（1）输血开始至输血结束后 2 h 内体温升高 1℃ 以上，并伴有发热症状。

（2）受血者有多次输血史或妊娠史，既往有输血发热史，或献血者血清中有 HLA、粒细胞和血小板抗体。

【鉴别诊断】

应排除其他可能引起发热的原因，如溶血反应、细菌污染等引起的发热。

1. FNHTR 与溶血性发热反应的鉴别　前者多发生在输血期间至输血结束后 1~2 h，血压一般不变化；后者一般在输入少量血液后即发生，还可出现腰背酸痛、血压下降，甚至休克等。

2. FNHTR 与细菌污染引起的发热反应鉴别 前者停止输血，经对症处理病情很快缓解；后者还有皮肤充血，甚至休克，停止输血、对症处理无效。

【治疗】

一旦发生 FNHTR，应暂停输血，尽快明确发热反应的原因，排除溶血反应及细菌污染，并缓慢输注生理盐水维持静脉通道通畅，密切观察病情。确认 FNHTR 后，应对症治疗。寒战时注意保暖，给予热饮料，加盖被，严重时可用异丙嗪、哌替啶或注射哌替啶、静脉注射 10% 葡萄糖酸钙（5~10ml）。高热时给予物理降温，也可用解热镇痛药，如对乙酰氨基酚、复方阿司匹林对症治疗（伴出血倾向患者禁忌使用阿司匹林类解热药）。严重时也可用肾上腺皮质激素，并严密观察病情。应每 15~30 min 测一次体温。一般 1~2 h 后患者体温开始下降。

【预防】

1. 去除致热原 如严格无菌操作，清洁和消毒采血、输血用具等。

2. 输血前预防用药 易患 FNHTR 的受血者或既往有过敏反应史者，可在输血前用抗致热原性药物，如对乙酰氨基酚或阿司匹林，可减轻发热症状。

3. 选用去除白细胞的血液制品 用离心洗涤法或去白细胞过滤器去除血液制品中的白细胞，使每单位血液或血液制品中白细胞含量低于 $5.0 \times 10^6/L$，即能有效地预防 FNHTR。

4. 白细胞交叉配合试验 有 HLA 抗体的患者，可用淋巴细胞毒交叉试验筛选供血者，或用 HLA 配型来筛选供血者，以寻找相配合的血液制品。一般应用粒细胞免疫荧光结合试验检测粒细胞特异性抗体，应用淋巴细胞毒性试验检测 HLA 抗体。

五、输血后紫癜

输血后紫癜（post transfusion purpura，PTP）多见于输血后 5~10 d，主要是由于患者体内血小板特异性抗体与血小板上相应抗原结合形成抗原抗体复合物，导致血小板被破坏。患者可出现外周血血小板计数明显减少，皮肤瘀点或（和）瘀斑。输血后紫癜是一种自限性疾病。

【发病机制】

血小板抗原（HPA-1a）阴性患者因多次妊娠或输血接触或输入 HPA-1a 阳性的血小板，产生了血小板特异性同种抗体，当再次输入 HPA-1a 阳性血液时，与供血者有相应抗原的血小板反应，形成免疫复合物。这种复合物附着到受血者血小板表面，导致血小板被单核吞噬细胞系统破坏引发紫癜。

【临床表现】

输血后 1 周左右，患者出现发冷、寒战、高热、荨麻疹，不同部位皮肤及黏膜瘀点、瘀斑、出血或全身紫癜、头痛、胸痛、呼吸困难、女性月经增多等，严重者有内脏和颅内出血，个别患者因颅内出血而死亡。

【诊断】

根据临床症状与体征诊断。

【实验室检查】

血小板严重减少为本病特征，血小板计数常少于 $10 \times 10^9/L$；出血时间延长；多数病例可以检测到抗 HPA-1a 抗体，PAIgG 增高，可持续数月；骨髓巨核细胞数正常或增多，部分患者减少或有成熟障碍。

【预防和治疗】

与血小板无效输注相同，输血后紫癜用静脉丙种球蛋白治疗，患者多于 3~4 d 后恢复，如无效，可行血浆置换。不治疗的患者，血小板减少持续 2 周，一般不会复发。急性期可选择抗原阴性的血小板输注。

六、输血相关移植物抗宿主病

输血相关移植物抗宿主病（transfusion-associated graft versus host disease，TA-GVHD）是指受血者接受含有免疫活性淋巴细胞的血液或血液成分后，不被受血者免疫系统识别，在体内植活并增殖，将受血者组织和器官视为非己物质，作为靶目标进行免疫攻击、破坏的一种致命性迟发性免疫性输血并发症。TA-GVHD 潜伏期短，在输血后 8～10 d 即可发生，虽然发病率低（0.01%～0.1%），但死亡率极高（90%～100%），并缺乏特异性的治疗手段，容易漏诊，是输血严重的并发症之一。

【病因与发病机制】

1. 受血者免疫状态　TA-GVHD 可发生于任何因素所致免疫系统严重缺陷的受血者。当其免疫系统存在严重缺陷或严重抑制时，自身缺乏识别、排斥异体抗原的能力。输异体血后，异体 T 淋巴细胞在受血者体内存活、分裂增殖，从而引起一系列免疫病理改变及临床表现，这是移植物抗宿主病（GVHD）发生的免疫学基础。TA-GVHD 易患人群分为三类。

（1）明确的高危易感者：造血干细胞移植受者、先天性免疫缺陷者、联合免疫缺陷者、换血治疗的新生儿和早产儿宫内输血者等。

（2）低危易感者：化疗或放疗的实体瘤、恶性血液病（如白血病、淋巴瘤）患者。

（3）免疫应答能力"相对"正常的患者：如正常新生儿以及心脏手术、动脉瘤修补术及胆囊摘除术等患者。TA-GVHD 发生于免疫功能正常者多为一、二级亲属间输血，其风险较非亲属间高数倍。

2. 血液制品中的淋巴细胞数量　异基因活性淋巴细胞输注的数量与 TA-GVHD 的发生及严重程度密切相关。一次输入 10^6 个免疫活性异基因 T 淋巴细胞，可能引起免疫缺陷者发生 TA-GVHD。输入的异体淋巴细胞数量越多，TA-GVHD 病情越严重，死亡率越高。输入白细胞总数为 $5.4×10^9$/L 以及免疫缺陷儿童输入 10^4/kg 淋巴细胞均可导致 TA-GVHD。

3. 受血者 HLA 单倍型　TA-GVHD 的发生与人类 HLA 单倍型基因密切相关。HLA 杂合子的受血者接受了与其 HLA 单倍型基因完全相同的纯合子供者血液后，受血者的 T 淋巴细胞不能识别供者淋巴细胞，误认为是自身细胞而不予排斥，但移植活的供者免疫活性 T 淋巴细胞将受者不同 HLA 抗原认作异体，对受血者组织和细胞进行攻击破坏，导致 TA-GVHD。由亲属供血者引发者居多，其中一级亲属间（父母与子女）输血合并 TA-GVHD 的危险性比非亲属间输血高 11～21 倍，发病主要与供者及受者的 HLA 单倍型基因有关。

4. 其他相关因素　TA-GVHD 与 $CD8^+$、NK 细胞活性有关，主要是由于受血者 $CD8^+$ 细胞和 NK 细胞能识别供血者淋巴细胞，使其不发生 TA-GVHD。另有报道，TA-GVHD 与 IL-1、IL-2 和 TNF 等有关。

【临床表现】

本病症状不典型，临床以高热和皮疹多见，常在输血后 4～30 d，大多为 7～14 d 发生发热、皮肤潮红、皮疹、严重腹泻、肝大、脾大、全血细胞减少、骨髓抑制、感染、肝功能异常等。与异基因骨髓移植发生的移植物抗宿主病的临床表现相似，但多为急性，病程短，死亡率高，患者大多在几天至几周内死亡。

【实验室检查】

外周血检查表现为全血细胞减少。骨髓增生低下，造血细胞减少。可有肝功能异常，转氨酶、胆红素、碱性磷酸酶升高。外周血及组织浸润淋巴细胞中存在嵌合体细胞及 HLA 抗原特异性血清检测分析是确诊 TA-GVHD 的重要依据。

【诊断】

凡输血后 2 ~ 30 d 出现不明原因的发热、贫血、皮疹、肝大、脾大、肝和骨髓功能障碍等，不能用原发病来解释的，都要考虑 TA-GVHD。

1. 进行病理组织活检 皮肤表现为基底部细胞空泡变性，表皮与真皮交界部位单核细胞、淋巴细胞浸润，表皮层过度角化或角化不良；肝表现为肝细胞空泡变性，肝门处有单核细胞、淋巴细胞浸润；骨髓表现为造血细胞减少，淋巴细胞增多，骨髓纤维化。

2. 遗传学分析 进行染色体核型分析、PCR 基因扩增或 HLA 定型法等确诊。在受体内检测出供体淋巴细胞植活的证据，可以作为 TA-GVHD 的可靠依据。如果供者、受者性别不同，受者体内有供者 T-LC 的性染色体核型，也可确诊。

【预防】

TA-GVHD 发病率为 0.01% ~ 0.1%，病死率高达 90% ~ 100%。临床表现缺乏特异性，极易漏诊和误诊，治疗效果极差，患者常因感染而死亡，因此预防显得尤为重要。

1. 严格掌握输血适应证，加强成分输血 尽量避免亲属间输血（提倡成分输血、自体输血），严格掌握输血适应证，避免不必要的输血，尤其对 TA-GVHD 高危患者，在输血前应充分权衡利弊，对无适应证者，坚决不予输血。治疗性输血应结合病情给予相应成分输血，避免输注新鲜全血。临床证明，输注未经辐照处理的亲友血液，更易发生 TA-GVHD。血缘关系较近，供者淋巴细胞的部分抗原特性与受者的相同或相似，容易逃避受者的免疫监控，在受者体内植活、增殖，发生 TA-GVHD。因此，尽量避免亲属间输血，如开展亲友互助献血时，应对亲友的捐献血液进行辐照处理，或者等量换取无血缘关系的其他供者血液输注。

2. 去除白细胞 采用洗涤、沉淀及使用白细胞滤过器等方法，可去除大部分白细胞。床边输血时应用第三代白细胞滤除器，滤除率在 99% 以上，能降低 TA-GVHD 的发生率。

3. 灭活淋巴细胞 除新鲜冰冻血浆和冷沉淀凝血因子外，临床输注的其他血液成分均需要辐照处理。γ- 射线辐照血液是目前认为唯一有效的预防手段，经 25 Gy 射线照射有细胞的血液成分，可预防其发生。不含细胞的成分（如血浆、冷沉淀）不会引起 TA-GVHD。

> **知识链接**
>
> **移植物抗宿主病**
>
> 移植物抗宿主病（graft versus host disease，GVHD）是异基因造血干细胞移植后的一个常见而又重要的并发症。尽管使用免疫抑制药预防 GVHD，甚至供体是 HLA "完全"相合的同胞，GVHD 仍可能发生。GVHD 是受体抗原提呈细胞（antigen presenting cell，APC）和供体成熟 T 细胞相互作用的结果。1955 年，Barnes 和 Loutit 最先报道了发生在动物体内的 GVHD，当时认为是一种移植继发性疾病或 runt 病。直到 20 世纪 50 年代后期，人们才认识到移植继发性疾病引起的皮肤异常、腹泻等症状是由于具有免疫活性的细胞进入无免疫活性的宿主体内所致，GVHD 这一术语被用于描述这一免疫损伤的过程。GVHD 是异基因造血干细胞移植、供体淋巴细胞输注（DLI）的常见并发症，大部分接受异基因造血干细胞移植的受者都会经历不同程度的 GVHD，因而 GVHD 依然是目前困扰异基因造血干细胞移植成功的主要障碍。

七、输血相关性急性肺损伤

输血相关性急性肺损伤（transfusion-related acute lung injury，TRALI）是在输血过程中

或输血后 6 h 内出现的急性呼吸困难伴进行性低氧血症，血氧分压／氧合指数（PaO_2/FiO_2）≤ 300 mmHg，胸部 X 线检查示双侧肺部浸润，且无输血相关性循环超负荷（TACO），无输血引起的严重过敏反应和细菌污染反应表现。

【病因与发病机制】

当输入含抗 HLA 或粒细胞特异性抗体的血液制品时，供者血液中的白细胞抗体（包括 HLA-Ⅰ类、HLA-Ⅱ类抗体，抗粒细胞特异性抗原 NA1、NA2 的抗体）与患者白细胞发生抗原抗体反应，白细胞在肺循环中凝集形成肺浸润并激活补体。中性粒细胞在肺血管内聚集、黏附，并释放蛋白酶、酸性脂质和氧自由基，损伤内皮细胞及肺泡上皮细胞，导致肺毛细血管通透性增加，造成呼吸困难、肺水肿或急性呼吸窘迫综合征（ARDS）。

【临床表现】

TRALI 是一种临床症状和体征多样的综合征，其肺损伤为可逆性。TRALI 的临床表现类似于成人急性呼吸窘迫综合征（acute respiratory distress syndrome，ARDS），常在输注含血浆的血液制剂后 6 h 内突然发热，体温升高 1～2℃。患者出现寒战、咳嗽、突发呼吸困难、气喘、发绀、血压下降症状。可有严重的非心源性肺水肿，两肺可闻及细湿啰音，但无心力衰竭表现。可有严重的低氧血症，PaO_2 常降至 30～50 mmHg。急性呼吸困难、低氧血症、非心源性肺水肿、中度的低血压和发热，一起组成了 TRALI 五联症，严重者可引起患者死亡。其他一些已经被发现的症状包括高血压和心动过速等。如处理及时，症状于 48～96 h 缓解且不留后遗症。

【实验室检查】

供血者和（或）受血者血液中存在人类白细胞抗原（human leukocyte antigen，HLA）和人类粒细胞抗原（human neutrophil alloantigen，HNA），这是输血相关急性肺损伤的最有利证据。供血者血清和受血者白细胞做淋巴细胞毒交叉配型可作为诊断依据。TRALI 水肿液的蛋白含量高，与血液中的蛋白比值常为 0.7，而心源性肺水肿一般小于 0.5。

【诊断】

临床上输注任何血液成分（新鲜冰冻血浆、血小板、红细胞）1～6 h 内，发生呼吸困难和低氧血症，$PaO_2/FiO_2 \leq 300$ 或吸入空气情况下 $SpO_2 < 90\%$，排除其他急性肺损伤原因，即应考虑 TRALI。目前国际上推荐的 TRALI 诊断标准为：

（1）急性呼吸窘迫。

（2）胸部 X 线检查显示双侧肺部浸润。

（3）输血 6 h 内出现症状。

（4）排除输血相关循环超负荷或心源性肺水肿。

（5）低氧血症（$PaO_2/FiO_2 \leq 300$ mmHg 或氧饱和度 $< 90\%$）。

（6）新近的急性肺损伤，且目前无其他的危险因素，包括复合外伤、肺炎、心肺旁路术、烧伤、有毒气体吸入、肺挫伤等。

【鉴别诊断】

（1）与心源性肺水肿相鉴别：心源性肺水肿呼吸困难与体位有关，剧烈咳嗽、气喘、咳粉红色泡沫样痰，两肺底可闻及中细湿啰音或水泡音，对强心、利尿等治疗效果较好。

（2）与过敏性输血反应相鉴别：过敏性输血反应一般发生在输血的早期，喉头水肿、呼吸困难，一般无肺损伤，有荨麻疹、低血压，抗过敏治疗有效。TRALI 无喉头水肿，因肺水肿而咳嗽、气喘，有肺损伤（两肺细湿啰音）。

（3）与溶血性输血反应相鉴别：溶血性输血反应偶尔伴发急性呼吸困难，患者表现为寒战、高热、腰背酸痛，甚至出现急性肾衰竭、休克、DIC 等症状，而 TRALI 一般不出现。

【治疗】

TRALI 多于发生后 48～96 h 内缓解、肺功能完全恢复，死亡率＜10%，但重症者也可发生其他严重并发症或死亡。治疗的关键在于明确诊断、加强监护、及时改善缺氧。受血者如发生输血相关性急性肺损伤，应立即停止输血，主要采用呼吸支持疗法，充分给氧，监控血氧分压，必要时可用气管插管或使用呼吸机提供氧气，并维持血压稳定。此外，输血相关性急性肺损伤与肺泡受损有关而非体液超载，故不建议使用利尿药和强心药。可应用肾上腺皮质激素，根据病情使用抗组胺药、肺泡表面活性剂。

【预防】

预防 TRALI，应注意以下几点。

（1）严格掌握输血适应证，避免不必要的输血。

（2）尽可能不采集有多次输血或多次妊娠史的献血者的血液。

（3）尽量采用少或不含血浆成分的血液制品，如需要输注含血浆成分较多的血液制品（如血小板、血浆、冷沉淀凝血因子），最好选择无输血史的男性和（或）初产妇献血者。

（4）改良血液制品制作工艺，减少血浆含量，减少贮存时产生脂类物质。

（5）若抗体来自受血者，可采用少白细胞的血液制品进行输注，如条件允许，可采用贮存式自体输血。浓缩白细胞输注时一定要慢速滴注，密切观察。

（6）受血者血液中有抗 HLA 抗体者，需要输血（尤其是输注浓缩白细胞）时，最好作 HLA 抗体测定。

八、输血相关循环超负荷

输血相关循环超负荷（transfusion-associated circulation overload，TACO）是指由于输血速度过快或（和）输血量过大或患者潜在心肺疾病不能有效接受血液输注容量等所致急性心功能衰竭。患者可出现发绀、气短、心悸、听诊闻及湿啰音或水泡音等表现。TACO 常见于原有心肺疾患、年迈体弱、儿童或严重贫血患者（Hb 40～50 g/L 或更低）。

【病因与发病机制】

1. 心功能不全　老年人心功能较差，儿童（特别是婴幼儿）心功能尚不健全，血容量较少，不能耐受大量输血。

2. 原发病　原有心肺疾患，血浆胶体渗透压降低（如低蛋白血症）或肺血管渗透压增加的患者（如大面积肺炎），即使输入少量血液，也能引起血管内压升高，易出现肺水肿。

3. 快速大量输血或输液　输血或输液过多、过快，超过了患者心血管系统的负荷能力。

【临床表现】

输血过程中或输血后 1 h 内，患者突然出现呼吸困难、心动过速、被迫坐起，频咳、咳大量泡沫样痰或血性泡沫样痰、血压增高、发绀、烦躁不安、大汗淋漓、两肺布满湿啰音，有颈静脉怒张、中心静脉压增高、全身水肿等。胸部 X 线检查可见肺水肿。可有各种心律失常，甚至心室颤动或心搏骤停，严重者可于数分钟内死亡。

【诊断】

输血过程中突然出现收缩压迅速增加 50 mmHg 以上，即可诊断。

【鉴别诊断】

1. 与输血相关性急性肺损伤相鉴别　TRALI 以肺水肿为主，患者有发热、干咳、哮喘、呼吸困难和发绀等，可伴血压下降，而循环超负荷一般血压增高。

2. 与过敏性输血反应相鉴别　过敏性输血反应一般无发热，通常在开始输入血浆蛋白制品或血浆后几秒到几分钟内即可发生红斑综合性皮疹，常出现严重的低血压，无肺水肿。

【治疗】

若发生循环负荷过重，应立即停止输血，保留静脉通道，让患者取半坐位，两腿下垂以减少静脉回流，减轻心脏负担。给予对症治疗，高压吸氧可减低肺泡内泡沫的表面张力，使泡沫破裂、消散，从而改善肺部气体交换，减轻缺氧症状。遵医嘱给予镇静、扩血管、强心、利尿药，必要时行放血治疗。

【预防】

临床上应以预防为主。贫血患者应输浓缩红细胞，要严格控制输血速度，使其维持在 1~2 ml/(kg·h)。当患者心脏功能有障碍时，如病情确实需要输血，应少量、多次、缓慢输注，避免短时间心脏负荷突然增加。输注冷藏血之前应适当加温，并严密监测。

九、输血相关呼吸困难

输血相关呼吸困难（transfusion-associated dyspnea，TAD）是在输血结束后 24 h 内发生呼吸窘迫，不符合输血相关性急性肺损伤（TRALI）、输血相关循环超负荷（TACO）或过敏反应诊断依据，且不能用患者潜在或已有疾病解释。

十、大量输血相关并发症

大量输血相关并发症（complication of massive transfusion）常见如下几种情况。

1. 凝血功能障碍（coagulation dysfunction） 由于患者在出凝血过程中丢失或消耗大量血小板及凝血因子，和（或）血液成分中血小板及不稳定凝血因子含量随着保存期延长而下降，和（或）以具有抗凝作用枸橼酸盐为主要成分血液制剂大量输注，和（或）抗休克扩容时大量静脉输注晶体液，使患者机体残存的血小板与凝血因子含量更低所致。

2. 枸橼酸盐中毒（citrate toxicity） 全血及血液成分大多采用以枸橼酸盐为主要成分的抗凝剂，正常情况下枸橼酸盐进入人体后主要在肝代谢并由肾排泄，故缓慢输入不致引起中毒。但大量输血或实施血液成分置换术时，受血者往往伴有休克、组织灌流不足及肝肾功能不全等，机体对枸橼酸盐的代谢速度或代偿能力减低，在血液中堆积造成枸橼酸盐中毒。枸橼酸盐可与钙结合，导致血钙下降，继而出现脉压小、血压下降及手足抽搐等症状。治疗可静脉注射 10% 葡萄糖酸钙或氯化钙 10 ml。

3. 高钾血症（hyperkalemia） 全血和红细胞成分中血钾离子浓度随保存时间延长逐渐增高（2~6℃环境中，红细胞内 K^+ 逸出）。当大量输注保存期相对较长的全血和红细胞成分时，可导致患者机体血钾离子浓度明显增高。

4. 低钙血症（hypocalcemia） 全血及血液成分大多采用以枸橼酸盐为主要成分的抗凝剂。当大量输血或实施血液成分置换术时，易引起患者血钙离子浓度明显降低。

5. 高氨血症（hyperammonemia） 全血和红细胞成分中血氨随保存时间延长逐渐增高。当大量输注保存期较长的全血和红细胞成分时，对于肝功能不全、肝昏迷的患者，肝不能及时将大量氨代谢排出体外，可导致患者机体血氨浓度明显增高。

6. 酸碱平衡失调（acid-base imbalance） 全血和红细胞成分保养液中含有枸橼酸盐等。随保存时间延长，乳酸生成增加。当大量输注时，可导致患者机体酸碱平衡失调。

7. 低体温（hypothermia） 快速、大量输入冷藏库存血，患者体温迅速下降（如每 5 min 输入量达 1 L 时，正常体温将降至 30℃ 以下），使患者血红蛋白与氧亲和力增加，从而影响氧在器官与组织中释放，最终导致器官与组织的缺氧状况。故大量输血前应将库存血在室温下放置片刻，使其升温至 20℃ 左右再行输入。

十一、输血相关性低血压

输血相关性低血压（transfusion-associated hypotensive，TAH）是在输血过程中或输血结束后 1 h 内出现唯一血压下降表现，其收缩压下降（< 90 mmHg 或较基础血压下降 ≥ 40 mmHg）或脉压减少（< 20 mmHg）。

十二、肺血管微栓塞

【发生原因】

肺血管微栓塞（pulmonary vascular microembolization，PVM）是指血液在贮存过程中（1 周后），库存血中的白细胞、血小板、红细胞碎片与变性蛋白及纤维蛋白等共同形成大小不等、直径为 10～164 μm 的微聚物。当大量输血时，这些微聚物可以通过孔径为 170 μm 的标准输血滤器而进入患者体内，广泛阻塞肺毛细血管，造成"输血后肺功能不全综合征"（非大量输血不会引起此病）。

【症状】

在输血过程中，患者出现烦躁不安，严重缺氧，极度呼吸困难或呼吸衰竭 [临床上也称为急性呼吸窘迫综合征（ARDS）]，甚至死亡。当实施心脏等体外循环手术时，输入的血不经肺处理，这些微聚物可直接到达脑，导致脑栓塞发生。

【预防】

目前还没有有效的方法完全避免肺血管微栓塞，可采用直径为 20～40 μm 的微孔滤器除去微聚物，输注保存期短（7 d 内）含微聚物少的血液制品，以预防肺血管微栓塞。

十三、铁超负荷

输血所致的含铁血黄素沉着症又称血色病，是体内铁超负荷（iron overload）的一组疾病，是由于长期反复输注全血、红细胞，使体内铁负荷过重，以含铁血黄素的形式沉积在网状内皮细胞和其他组织细胞，引起多器官损害，表现为皮肤色素沉着、心肌炎、甲状腺功能亢进、下丘脑性腺激素分泌不足、关节痛、关节变形及肝硬化等。可用去铁胺和依地酸治疗和对症治疗。

十四、空气栓塞

空气栓塞（air embolism）是由于输血过程中空气通过输血管路进入患者机体静脉系统所致。

任务三　输血反应发生的处理流程

输血作为一种治疗手段，虽然可以拯救生命，但由于它的生物学特性，由输血带来的不良反应仍然是客观存在的，国外报道发生率为 20%，而我国目前还没有一个统一的输血不良反应报告系统，部分文献中报道的概率为 1%～10%。在需要用血和不良反应同时存在的情况下，如何做到合理用血、监控输血带来的不良反应，以及完善输血不良反应上报制度，建立血液预警系统尤为重要。按照国家现行的相关文件规定，要规范输血不良反应监测、发生、报告、调查、处理及追踪回访的基本程序，以确认是否发生输血不良反应，确保输血不良反应得到及时、准确处理，最大限度减轻输血不良反应对患者造成的伤害。

一、输血反应的识别和监测

（一）输血前

观察或询问患者有无发热、皮疹、瘙痒等不适。

（二）输血中

输血前 15 min 输注速度要慢，密切观察患者的体温、脉搏、呼吸、血压等情况；15 min 后，若无输血反应，可适当加快输注速度。嘱患者家属密切观察患者的情况，如发现异常，及时通知医护人员。

（三）输血后

持续观察患者 24 h，无异常情况后，24 h 内将血袋按医疗废物进行处理。24 h 后，如患者出现血红蛋白浓度持续下降、血红蛋白尿等情况，要排除迟发性输血不良反应。

二、输血反应的处理

（一）临床医护人员及时处理和报告

临床医护人员发现输血患者出现输血不良反应后，应立即停止输血，在积极处理的同时，要及时向输血科通报输血反应发生情况，与输血科共同调查、分析输血不良反应发生的原因以确定进一步的处理、治疗方案，逐项、详细填写输血情况回报单，持续观察 24 h 后，完善输血情况回报单并送至输血科备案保存。当患方提出疑义时，经治医护人员应与患方共同封存剩余血液、血袋及输血器材等，双方签字后由输血科保管备查。

（二）输血科工作人员协助调查和分析

输血科工作人员接到临床输血反应报告后，应仔细询问输血量、输血速度以及输血后出现的临床症状与体征，协助临床医护人员调查、分析输血不良反应发生的原因以及性质，对临床科室提出初步的处置参考意见。

（三）临床会诊

对于严重输血反应，输血科应指派具有相应资质的科室负责人到临床进行会诊，协助临床查找原因、制定救治方案、观察处置疗效。

（四）输血相关传染性疾病的处理流程

输血后如果受血者发生可经血液传播的传染病，由主管医师向医务部（科）汇报，由医务部（科）会同输血科展开仔细调查，验证受血者是否确因输注供血者血液成分而传染疾病，受血者如确诊感染 HIV，应迅速报告感染控制科。输血相关传染病所涉及的供血者血液检测情况，应及时向采血机构通报。

（五）常见输血反应识别和处理流程

常见输血反应识别和处理流程见图 9-1。

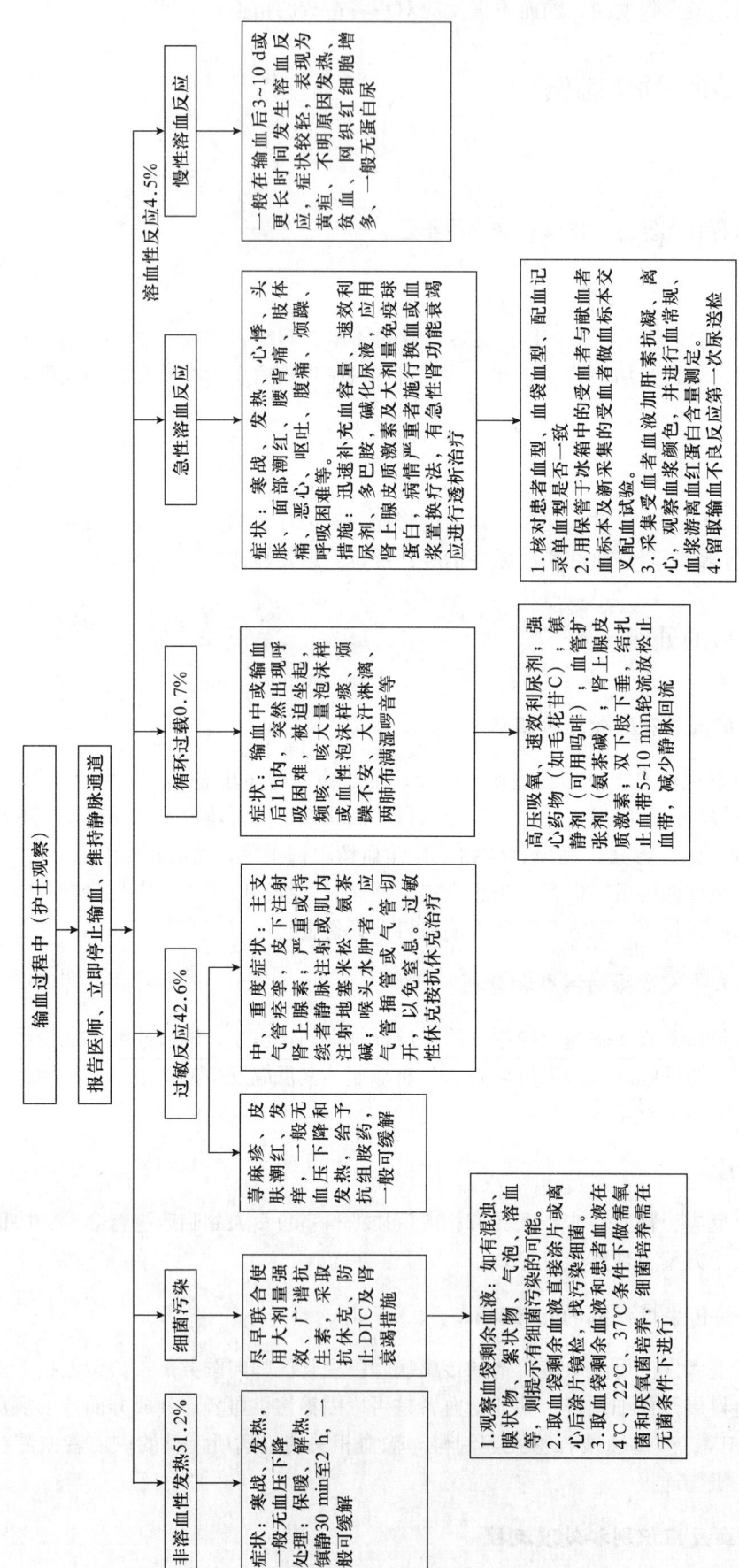

图 9-1 常见输血反应识别和处理流程图

三、输血反应的上报

(一)输血科跟踪、回访

输血科接到临床输血反应报告后,在进行常规处理后,应对发生输血反应的患者进行跟踪、回访。次日收到输血情况回报单要及时汇总,登记在输血不良反应登记本上,以便进一步明确输血反应发生的类型、原因及处理措施是否得当。

(二)上报

输血科应如实记录并保存临床输血不良反应的反馈、调查与处理记录表,并每个月分类统计,上报医务科与供血机构。

自测题

一、单项选择题

1. 在下列输血反应中,最严重的不良反应是
   A. 发热反应　　　　　　B. 过敏性皮疹反应
   C. 溶血反应　　　　　　D. 非溶血反应
   E. 输血后紫癜

2. 输血后患者出现酱油色尿,意味着可能出现了
   A. 发热反应　　　　　　B. 过敏反应
   C. 呼吸困难　　　　　　D. 溶血反应
   E. 喉部水肿

3. 发生输血反应并过敏性休克,检测有 IgA 抗体的患者应选择下列哪种血液输注
   A. Rh 阴性血液　　　　B. ABO 同型血浆
   C. IgA(-)的全血或血浆　D. IgG(-)的全血或血浆
   E. IgM(-)的全血或血浆

4. 下列哪种方法能有效地预防非溶血性发热性输血反应
   A. 输同型血　　　　　　B. 减慢输血速度
   C. 滤除白细胞　　　　　D. 增大输血间隔时间
   E. 输血前输液

5. 下列哪些患者输血时需要对输注的血液制品事先进行 γ 射线照射来预防 TA-GVHD
   A. 心脏手术患者　　　　B. 严重外伤患者
   C. 产科大出血患者　　　D. 上消化道大出血患者
   E. 免疫功能受损或抑制的患者

6. 细菌污染血液的主要原因和途径是
   A. 采血时皮肤深层的细菌随血流进入血袋污染血液
   B. 血液成分分离制备过程中没有严格实施无菌操作规程
   C. 塑料血袋质量出现问题,本身带菌
   D. 塑料血袋微小破损使细菌污染血液
   E. 采血者手指消毒不严带菌

7. 输血导致循环超负荷的主要原因是
   A. 输血速度过快　　　　B. 输血次数多

  C. 输入大量红细胞   D. 输入大量血小板
  E. 输入大量全血/血浆

8. 某患者，输血 1～2 h 后突然出现寒战、高热、头痛，BP 16/12 kPa，应考虑为
  A. 溶血反应   B. 发热反应
  C. 疟疾感染   D. 体温中枢受损
  E. 过敏反应

9. 输血后发热性非溶血性输血反应多发生在
  A. 15～20 min   B. 30 min
  C. 2～3 h   D. 3～4 h
  E. 5 h

10. 溶血反应的早期特征是
  A. 面部潮红，出现荨麻疹   B. 腰背部剧痛，胸前压迫感
  C. 头部胀痛，恶心、呕吐   D. 黏膜及皮肤有出血点和瘀斑
  E. 寒战、高热、呼吸困难

二、简答题

1. 免疫性溶血反应的机制是什么？
2. 常见的输血感染性病原体或疾病有哪些？

（杨娜娜）

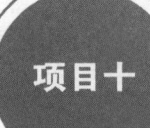

项目十 临床输血过程及管理

学习目标

通过本项目内容的学习，学生应能够：

识记
1. 列举临床输血全过程管理的关键环节。
2. 说出临床输血实验室质量管理及质量控制的主要内容。

理解
1. 概括临床用血管理委员会、临床用血科室、临床输血实验室在临床用血过程中的职责。
2. 解释输血前评估、输血后评价、患者血液管理、限制性输血策略等技术方法的内涵。
3. 解释临床护理输血全过程，包括患者身份识别、标本采集、取血、输血等关键环节的核对与输血安全的关系。

运用
分析临床输血过程中可能发生的问题，从而规避风险，保障血液输注安全、合理、有效。

在临床救治患者的过程中离不开临床用血，加强临床用血管理是保证患者生命安全的重要手段。医疗机构负责实施临床用血管理全过程，应在上级卫生行政部门的指导下，根据《中华人民共和国献血法》《医疗机构临床用血管理办法》《临床输血技术规范》等法律法规，将临床用血管理作为医疗质量管理的重要内容。医疗机构应建立健全临床用血管理组织架构，明确职责分工；制定并落实相关规章制度和技术操作规程；积极开展临床合理用血培训工作；在工作实践中不断总结、改进与完善，提高安全、合理用血水平和输血治疗效果，保证医疗质量和用血安全。

任务一　临床用血管理

案例 10-1

某医院某日接诊了一位车祸伤患者，男性，26岁，下肢股骨骨折，经绿色通道进入手术室进行急诊手术。术中患者需要输血，而家属不在场，无法签署《临床输血治疗知情同意书》，若等待家属到场后再实施输血治疗，可能延误治疗时机。经医院负责人批准后，临床医生立即为患者输入同型悬浮红细胞4U，血浆400 ml。术后，患者生命体征基本平稳。

请思考：

医疗机构应采取哪些措施保证急救患者用血？依据是什么？

一、医疗机构临床用血管理组织架构

医疗机构在临床用血管理过程中应严格执行2012年6月7日公布的《医疗机构临床用血管理办法》（卫生部令第85号），其明确规定了医疗机构临床用血管理和卫生行政部门临床用血监管的法律责任，规定了医疗机构建立健全临床用血的管理组织形式及其职责。医疗机构法定代表人为临床用血管理第一责任人。

（一）医院临床用血管理委员会及其职责

二级以上医院和妇幼保健院应当设立临床用血管理委员会，负责本机构临床合理用血管理工作。主任委员由院长或者分管医疗的副院长担任，成员由医务部门、输血科、麻醉科、开展输血治疗的主要临床科室、护理部门、手术室等部门负责人组成。医务、输血部门共同负责临床合理用血日常管理工作。其他医疗机构应当设立临床用血管理工作组，并指定专（兼）职人员负责日常管理工作。

临床用血管理委员会或者临床用血管理工作组应当履行以下职责：

（1）认真贯彻临床用血管理相关法律、法规、规章、技术规范和标准，制定本机构临床用血管理的规章制度并监督实施。

（2）评估确定临床用血的重点科室、关键环节和流程。

（3）定期监测、分析和评估临床用血情况，开展临床用血质量评价工作，提高临床合理用血水平。

（4）分析临床用血不良事件，提出处理和改进措施。

（5）指导并推动开展自体输血等血液保护及输血新技术。

（6）承担医疗机构交办的有关临床用血的其他任务。

（二）输血科（血库）及其职责

医疗机构应当根据有关规定和临床用血需求设置输血科或者血库，并根据自身功能、任务、规模，配备与输血工作相适应的专业技术人员、设施、设备。不具备条件设置输血科或者血库的医疗机构，应当安排专（兼）职人员负责临床用血工作。

输血科及血库的主要职责如下：

（1）建立临床用血质量管理体系，推动临床合理用血。

（2）负责拟定临床用血储备计划，根据血站供血的预警信息和医院的血液库存情况协调临床用血。

（3）负责血液预订、入库、储存、发放工作。

（4）负责输血相关免疫血液学检测。

（5）参与推动自体输血等血液保护及输血新技术。

（6）参与特殊输血治疗病例的会诊，为临床合理用血提供咨询。

（7）参与临床用血不良事件的调查。

（8）根据临床治疗需要，参与开展血液治疗相关技术。

（9）承担医疗机构交办的有关临床用血的其他任务。

二、临床用血管理制度、流程制定

按照《医疗机构临床用血管理办法》《临床输血技术规范》等规章、规范要求，医疗机构在临床用血管理过程中应建立完善的临床用血管理体系。临床用血规范、科学、合理是保证血液安全的关键。医疗机构宜结合实际情况制定切实可行的临床用血管理制度和流程，作为临床用血管理的依据。

临床用血管理制度和流程的建立：

（1）制定本机构血液预订、接收、入库、储存、出库、库存管理及预警等管理制度。制定并落实血液质量监控管理制度及流程，内容包括：①血液外观核对；②血袋信息核对；③血液储存温度监测；④血型复查核对；⑤融化后的血液成分与标签核对；⑥血液与输血记录单各项信息核对等。

（2）制定临床用血申请、审核、监测、分析、评估、改进等管理制度及机制和具体流程。

（3）制定紧急抢救用血管理制度、应急预案和流程，明确启动条件、时限要求和流程安排等，最大限度地保障患者紧急抢救用血安全。

（4）制定输血反应处理流程及监测调查报告制度。

（5）建立临床用血不良事件监测报告制度。制定输血严重危害事件处置预案，当发生不良事件时，及时向有关部门报告，调查、分析原因以持续改进。

（6）建立科室和医师临床用血评价及公示制度。医务、质控和输血部门共同对临床合理用血实施评估，定期分析相关指标并公示。将临床用血情况纳入科室和医务人员工作考核指标体系。

（7）建立临床用血医学文书管理制度，确保临床用血信息客观真实、完整、可追溯。医师应当将患者输血适应证的评估、输血过程和输血后疗效评价情况记入病历；临床输血治疗知情同意书、输血记录单等随病历保存。

（8）建立培训制度，将临床用血相关知识培训纳入继续教育内容。

（9）制定并落实输血相容性检测实验室管理制度。

三、宣教与培训

为提高临床安全、合理、规范用血水平，医疗机构应当对参与输血治疗过程的临床医师、护士、输血科（血库）及医务管理人员进行输血相关法律法规及专业知识的培训。新上岗医务人员应当接受岗前临床用血相关知识培训及考核。

培训内容包括：①输血相关法律法规和政策解读；②临床用血管理制度和流程；③输血专业知识与技能；④血液保护知识与技能；⑤输血不良反应处理及上报流程；⑥无偿献血知识；⑦无偿献血者临床用血直补政策等。

培训方式包括：①在医院办公网、宣传平台和医院信息管理系统上广泛宣传；②将临床用血纳入新进医护人员岗前教育及医院三级三严必修课内容，采取集中培训与自学、请进来与走出去、院级与科室、管理人员与医护人员多层次、多方式的培训与学习；③编写临床用血应知应会口袋书；④医院组织专项考试，出勤率及考核成绩与科室绩效、个人绩效以及继续教育考核成绩挂钩等。

四、质量管理与持续改进

2016年，国家卫生和计划生育委员会以部门规章的形式颁布施行《医疗质量管理办法》，其中对医疗机构及其医务人员应当严格遵守的、对保障医疗质量和患者安全具有重要的基础性作用的一系列制度凝练为18项医疗质量安全核心制度。临床用血审核制度作为"18项核心制度"之一，是指在临床用血全过程中，对相关的各项程序和环节进行审核、评估和管理，以保障患者临床用血安全的制度。医院应高度重视临床用血管理工作，多措并举确保患者用血安全。

医院临床用血管理委员会、临床科室用血质量控制小组及输血科质量安全小组履行职责，依据法律法规、行业规范和医院临床用血管理制度进行临床用血环节的质量管理和持续改进。

临床用血管理委员会每个月监督、检查、通报医院临床用血情况，形成质控月报，内容包括：临床用血技术和管理规范；临床用血新技术、新进展；临床用血质量控制指标，临床用血趋势分析，术中用血与血液保护，输血后疗效评价及分析，输血病历，临床用血不良反应，临床用血不良事件；临床用血管理委员会的工作动态与决议。临床用血管理委员会定期召开工作会议，对临床用血全过程及关键环节的工作流程进行优化，对临床用血和质量监督检查和质量评价中发现的问题，分析原因、总结经验，提出持续改进措施，并在实践中跟踪实施效果。对已解决的问题实施标准化，并纳入临床用血质量管理体系，包括技术标准、管理制度和标准化操作规程，以不断提高临床用血管理水平。

各临床科室成立由科室负责人、质控医师和质控护士组成的临床用血质量控制小组，实施本科室临床用血知识的定期培训；推行血液保护新技术；督导检查临床用血全过程；查找、分析存在的问题，提出整改措施，并跟踪持续改进实施效果；进行输血病历质量自查与整改；评估临床合理用血、血液保护和输血疗效评价情况；调查处理临床用血不良事件；每个月向医务部门上报科室用血质量自查及持续整改情况。

输血科对临床用血工作实施督导检查，利用信息系统对临床用血质量控制指标进行分析、汇总上报医务部门。按照法律、法规对输血信息管理系统实施优化升级，拓展输血信息系统在临床用血过程和环节控制的指导、监督检查、评价与统计分析功能，充分利用信息管理系统对临床用血实施全面质量监督与评价。

任务二 临床输血过程管理

案例 10-2

某患者，男性，42 岁，因上消化道出血入院。入院时出血量不详，患者自诉头晕、心悸、乏力。值班医师立即评估患者的生命体征，T 37℃，P 90 次 / 分，R 20 次 / 分，BP 100/60 mmHg，实验室检查 Hb 102 g/L。目前患者出血停止，生命体征平稳，无输血指征，给予补液处理。

请思考：
1. 请分析以上案例中临床医师对患者进行了哪些方面的输血前评估？
2. 临床医师输血前评估的依据有哪些？

一、输血前评估

医务人员应当认真执行《医疗机构临床用血管理办法》和《临床输血技术规范》，根据患者的病情和实验室检测指标，严格掌握临床输血适应证，制定患者血液管理和输血治疗方案，施行限制性输血，保证患者用血安全、合理、有效。

（一）患者病史采集

输血申请前，对患者的病史，包括输血史、妊娠史、过敏史和输血反应史进行采集，用于评估患者是否可能出现输血反应。如果患者曾发生输血反应，医师应确定患者是否需要在输血前用药或需要输注经特殊加工的血液成分，以降低输血反应风险。

（二）患者基础状态评估

患者的生理基础评估包括生命体征（呼吸、体温、脉搏、血压），也可常规测定患者的血氧饱和度，作为输血后患者生命体征和症状改变的对照基础。如果在输血前患者体温升高，在输血后就难以判断体温升高是否由输血反应所致，且体温升高可使血细胞成分破坏加速。对于输血前存在体温升高的患者，宜考虑使用解热药。

（三）实验室检查结果

输血前，用于评估适应证的实验室检查包括血常规、凝血功能、血栓弹力图等。红细胞输注应同时参考临床症状、血红蛋白浓度、心肺功能、组织氧供与氧耗等因素，不应将血红蛋白浓度作为输注红细胞成分的唯一指征。血小板输注参考血小板计数和血栓弹力图结果，若患者存在血小板计数或功能异常，可治疗性或预防性输注血小板。血浆输注宜参考凝血功能检测、血栓弹力图结果及临床出血情况。冷沉淀输注宜参考纤维蛋白原水平。

（四）血液使用原则

为确保输血安全，降低输血风险，根据《全血与成分血使用》标准，血液的使用遵循以下原则：

1. 不可替代原则 只有通过输血才能缓解病情和治疗患者疾病时，才考虑输血治疗。

2. 最小剂量原则 临床输血剂量应考虑输注可有效缓解病情的最小剂量。

3. 个体化输注原则 临床医师应针对不同患者的具体病情制定最优输血策略。

4. 安全输注原则 输血治疗应以安全为前提,避免对患者造成额外伤害。

5. 合理输注原则 临床医师应对患者进行输血前评估,严格掌握输血适应证。

6. 有效输注原则 临床医师应对患者输血后的效果进行分析,评价输注的有效性,为后续的治疗方案提供依据。

(五) 患者血液管理

患者血液管理 (patient blood management, PBM) 以循证医学为依据,以患者为中心,采用多学科的技术和方法,以达到减少或避免输异体血、改善患者预后、获得最佳病情转归的目的。开展 PBM 能够减少血液的不合理应用、减少输血并发症、降低输血相关感染性疾病发生的风险、缩短住院时间、减少医疗费用、进一步提高医疗质量和改善患者预后等。患者血液管理的主要措施包括治疗贫血、改善出凝血功能、避免或减少失血、自体输血、提高机体对贫血和失血的代偿能力及严格掌握输血指征等。

1. 治疗贫血 评估贫血的原因,如铁状态、肾功能、营养状态、有无慢性疾病和造成贫血的治疗 (放疗、化疗) 等。根据贫血潜在的原因调整治疗方案,如使用铁剂、补充叶酸和维生素 B_{12}、应用红细胞生成刺激剂等。

2. 减少失血 ①评估患者出血风险:包括低凝状态、出血性疾病家族史、抗凝和抗血小板药物应用等。根据评估结果进行有针对性的促凝治疗,以减少出血量。②减少不必要的医源性失血。③应用减少手术失血的麻醉和外科技术,包括微创手术、精密缝合和术中控制性低血压等。

3. 自体输血 自体血被公认是最安全的血液,可以有效地减少异体血的使用。自体输血包括贮存式、稀释式和回收式 3 种。

4. 优化贫血耐受 提高患者对低血红蛋白浓度的耐受力,提高运氧能力、降低氧耗,使血流动力学和氧代谢处于最佳状态,措施包括静脉输液维持等容状态、使用合适的升压药、吸氧或机械通气、止痛和镇静、维持正常体温、避免和及时处理感染等。

5. 止血药应用 止血药 (如抗纤溶药物、去氨加压素及局部止血药物) 可改善术中凝血,从而减少输血需求。

6. 个体化输血 利用患者生命体征等临床资料对患者进行个体化评分以指导临床输血,如由华西医院麻醉科刘进博士团队根据围术期患者维持正常心输出量所需肾上腺素用量、维持脉搏氧饱和度 ($SpO_2 \geq 95\%$) 时需吸入氧气浓度、体温、心绞痛病史等指标,研发的华西围术期输血指征评分 (West China Perioperative Transfusion Score, WCPTS),能够在不影响预后的前提下减少围术期红细胞需求量。

知识链接

华西围术期输血指征评分 (WCPTS)

加分	维持基本正常心输出量所需肾上腺素输注速度 [μg/(kg·min)]	维持 $SpO_2 \geq 95\%$ 时所需吸入氧浓度 (%)	中心体温 (℃)	心绞痛
0	不需要	≤ 35	< 38	无
+1	≤ 0.05	36 ~ 50	38 ~ 40	运动或体力劳动或激动时发生

续表

加分	维持基本正常心输出量所需肾上腺素输注速度[μg/(kg·min)]	维持SpO_2≥95%时所需吸入氧浓度（%）	中心体温（℃）	心绞痛
+2	≥ 0.06	≥ 51	> 40	日常活动或休息安静时发生

注：WCPTS 的基础起评分为 6 分，若患者的 WCPTS 评分为 6 分，且 Hb ≥ 60 g/L，就无须输注同种异体红细胞悬液。若在已收集的自体血全部回输后 Hb < 60 g/L，应输注同种异体红细胞悬液。但输注同种异体红细胞悬液后能维持 Hb ≥ 60 g/L 即可。同样，若患者的 WCPTS 评分为 7 分、8 分、9 分，则维持的最低血红蛋白浓度分别为 70 g/L、80 g/L、90 g/L。若患者的 WCPTS 评分 ≥ 10 分，则患者的血红蛋白浓度不能低于 100 g/L，但若评分超过 10 分，如 11 分或 12 分，也只需将患者血红蛋白浓度维持在不低于 100 g/L 即可，而无须维持在 110 g/L 或 120 g/L。

（六）限制性输血策略

限制性输血策略是根据循证输血医学指导输血，严格按照输血适应证进行输血，既保证组织氧供和改善凝血功能，又避免将血液作为补充营养和扩容使用。恰当实施限制性输血策略并应用于所有血液成分，是患者血液管理的重要组成部分。针对成年人、儿童以及新生儿的大规模随机对照试验表明，限制性输血策略可降低患者术中输血量，但不增加死亡率。

1. 红细胞限制性输血策略　2000 年我国《临床输血技术规范》规定：①手术及创伤红细胞阈值控制，Hb > 100 g/L 可以不输血；Hb < 70 g/L 应考虑输血；Hb 70 ~ 100 g/L，根据患者的贫血程度、心肺代偿功能、有无代谢增高以及年龄等因素决定。②内科红细胞输注阈值控制 Hb < 60 g/L。

2015 年英国 NICE 输血指南建议：①输红细胞阈值 Hb 70 g/L，输血后维持血红蛋白目标值 70 ~ 90 g/L；②对于急性冠脉综合征患者，建议输红细胞阈值 Hb 80 g/L，输血后维持血红蛋白目标值 80 ~ 100 g/L；③对于慢性输血依赖性贫血患者，建议采用个体化输血阈值和血红蛋白目标值。

2016 年美国 AABB 提出建议：血流动力学稳定的成年人患者输红细胞阈值 Hb 70 g/L；对于已有心血管疾病的骨科手术、心脏手术患者，输红细胞阈值 Hb 80 g/L；限制性输血策略不适用于急性冠脉综合征、有出血风险的严重血小板减少的血液病或肿瘤、慢性输血依赖性贫血患者。

2. 血浆限制性输血策略　2000 年我国《临床输血技术规范》规定：血浆用于凝血因子缺乏的患者（PT 或 APTT > 正常 1.5 倍），创面弥漫性渗血，患者急性大出血输入大量库存全血或浓缩红细胞后，病史或临床过程表现有先天性或获得性凝血功能障碍，紧急对抗华法林的抗凝血作用。

2015 年，英国 NICE 输血指南建议：①对于凝血检查结果异常，如 APTT、PT > 正常对照 1.5 倍，且临床有出血症状的患者，输注 FFP；②无出血、逆转维生素 K 拮抗剂作用时不适于输注 FFP；③对于实验室凝血指标异常、且需进行出血风险高的侵入性操作或手术的患者，建议预防性输注 FFP。

3. 血小板限制性输血策略　2000 年我国《临床输血技术规范》规定：①内科患者血小板计数 > 50×10^9/L，一般无须输注；血小板计数（10 ~ 50）$\times 10^9$/L，根据临床出血情况决定，可考虑输注；血小板计数 < 5×10^9/L，应立即输注血小板防止出血；预防性输注不可滥用，

防止产生同种免疫导致输注无效。②外科患者血小板计数 $> 100 \times 10^9$/L，可以不输；血小板计数 $< 50 \times 10^9$/L，应考虑输注；血小板计数（$50 \sim 100$）$\times 10^9$/L，应根据是否有自发性出血或伤口渗血决定；如术中出现不可控渗血，确定血小板功能低下，输注血小板不受上述限制。

2015年英国NICE输血指南建议：①对于慢性骨髓衰竭、自身免疫性血小板减少症、肝素诱导的血小板减少症（heparin-induced thrombocytopenia，HIT）、血栓性血小板减少性紫癜（thrombotic thrombocytopenic purpura，TTP）患者，不应常规预防性输注血小板；②对于需进行出血风险高的侵入性操作或手术的血小板减少症患者，应综合考虑侵入性操作的特点、血小板减少的原因、血小板计数是否正在下降、是否同时存在其他导致止血异常的原因等因素，建议预防性输注血小板，使血小板计数维持在较高水平；③而对于需进行出血风险低的操作（如骨髓穿刺和活检）的患者，不应预防性输注血小板。

2015年美国AABB建议：①对于低增生性血小板减少症的成年人住院患者，当血小板计数 $\leq 10 \times 10^9$/L 时，建议预防性输注血小板；②拟行择期中心静脉置管的患者，当血小板计数 $< 20 \times 10^9$/L 时，建议预防性输注血小板；③拟行择期诊断性腰椎穿刺的患者，当血小板计数 $< 50 \times 10^9$/L 时，建议预防性输注血小板；④拟行择期非脑外科手术的患者，当血小板计数 $< 50 \times 10^9$/L 时，建议预防性输注血小板；⑤对于采用体外循环的心脏手术患者，当无血小板减少时，无须常规预防性输注血小板；若有血小板减少所致的围术期出血或血小板功能异常，建议输注血小板。

4. 冷沉淀限制性输血策略 2000年我国《临床输血技术规范》规定：冷沉淀主要用于儿童及成人轻型甲型血友病、血管性血友病（von Willebrand disease，vWD）、纤维蛋白原缺乏症及凝血因子Ⅷ缺乏症患者。严重甲型血友病需加用Ⅷ因子浓缩剂。

2015年英国NICE输血指南建议：对于有出血症状且纤维蛋白原 < 1.5 g/L 的患者，建议输注冷沉淀；无出血、无高出血风险的侵入性操作或手术的患者，不应输注冷沉淀以纠正纤维蛋白原水平；对于需进行出血风险高的侵入性操作或手术，且纤维蛋白原 < 1.0 g/L 的患者，建议预防性输注冷沉淀。

二、输血前告知

输血是一把"双刃剑"，在临床救治和急症抢救中的意义重大，也可因输血相关传染性疾病及输血不良反应带来不良后果。为加强医患沟通，避免医疗纠纷，根据《医疗机构临床用血管理办法》要求，临床医师应实施输血前告知。

（一）临床输血治疗知情同意书签署

在决定输血治疗之前，经治医师应向患者或其亲属履行告知义务，明确告知输血治疗的目的，选择自体输血或异体输血，说明输注同种异体血液有可能发生输血不良反应和经血传播的疾病风险，征得患者或其亲属同意，并在临床输血治疗知情同意书上签字后方可输血。知情权应遵循的原则：输血是自愿的，患者有权拒绝输血；患者有权知道输血的必要性、风险及可能的替代方法。因抢救生命垂危的患者需要紧急输血，且不能取得患者或者其近亲属意见的，经医疗机构负责人或者授权的负责人批准后，可以立即实施输血治疗，并做好相关记录。

（二）输血相关感染性疾病筛查

输血前，患者必须检测输血相关感染性疾病标志物，包括ALT、HBsAg、Anti-HCV、Anti-HIV、梅毒等，并将结果填入临床输血申请单和临床输血治疗知情同意书中。对于急诊患者，在来不及检验的情况下，在输血前要留取检测标本，结果随后补填。患者每次入院都要进行输血相关感染性疾病标志物检测，长期住院患者要定期检测。

（三）患者教育和病史采集

输血开始前，应解答患者提出的所有问题，告知其输血过程需要多长时间，教会患者识别可能提示输血反应的症状并主动告知。将无偿献血知识及无偿献血者临床用血直免政策纳入健康教育内容，提升患者及家属对无偿献血的知晓度和参与度。

三、输血申请与审核

临床用血应当建立申请、审核制度，以规范临床用血申请，对于不合格的申请予以退回、反馈。

（一）输血申请

输血申请可以是口头、电子或书面形式。为准确识别患者身份，确保输血安全，申请必须包含充分的患者个人信息，如姓名、住院号、身份证号。输血申请所需的信息还包括患者的诊断、输血史和妊娠史，血液成分种类和总量，输血前检测结果，拟输血时间和申请医师签名等。

（二）输血审核

临床用血申请施行分级审核制度。同一患者一日申请备血量少于800 ml的，由具有中级以上专业技术职务任职资格的医师提出申请，经上级医师核准签发后，方可备血。同一患者一日申请备血量在800～1600 ml的，由具有中级以上专业技术职务任职资格的医师提出申请，经上级医师审核，科室主任核准签发后，方可备血。同一患者一日申请备血量达到或超过1600 ml的，由具有中级以上专业技术职务任职资格的医师提出申请，科室主任核准签发后，报医务部门批准，方可备血。急救用血除外。

（三）紧急输血

当各种原因导致失血性休克或严重贫血、不立即输血将危及患者生命时，可启动紧急抢救输血。医疗机构应当制定紧急抢救用血管理制度和流程，明确启动条件、时限要求和流程安排等，最大限度地保障患者紧急抢救用血安全。

（四）大量输血

大量输血是指成年人在24 h内输注8～10 U红细胞，或者在1 h内输注4～5 U红细胞。新生儿换血治疗也属于大量输血。为了标准化应对大出血，医疗机构应制定大量输血方案，旨在快速提供一定比例的血浆、血小板和红细胞。

四、输血后评价

输血后疗效评价的主要目的是评价输血策略的有效性和适宜性，为进一步开展输血治疗、优化输血方案提供依据。

（一）患者症状改善情况

贫血患者输注红细胞后头晕、乏力等贫血症状是否缓解；出血患者输注血浆或血小板后出血情况是否改善、止血效果是否明显；严重感染患者输注粒细胞后感染是否得到控制等。

（二）实验室检测指标

比较输血后实验室检测指标与输血前的差异，如红细胞输注效果评价指标主要包括血红蛋白浓度、氧分压、血氧饱和度和红细胞计数等，其中血红蛋白浓度是评价红细胞输注是否有效的常用指标；血浆输注效果评价指标主要包括 PT、APTT、国际标准化比值（international normalized ratio，INR）、血栓弹力图或凝血因子水平等凝血指标；血小板输注效果评价指标主要包括输血后 1 h 和 24 h 血小板计数、校正血小板增加指数（corrected count increment，CCI）和血小板回收率（practical platelet recovery，PPR）等；冷沉淀凝血因子输注效果指标主要包括纤维蛋白原测定值和相关凝血因子水平等。

（三）调整输血策略

当多次输血后效果不佳、输注无效或发生严重输血不良反应时，应及时分析、查找原因，重新制定适合患者的输血策略。如抗体漏检导致红细胞溶血，抗人类白细胞抗原（human leukocyte antigen，HLA）抗体或抗人类血小板抗原（human platelet antigen，HPA）抗体、感染、发热、肝大、脾大等引起血小板无效输注等。临床医师宜咨询输血科后重新制定输血治疗方案，避免单纯通过增加输血剂量和输血频率改善输注效果，造成血液资源浪费，延误患者治疗时机，且增加患者的经济负担。

五、输血病历质量控制

在实施临床用血医学文书管理制度的过程中，应确保临床用血信息客观、真实、完整并可追溯。医师应当将患者输血适应证的评估、输血过程和输血后疗效评价情况记入病历。临床输血治疗知情同意书、输血记录单等随病历保存。输血病历应包括所有的输血相关记录，包括输血医嘱、输注血液成分名称、血袋编号、输血日期和时间、输血前后的生命体征、输血量、输血操作者，如果适用，还应包括输血不良反应。

1. 病案首页 规范填写患者 ABO、RhD 血型。

2. 临床输血治疗知情同意书 内容填写完整，无空项。输血相关感染性疾病检测结果如手工填写，宜用繁体的"陰""陽"，若申请用血时结果未出，需要后续补充完整。同意书须有管床医师和患者（家属）签字确认，时间具体到分钟。宜有"单次"或"多次"输血次数的选择，"自体"或"异体"输血方式的选择。

3. 临床输血申请单 参照前述输血申请要求，规范、完整地填写临床输血申请单。

4. 输血记录单 须有配血者和核对者双签字，发血者和取血者双签字，输血执行人和核对者双签字。

5. 输血病程记录 ①既往史中应详细记录患者的免疫史，如输血史、妊娠史、过敏史。②输血前评估：即输血适应证，具体描述患者的病情和输血相关实验室检测结果，如血红蛋白、血小板计数和凝血功能。③输血记录：记录患者血型，输用血液的种类、数量、开始和结束时间，输血过程有无输血反应。④输血后评价：根据患者的病情和实验室检测结果评价输血的有效性。⑤手术患者：手术记录、手术护理记录单和术后首次病程详细记录患者的血型、输注血液的品种和数量、有无输血反应等。

任务三 输血过程护理

案例 10-3

某患者，女性，30 岁，产后出血，Hb 68 g/L。主治医师为患者申请悬浮红细胞 2 U。接到医嘱后，两名护士到床旁核对患者身份后采集备血标本。一名护士将备血标本送到输血科，输血科人员对标本进行了核收。经交叉配血相合，输血科发出 B 型 RhD 阳性悬浮红细胞 2 U。两名护士在患者床旁进行核对后，为患者输入 B 型 RhD 阳性悬浮红细胞 2 U。

请思考：
请分析以上案例中，护理人员进行了哪些关键环节的核对？依据是什么？

一、患者识别

受血者输血前检测标本采集时，患者身份的正确识别和标本标识对于输血安全非常重要。大多数溶血性输血反应是由于患者的身份识别错误，或者输血前检测标本的标记错误引起的。临床应建立输血标本采集制度和流程，并严格执行，确保患者标本采集准确。

患者信息和血标本标签信息识别可以依靠人工，也可以人机结合读取。目前，随着信息化水平的不断提高，许多医疗机构引进的信息系统可以通过患者手环和护士手持终端识别设备（personal digital assistant，PDA），进行患者身份核对、标本标识、血液核对和将血液成分与受血者关联等。

特殊患者，如昏迷患者、新生儿、没有监护人在场的婴幼儿和儿童患者，在紧急情况下可设置临时身份，如化名和病历号。临时患者身份信息必须始终伴随患者，当患者姓名确定后，须与临时身份信息进行交叉核对，并将患者信息并入同一个病历号。小儿身份应通过父母或监护人识别。

二、标本采集

（一）标本标识

标本管应有被采集者的身份信息、病案号、采血日期，以手写或标签的形式粘贴在标本管上，必须保证标本管上的患者信息与患者腕带以及输血申请单上的信息一致。标本采集信息应在医院信息系统上有记录，可以追踪采血者的身份。

（二）采集过程

采集输血相容性检测的血标本时，应当由两名医护人员持贴好标签的试管到床旁，分别核对患者的姓名、出生日期、病历号或电子设备身份认证（包括腕带或其他可穿戴设备上的二维码、条形码等），至少使用两种身份查对方式（患者口述、腕带或 PDA），确认患者身份后方可采集患者血标本。避免同时采集两位以上患者的血标本，以免发生混淆。采集完成后，需双人再次核对,并签名确认。

(三)标本采集要求

用于血型初次鉴定和交叉配血的血标本应当在不同时间采集,紧急输血时除外。交叉配血的标本必须是配血前 3 d 以内的。患者再次申请输血时,若上次的标本超过 3 d,应重新采集。输血相容性检测一般使用 EDTA 抗凝标本,需要使用血清的试验要求采集不抗凝血。避免从静脉输液侧采集标本,以免血液稀释导致抗体漏检。患者血液中的肝素会干扰凝聚胺交叉配血的结果,如果患者应用肝素,应告知临床输血实验室工作人员。

三、输血前核对

执行输血前,应当由两名医护人员到患者床旁分别核对输血记录单和血袋标签上的各项内容,然后用与血液成分相适宜的输血器进行输血。

1. 核查血液外观 核查血袋有无破损、渗漏,血液颜色是否正常,有无凝块、团块、絮状物等,血液是否在有效期内,如出现异常,应将血液退回输血科。

2. 核查患者 核查患者身份信息,包括患者姓名、出生日期、病案号或电子设备身份认证,至少使用前述两种身份查对方式确认患者身份。

3. 核对医嘱 核对拟输注的血液成分与输血申请,两者应当保持一致。

4. 核对输血记录单 核对患者的身份信息、血型、血液信息、血袋条码、附属标签和交叉配血结果。

四、不同血液成分输注要求

不同血液成分因所含物质、制备方式和储存条件不同,在输血护理过程中应从血液出库时间、输血时间、输注速度、病情观察等方面加以注意。输血治疗前应做好一切准备工作,避免发生血液出库不能及时输注的情况。建议红细胞单次发血量不超过 2 U,血浆不超过 400 ml,血小板以 1 个治疗量的单采血小板或相当剂量的浓缩血小板为宜。血液从血库发出后 30 min 内输注。非紧急情况下的血液成分输注列于表 10-1。

表10-1 非紧急情况下的血液成分输注(引自AABB技术手册)

血液成分	成年人推荐输注速度		备注
	前15 min	15 min后	
红细胞	1~2 ml/min (60~120 ml/h)	可耐受的最快速度; 约 4 ml/min 或 240 ml/h	如患者有循环超负荷风险,可调整滴速至 1 ml/(kg·h)
血小板	2~5 ml/min (120~300 ml/h)	可耐受的最快速度; 约 300 ml/h	如患者有循环超负荷风险,可调整滴速至 1 ml/(kg·h)
血浆	2~5 ml/min (120~300 ml/h)	可耐受的最快速度; 约 300 ml/h	如患者有循环超负荷风险,可调整滴速至 1 ml/(kg·h)
冷沉淀	2~5 ml/min (120~300 ml/h)	可耐受的最快速度; 约 300 ml/h	如患者有循环超负荷风险,可调整滴速至 1 ml/(kg·h)
粒细胞	1~2 ml/min (60~120 ml/h)	可耐受的最快速度; 120~150 ml/h	应在采集辐照后尽快输注

注:若按滴速计算,1 ml≈20 滴。

（一）红细胞输注

临床上应用的红细胞血液成分主要有悬浮红细胞、浓缩红细胞、洗涤红细胞、去白细胞红细胞和辐照红细胞等。输注前，需将血袋轻轻摇匀，必要时在输注过程中不时轻轻摇动血袋，使红细胞悬起，以避免出现越输越慢的现象。血液中不得添加药物，如需稀释，只能用生理盐水。常温下，输注 1 U 红细胞悬液不应超过 2 h。输注洗涤红细胞，从制备到输注不应超过 24 h，防止细菌污染。在输注过程中先慢后快，前 5 min 输注速度为 5~15 滴/分，患者无不适后，再根据医嘱调整输血速度。心血管疾病患者或儿童，需减慢输注速度。血液置换、大量输血及患者体内存在具有临床意义的冷凝集素时，宜通过专用血液加温仪进行血液加温。

（二）血浆输注

目前，临床上常用的血浆主要为冰冻血浆，有新鲜冰冻血浆、普通冰冻血浆和去冷沉淀血浆等。完全融化的血浆应尽快输注，在室温放置的时间不宜超过 4 h，且不能反复冻融，以避免血浆蛋白变性和不稳定的凝血因子丧失活性。如果不能尽快输入，应保存在 2~6℃，在 24 h 内输注。血浆输注速度不应超过 5~10 ml/min，以免增加心肺循环负荷，血浆应在 4 h 内输注完成。

（三）血小板输注

输注前应轻摇血袋，使血小板充分悬起；用孔径 170 pm 的标准滤器，不用小孔径滤器，以免阻滞部分血小板而影响输注。输注速度宜快，以患者最大耐受速度进行，保证达到迅速止血的目的。单采血小板输注前不需要作交叉配血、ABO 血型同型输注。RhD 阴性患者需要输注 RhD 阴性血小板。手工法制备的浓缩血小板混有红细胞，输注前需进行交叉配血。

（四）冷沉淀输注

冷沉淀输注前用 30~37℃水浴融化，融化后尽快输注，常温只能放置 6 h。以患者可耐受的最快速度输注，不可反复冻融。

（五）粒细胞输注

白细胞采集后应尽快输注，从白细胞采集到分离最好能在 4~6 h 完成，24 h 内完成输注。

（六）暂不能输血的情况处理

当出现不可预计的因素导致无法立即开始输血时，应尽快将血液成分送回输血科适当保存，并在规定时间内取走输注。临床用血科室不得存放血液。

如果临床发生特殊情况，发出后的血液确实不能输注，应当按照本医疗机构制定的退血流程处理，避免血液浪费，并保证所退回血液的质量。退血流程应当规定血液发出后可退回的时间以及再次发出血液的标准等要求。

五、输血过程观察

执行输血的医护人员应当在每袋血液输注过程中监测和记录患者脉搏、血压、呼吸和体温，严密观察患者有无新出现的症状和体征，及时发现输血不良反应。监测和记录时间至少包括：①输血开始前 60 min 内；②血液输注最初 15 min；③输血结束后 60 min 内。

（一）输血过程监测

1. 输血速度的调节 遵循先慢后快的原则，开始滴速不超过20滴/分，输注前15 min应慢，且应加强观察。根据患者的实际情况调节输血速度，成年人一般情况下输注的速度为40~60滴/分，儿童酌减。

2. 输血过程中的观察 加强巡视，开始输注时应监测患者的体温，输注15 min后再次测体温；观察有无输血反应的征象，并询问患者有无任何不适反应。一旦出现输血反应，应立即停止输血，并按照输血反应进行处理。手术患者在麻醉状态下，各种反应减弱，症状不明显，巡回护士应在患者输血过程中严密观察患者的情况，做好患者各项生命体征的监测。

3. 连续输血时的处理 如果需要输入两袋以上的血液，为了避免发生反应，应在两袋血之间输入生理盐水冲洗输血器，再接着输注下一袋血液。

4. 输血完毕后的处理 输血完毕，继续滴入生理盐水以保证输血器内的血液全部输入体内。将血袋保留24 h，以备患者发生输血反应时查找原因，24 h后按医疗废物处理。

（二）输血过程记录

输血过程中，应记录以下内容：①输血目的，血液品种、数量，血型、血袋号；②输血开始时间、结束时间、滴速调节；③有无输血反应发生及处理措施。

输血后，护士将粘贴有血袋标签的输血记录单放入病历中；做好血袋保存和处理记录。若发生输血不良反应，医务人员应逐项填写输血不良反应记录单，回报给输血科，用于原因调查。

（三）输血设备管理

1. 血液加温仪 低温的血液成分可致患者出现低体温并发症。常规输血很少需要将血液加温。当需要快速、大量输血的创伤或手术输血时，则需要将血液加温。新生儿低体温会引起严重不良反应，输血时最好加温。血液加温仪应当具有温度传感装置和报警系统，防止血液或血液成分发生溶血或者受到损伤。血液加温超过42℃时可导致溶血。不宜使用微波炉、热源或热水进行血液成分加温。

2. 输血装置 使用能控制输血速度、带有报警装置的输液装置，能保证在计划时间内完成血液输注。当输注不畅时，能够进行提示，优于单纯依靠重力输注，但应使用经注册审批的可用于输血的输液泵或其他输液装置。注射器输液泵用于新生儿或儿科的少量输血，使用时需将血液成分通过滤器吸入注射器。

3. 加压装置 是通过外部加压装置对血袋加压以实现加速红细胞输注的方式，对红细胞损伤较小，适合大多数患者安全使用。血液加压装置宜有压力监测表，对整个血袋均匀加压。

4. 急救设施 输血操作者宜做好以下应对输血反应的准备工作：①以注射用0.9%氯化钠溶液和输液器开通静脉通道，以便随时可用；②治疗输血反应的药物；③辅助通气设施和氧源。

任务四 临床输血实验室管理

案例 10-4

某患者，女性，40 岁，急性髓系白血病，Hb 50 g/L，血型 A 型 RhD 阳性。临床医师为患者申请悬浮红细胞 2 U。输血科一名技术人员对标本和输血申请单进行了核收签字，配血前再次核对标本信息后配血。另一名技术人员核对标本信息、交叉配血试验结果、血液制品质量、输血记录单信息无误后签字，与取血人员双方核对后进行发血。
请思考：
1. 请分析以上案例中，输血科技术人员进行了哪些关键环节的核对？
2. 依据是什么？

临床输血实验室管理包含组织结构管理、质量管理、检验过程管理、检验要素管理、安全和信息管理等。质量管理是实验室检验管理的核心部分，实验室管理层通过质量策划、质量实施、质量控制、质量保证和质量改进来达到预先制订的质量方针和质量目标。建立完善的输血医学实验室质量管理体系是确保临床输血安全的重要措施。

一、检验过程管理

检验过程管理包括检验前环节、检验中环节和检验后环节。

（一）检验前环节

检验前过程包括检验项目的申请、患者准备、标本采集方法和时机选择、标本运输和标本前处理等环节。这些环节大部分不在实验室工作人员的直接控制之下，但可以通过采取一些措施来保障检验前的质量。

1. 检验前质量保证措施

（1）编制操作指南：依据相关技术操作规范，对标本的采集、运输、储存等进行明确规定，编制标本采集及运输指南，内容应详细、准确，符合医疗机构实际情况。

（2）培训工作人员：对标本采集人员、转运人员及接收人员（包括医师、护士和检验人员等）进行培训，内容涉及标本采集、运输和保存相关的基础知识和操作规范。上述人员经考核并获得相应资格后，方可独立进行相关工作。

（3）加强临床沟通：检验前质量控制离不开临床医护人员的支持与配合，所以应积极加强临床沟通，通过开展专题培训、座谈会、发放宣传资料和定期收集临床意见等多种方式进行，并针对存在的问题进行持续改进。

2. 标本接收管理 标本通常与检验申请单或输血申请单一同送检，实验室应制定明确的标本接收和拒收标准，并对临床医护人员、标本运送人员进行培训，以保证检测标本的质量。

（1）合格标本接收管理：满足以下条件的标本予以接收，核对并签字：检验申请单或输血申请单信息完整无误，申请、审核和审批符合要求；标本容器符合要求，无破裂、标本外溢现象；标签完整、无破损，信息与申请单一致；标本使用抗凝剂和标本量符合检验项目要求；抗凝标本无凝集；标本采集后及时送检。

（2）不合格标本拒收管理：不满足（1）中任意一条要求的标本应予以拒收。此外，明显溶血、严重乳糜血标本，从输液侧采集标本，肝素化标本等也应拒收。原因：①溶血标本可能掩盖抗体导致的溶血反应；②严重乳糜血标本可能导致结果判读困难；③输液侧采集标本被稀释，可能造成不规则抗体漏检；④由于肝素带有高价负离子，可对凝聚胺交叉配血试验造成干扰。

（3）妥协标本的接收：某些特殊情况，如休克濒危患者、婴幼儿或疾病本身导致的标本溶血、乳糜血或标本量不足，根据不同的试验要求仍能够进行检测的，经与临床医师沟通后，可以作为妥协标本进行接收。

（4）标本的前处理及保存：标本接收后，按照实验要求需要离心的标本应立即离心，并观察标本上清液情况，对于严重乳糜、溶血标本，予以拒收；对于合格标本，应立即进行检测。如果标本不能立即检测，可在室温下短时间存放，避免4℃存放，因为低温保存条件下可能导致一些抗体吸附到红细胞上，从而影响检测结果。

（二）检验中环节

1. 检测系统运转正常 检验涉及的加样系统、检测系统和温控系统要定期进行校准和性能验证，确保系统误差在可接受范围内。

2. 检验过程质量控制 质量控制包括室内质量控制和室间质量评价。

3. 检验过程规范操作 检验操作人员具备单独上岗资格且技术熟练，严格按照标准操作规程进行操作。定期进行操作人员能力考核和内部比对，确保人员间操作误差符合要求。

（三）检验后环节

1. 与历史实验结果的比对 ABO、Rh血型检测结果必须与历史结果进行比对，判断两次结果是否存在差异，从而发现标本采集、检测或结果判读过程中发生的错误。不规则抗体筛查、交叉配血困难和发生输血不良反应时，都应进行历史结果的比对。因为随着时间的延长，患者体内的不规则抗体会减弱以致无法检出，但却会导致溶血性输血反应，参考历史结果有助于保障输血安全。

2. 检验结果的审核、报告与发布 检验结果审核时，应该回顾整个检验前和检验过程，确保无影响检验结果的不良因素。当遇到异常结果时，在确保检验过程无误的情况下，需与临床沟通，获取对检验结果提供支持的相关信息，从而决定是否进行复查或增加辅助试验，必要时重新抽取标本进行检测。检验报告应由双人签发，审核人员必须具备相应的资质并得到授权。检验报告单模板规范、内容完整并在规定的时限内发出。

3. 检验结果的解释 主要包括对检验结果的解释、进一步检验提供意见、输血疗效评价及输血不良反应分析等内容。具体包括：①检验项目的临床意义、适用范围、局限性；②检验结果报告时限、报告单的领取方式；③根据输血疗效，提出下一步用血的指导意见；④当接到输血不良反应报告时，协助查明原因等。输血相容性检测不存在危急值，但对于可能会危及患者输血安全的检验结果，如血型定型困难、不规则抗体或自身抗体导致的交叉配血困难，应视为危急情况，并积极与临床沟通。

4. 标本的储存 检测后标本应在2～8℃条件下保存至少7 d，用于追加试验、可疑结果复查和输血不良反应原因调查等。

二、实验室室内质量控制

室内质量控制（internal quality control，IQC）是实验室全面质量控制的一个重要组成部分，是对本实验室检测工作的连续性监测和结果的即时性评价，能够提高实验室常规工作中批内标本检测、批间标本检测的一致性，确保测定结果的可靠性。

（一）室内质量控制质量管理体系建立

在实验室开展室内质量控制之前，需要在整个质量管理体系的架构下，编写室内质量控制操作规程和相关记录表格，内容包括室内质量控制的目的、应用范围、试剂和质控品的选择、室内质量控制的规则和失控处理等。

（二）室内质控品

红细胞成分输血相容性检测主要包括：ABO 血型（正定型、反定型）、Rh 血型、抗体筛查、交叉配血等，应用的质控品类型有红细胞、血浆或全血。虽然输血相容性检测是定性试验，但室内质量控制的结果判读不止阴性、阳性这么简单，须详细记录反应的凝集强度，以"阴性、±、1+ ~ 4+"表示。每个试验项目的室内质量控制每次应至少选择 1 个阴性对照质控品和 1 个阳性对照质控品。

（三）室内质量控制操作

1. 质控的频次　每日试验开始前或与第一批次同时进行 1 次。更换试剂批号须重做质控。

2. 质控品的靶值　连续检测 3 次确定靶值，以反应的凝集强度表示。

3. 质控规则的制定　输血相容性检测结果不适于通过"cut-off"值判断阴阳结果，也无法绘制质控图。质控结果的判断往往通过与靶值的凝集强度进行比对来实现。

4. 失控处理及原因分析　当质控结果违反质控规则时，即为失控。当发生失控时，当批次检验结果作废，并立即查找失控原因，进行纠正。失控原因包括人为因素、质控品或试剂质量问题、设备因素等。

5. 质控品平行检测　新批号质控品使用前应与旧质控品进行平行检测，即同时使用两个批号的质控品，连续检测 2 d 或 2 d 以上，两个批号的质控品检测结果均与靶值相符，方可以停止旧批号质控品，启用新批号质控品。

三、实验室的室间质量评价

室间质量评价（external quality assessment，EQA）是由多家实验室分析同一样本并由外部独立机构收集和反馈实验室上报结果以评价实验室操作的过程。参加 EQA 活动是实验室质量保证的重要手段之一。

（一）室间质量评价检测

实验室在接到质量评价样本后应尽快完成检测。实验室常规检测人员应用检测患者标本的常规检测方法，按照实验室标准操作程序处理、检测、审核和记录。

（二）室间质量评价成绩要求

《临床实验室室间质量评价要求》GB/T 20470—2006 中对输血相容性检测项目质量评价结果的可接受性进行了明确规定：① ABO 血型鉴定，可接受范围为 100% 准确；② RhD 血型鉴定，可接受范围为100%准确；③相容性检测（即交叉配血），可接受范围为100%准确；④抗体识别（不规则抗体筛查），可接受范围为80%准确。

（三）室间质量评价成绩不满意的处理

若对室间质量评价成绩不满意，应先进行原因分析，主要包括人为因素、检测体系因素、环境因素等。然后制定切实可行的质量改进措施，并评价改进措施的实施效果。

四、检验要素管理

人、机、料、法、环是对全面质量管理理论中的5个影响质量的主要因素的简称。人，指实验室专业技术人员；机，指检验设备、仪器、设施；料，指检验所用的试剂、耗材；法，指使用的方法、遵守的文件；环，指检验过程所处的环境。

（一）人员

专业技术人员是实验室管理的第一要素。实验室应根据实际工作量和国家相关法规配备人员，并根据实际工作进行合理分工，明确岗位职责，赋予责任、权利和义务，加强培训和继续教育，做好员工发展规划，充分调动每一位员工的主观能动性和积极性。

（二）设备、仪器、设施

实验室应建立仪器设备申购、论证、采购、验收确认、安装调试、功能测试、人员培训、保养、维护、维修以及报废等一系列完整的管理制度，确保仪器、设备正常运转。定期进行仪器校准、性能验证和不同仪器相同检测项目的内部比对，以确保检验结果的准确性和可比性。

（三）试剂、耗材

实验室应使用符合国家标准和实验室要求、性能价格比较高的试剂和耗材。实验室应制定文件化程序，用于试剂和耗材的接收、储存和库存管理。

（四）质量管理体系文件

质量实施以建立质量管理体系文件为抓手。质量管理体系文件包括质量手册（quality manual）、程序文件（procedure document）、标准操作规程（standard operating procedure，SOP）和质量/技术记录（表格、报告）共4个层次文件。实验室依据质量管理体系文件从事质量控制和检验过程管理，"写我所做，做我所写"，并通过内部审核、管理评审、外部审核等方法在实际工作中评估、审核和改进，以确保质量管理体系的适宜性、充分性和有效性。

（五）环境

实验室应监测、控制和记录环境条件，以确保满足所有检测项目对环境的要求，同时确保检测人员的人身安全。

五、实验室安全管理

临床输血实验室安全管理主要包括生物安全管理和物理危害源、危险化学品的生产安全管理。生物安全管理是实验室安全管理的核心部分。实验室生物安全是保证实验室的生物安全条件和状态不低于允许水平，避免实验室员工、临时工作人员、合同方人员、访问者、环境和社区受到不可接受的损害。

(一)实验室生物安全管理

1. 生物安全管理相关法律法规 临床输血实验室生物安全管理应符合相关法律法规的规定,并遵守相关技术规范和行业标准,如《中华人民共和国生物安全法》《病原微生物实验室生物安全管理条例》《医疗机构医疗废物管理办法》《实验室生物安全通用要求》《微生物和生物医学实验室生物安全通用准则》《医疗机构消毒技术规范》。

2. 生物安全组织管理 医疗机构成立生物安全管理委员会,负责实验室生物安全统筹管理。临床输血实验室设置生物安全管理小组,负责实验室生物安全评估,制定生物安全管理手册、制度及操作程序等,督导检查实验室生物安全管理和实施工作。生物安全管理小组设置有组长、生物安全管理员、生物安全督导员等。

3. 实验室分区 根据生物安全备案级别进行生物安全分区,临床输血实验室一般划分为清洁区(发血区、储血区、办公室、值班室、治疗区等)、缓冲区(走廊、缓冲间)、污染区(标本接收处理区、检测区、洗消区、标本储存区等)。同类区域尽量集中设置,避免交叉污染,确保生物安全。

4. 生物安全设施配置 实验室设施配置满足生物安全的管理要求。实验室须配置通风橱、生物安全柜、洗手池、紫外灯、洗眼装置、喷淋装置、溅洒处置箱及职业暴露处置箱等设施。

5. 生物安全防护 一般情况下在开放试验台进行操作。对可能发生液体溅洒、溢出的操作以及可能产生感染性气溶胶的操作,应在生物安全柜内进行。在实验操作过程中,工作人员应规范着装,按照生物安全操作程序规范操作。

6. 消毒、灭菌管理 实验室采取适当、可靠的消毒和灭菌措施能够消除可能存在的生物危害源。输血检测区域的环境、标本、污物等参考临床实验室消毒、灭菌管理的相关要求进行管理。血液制品储存区域和储血冰箱应每周消毒,确保无霉菌及其他致病菌生长。

7. 标本及医疗废物处理 实验过程产生的废液必须经过无害化处理(过氧乙酸、有效氯消毒剂浸泡)之后才能排放至医疗废液水槽中。医疗废物包括血标本、试剂卡、用过的试管、吸头、移液枪头和试剂内包装等,应严格按照医疗垃圾分类收集、包装、处置。

(二)实验室生产安全管理

实验室应指定专人负责管理危险化学品,设置安全员定期检查、巡视实验室所属区域内的水、电、气等安全,制定发生意外事故时的处置预案,切实保证实验室和工作人员的安全。

1. 消防安全管理 实验室的消防设计和建筑材料应符合国家的相关要求,配备适当的消防器材。实验室应制定消防安全管理制度和程序,定期培训和进行演练,定期进行消防检查。

2. 用电安全管理 实验室内电器设备及线路设施必须严格按照安全用电的规程和设备的要求实施,要求电器绝缘良好、保证安全距离、线路和插座容量应与仪器和设备的功率相适宜。

3. 危险化学品、易燃易爆品管理 危险化学品、易燃易爆品应该分类存放,相互之间保持安全距离。使用防爆储藏柜放置易爆、危险化学品。存放危险化学品的专用保险柜由专人双人双锁进行严格管理。存放区域设置醒目的安全标志。

六、输血科血液管理

(一)血液预订及库存管理

1. 血液预订 用血计划是指根据血液库存量和临床用血需求量,输血科拟定的用血量计划。血液预定指输血科依据用血计划向血液中心或中心血站发出用血申请。输血科人员每日定时清点库存,确定需要补充库存的品种和数量,发出血液预定申请,保证实际库存在周转库存范围内。

2. 库存管理 输血科（血库）应保存足够数量的血液，以满足常规医疗需求，保障急诊用血，还应避免血液过期报废。血液库存量应定期实施评估和调整，以适应医疗机构近期用血模式，如床位数的变化、手术量变化以及新手术的开展。建立血液库存分级管理制度，设置应急血液库存量、安全血液库存量和周转库存量。①应急血液库存量是指输血科各类血液库存量，只能提供医疗机构向血站发出抢救用血申请到血液到达医疗机构的最低储存量，一般不少于1 d常规医疗用血量。②安全血液库存量是能保证医疗机构急诊和手术用血的库存量，一般为1～3 d常规医疗用血量。③周转库存量是指能够提供临床需求的所有血液的库存量，一般为3～7 d常规医疗用血量。

3. 血液库存预警 由于血站血液预警级别、预定血液的满足率、季节以及天气等因素影响着医疗机构的血液库存，为了提高血液应急保障能力，保证正常的医疗秩序，医疗机构应根据血站的预警级别，及时向临床用血科室发出预警，并采取限制临床择期手术或暂缓慢性贫血患者的治疗用血等有效调控措施。

（二）血液入库、核对与储存管理

1. 血液入库、核对 血液入库前，应当认真核对验收，内容包括血液运输条件、物理外观、血袋封闭及包装、标签内容等是否符合相关标准规定。血液到达后，输血科应尽快办理入库手续，尽量缩短血液在室温状态下的暴露时间。血液出入库、验收核对和取发血登记等有关资料的保存时限为血液使用后10年。

2. 血液储存 血液按不同血型分别储存于专用储血设备的不同区域内，标识明显。输血科使用的储血设备必须是专用设备，并应加强监控和管理。用于保存血液成分的冰箱、冷冻箱和血小板振荡箱配备连续温度监测装置（电子监控设备），可在血液质量受到影响之前发现温度偏差。当使用自动温度记录装置时，应至少每日人工记录温度2次，2次记录间隔8 h以上；如未使用，应每4 h人工记录1次血液保存温度（表10-2）。在不影响临床治疗效果的前提下，按采血日期先进先出原则，防止血液过期报废。

表10-2 血液成分储存要求

血液名称	保存条件	保存期
全血	2～6℃	ACD-B、CPD保养液保存期21 d；CPDA-1保养液保存期35 d
浓缩红细胞	2～6℃	CD-B、CPD保养液保存期21 d；CPDA-1保养液保存期35 d
悬浮红细胞	2～6℃	CD-B、CPD保养液保存期21 d；CPDA-1保养液保存期35 d
洗涤红细胞	2～6℃	0.9%氯化钠溶液保存期24 h；密闭系统多联塑料血袋与洗涤前保存期相同
辐照红细胞	2～6℃	采集后14 d内辐照，辐照后保存期14 d
单采血小板	20～24℃	振荡保存，普通血袋保存期24 h；专用血袋保存期5 d
浓缩血小板	20～24℃	振荡保存，普通血袋保存期24 h；专用血袋保存期5 d
辐照血小板	20～24℃	辐照后不超过原保存期
粒细胞	20～24℃	24 h
新鲜冰冻血浆	−18℃以下	1年
冰冻血浆	−18℃以下	4年
冷沉淀	−18℃以下	1年
融化后血浆	2～6℃	24 h
融化后冷沉淀	20～24℃	6 h

(三) 血液发放管理

1. 血液发放前处理 ①经过交叉配血拟为患者输注的悬浮红细胞，在发往临床科室之前，不应改变存放条件，可在储血冰箱内设置暂存区放置。②冰冻血浆和冷沉淀在 30～37℃ 融化。血浆融化后在 2～6℃ 可保存 24 h。冷沉淀融化后可在室温存放 6 h。

2. 发血 发血与取血双方应当核对患者姓名、年龄、病案号、血型和交叉配血结果，血袋条形码、血型、血液成分、标示量、数量、外观和有效期等。为保证血液质量和避免浪费，一次发放红细胞不宜超过 2 U，紧急抢救输血时除外。

凡有下列情形之一者，血液一律不得发出：①血袋标签脱落、破损、字迹不清；②血袋有破损、漏血；③血液中有明显凝块；④血浆呈重度乳糜状或暗灰色；⑤血浆中有明显气泡、絮状物或粗大颗粒；⑥血浆层与红细胞界面不清或交界面上出现溶血；⑦红细胞层呈紫红色；⑧血液过期或其他应当查证的情况。

3. 医疗机构内血液运输 临床取血要使用能保持温度的专用取血箱，保证血液运输过程中冷链不间断。

4. 申请退血 临床科室应说明退血原因，经输血科（血库）审核后方能退血。退回血液应当同时符合下列要求：①血袋标签完整、无破损；②血液始终在《血液储存要求》规定的温度和环境下保存；③血液质量没有受到影响；④同一袋血液只允许退回一次。

任务五　临床输血信息化管理

案例 10-5

某患者，女性，35 岁，孕 2 产 2，本次因车祸伤入院，术后 Hb 60 g/L，临床申请悬浮红细胞 4 U。经检测患者血型为 A 型，不规则抗体筛查结果阴性。但实验室信息系统提示患者既往不规则抗体筛查结果为阳性，系患者 5 年前住院进行剖宫产手术时检出抗 E 抗体。因此，输血科为该患者筛选 RhE 抗原阴性的红细胞输注。输血后 Hb 86 g/L，无输血不良反应，输血治疗有效。

请思考：

实验室信息系统提示既往患者不规则抗体筛查结果为阳性，对于患者输血安全有什么意义？

一、信息管理系统概述

(一) 信息管理系统相关概念

信息系统是由计算机硬件、网络和通信设备、计算机软件、信息资源、信息用户和规章制度组成的以处理信息流为目的的人机一体化系统。信息系统基本要素包括硬件、软件和操作人员。硬件系统包括能够满足临床用血工作需要的服务器、工作站、交换机和打印机等设备。软件系统包括统计、质量控制和计费等管理模块。操作人员经过培训，具备正确的操作计算机和信息系统的能力。

医院信息系统（hospital information system，HIS）是指利用电子计算机和网络通信技术，为医院所属各部门提供患者诊疗信息和行政管理信息的收集、存储、处理、提取和数据交换的能力，并满足所有授权用户的功能需求的信息系统。HIS 以支持医院日常医疗、检验、服务、管理、决策为目的，是用于信息收集、处理、存储、交换的各部门集合，是医院现代化建设的重要组成部分。

实验室信息系统（laboratory information system，LIS）是指利用计算机及网络技术对检验申请、标本采集、标本识别、样本分析、结果报告、质量控制、结果解释等诸多方面的数据进行管理，满足用户功能需求的计算机软件系统。LIS 是医院信息系统的组成部分之一。

输血管理信息系统（transfusion management information system，TMIS）是指利用计算机及网络技术监控整个输血链，包括采供血环节、血液库存管理、血液应用管理、输血过程、血液疗效等各个环节。通过与供血机构、医院信息系统互联互通，形成血液管理的网络集合。

（二）临床输血实验室信息化的意义

对于临床输血实验室而言，信息系统通常在检验过程自动化、数据信息化、输血管理信息化等方面发挥作用：

（1）提升临床输血实验室管理水平，推动实验室向信息化、规范化管理方向发展。

（2）实现检测的自动化、报告的规范化，消除手工报告的人为误差。

（3）实现血液成分信息化管理，确保血液成分的有效追踪和溯源。

（4）实现输血检验全过程质量管理，有助于查找问题，持续改进工作。

（5）临床用血过程简捷化，提高急危重症患者的输血救治效率。

（6）通过与 HIS 连接，实现输血相关信息实时、全院共享。

（三）临床输血实验室信息管理

信息管理包括计算机和非计算机系统保存的数据和信息的管理，对数据和信息的采集、处理、记录、报告、储存和检索的管理控制，以保证实验室信息的完整性、保密性和适用性以及实验室信息系统的正常运行。

1. 建立信息管理体系　临床输血实验室应该建立完善的信息管理体系，对信息系统的功能进行确认，保证其符合《临床输血技术规范》及实际工作需要。实验室应指定资料员或信息管理员（可兼职）负责整个实验室信息、资料的监督、归档与保存管理工作。

2. 授权后使用　临床输血实验室信息系统应授权后使用，包括对 TMIS 系统管理员、实验室技术人员、临床医师进行权限分配。使用人员通过个人电子密钥进行登录，不同级别、职称、职务的工作人员只能在授权范围内接触和查询相关信息，非授权人员一律不能查询相关信息。

3. 风险评估　依赖于信息系统的临床用血各个环节都可能发生风险，医疗机构可根据自身实际情况识别风险，对识别到的关键环节的风险予以监控，对可能发生的风险进行分析，制定应急预案和预防措施。

4. 应急预案　主要目标是达到正常工作中最少的信息中断时间和最少的数据丢失。预案中应包括信息系统中断后供员工临时使用的替代程序，指导员工进行数据备份并测试数据恢复程序的效果。建立信息系统瘫痪时的应急预案，当实验室信息系统出现故障时，适时启动应急预案，以保证临床紧急用血需求。

5. 日常维护　进行信息系统日常维护，保证其正常运行；定期备份数据库，所有系统操作均应保留完整的记录，必要时可查询操作日志；保证工作场地、计算机外部环境清洁，温度及湿度适宜。

二、临床输血全过程信息化管理

临床输血全过程信息化管理是指 HIS、LIS、TMIS、护理管理系统实现信息共享和闭环管理，将临床用血全过程各个环节、多部门参与者以及质量分析与持续改进路径进行连接，实现临床用血全程信息共享与智能路径实时控制。临床输血全过程产生的信息通常分为检验相关信息、血液相关信息、输血管理信息等。这些信息相互关联、相互交织，共同构成信息集合。

（一）检验过程信息化管理

检验相关信息是指临床输血实验室检验过程中所产生的信息。目前，临床输血实验室的输血相容性检测项目可以完全实现自动化，通过 LIS 和 HIS 互联互通，可以实现从检验（输血）申请、标本采集、接收、检测，到结果传输、报告发布全过程的信息化管理。

（二）血液成分信息化管理

血液成分信息化管理是指血液预定、入库、库存、发放等过程中的信息化管理。

1. 血液预定管理 通过与供血机构通过互联网实现血液的预定、供应、发放及接收工作。

2. 血液入库管理 通过扫描血袋条形码入库，并与供血机构发送的血液信息进行核对，无误后确认入库。

3. 血液库存管理 通过查询血液在库情况，包括血型、成分名称、规格、数量、采集/失效日期等信息，进行库存的动态管理。通过设置血液有效期和库存预警功能，实现血液的预警管理。

4. 血液发放管理 通过血袋条形码识别完成出库，系统自动记录发血人、发血时间及血液去向。

（三）临床输血过程信息化管理

1. 输血申请管理 临床用血科室在医师工作站填写临床输血申请单并提交输血科。临床输血申请单信息包括患者的基本信息、血型、输血相关感染性疾病检测结果、血常规、凝血检测结果，申请、审核医师，申请时间以及拟输血时间等。

2. 输血审批管理 输血科接到输血申请后，对合格的申请单予以批准，对不合格的申请单予以退回，并反馈退回的理由，以便规范临床输血申请。对于大量用血申请，须有医务部门的审批。

3. 配发血管理 工作人员通过识别条形码完成配发血，信息系统记录血液信息（血袋编码、血型、成分、采集/失效时间）、输血相容性检测结果、血液发放时间和发血者等。

4. 护理输血管理 护理人员扫描血袋进行信息核对，并将输血开始时间、结束时间、血液滴速调节以及输血过程观察并记录到护士工作站。

5. 输血不良反应记录 当患者出现输血不良反应时，医护人员应通过信息系统进行上报，详细记录患者的基本信息、所输血液的信息、不良反应发生情况、处理措施以及患者转归等，输血科将调查结果反馈后上报医务部门。

（四）临床输血质量控制

通过输血管理系统的统计功能，对临床用血管理质量控制指标进行汇总，分析临床用血存在的问题，通过采取预防和纠正措施，达到安全用血的目的。统计内容包括时间段内血液成分库存统计、临床科室成分用血情况、临床用血质量控制指标（出院患者人均用血量、手术台均用血量、输血申请单合格率）等，输出统计报表、用血分布图、趋势图等。

三、无偿献血者临床用血费用直接减免

国家卫生健康委数据显示，自1998年《中华人民共和国献血法》实施以来，我国无偿献血人次和采血量连续20余年持续增长。《中华人民共和国献血法》第十四条规定，无偿献血者临床需要用血时，免交血液的采集、储存、分离、检验等费用；无偿献血者的配偶和直系亲属临床需要用血时，可以按照省、自治区、直辖市人民政府的规定免交或者减交前述费用。但是由于患者献血信息存储在血站系统，用血信息存储在医疗机构，所以临床用血费用的报销程序对于无偿献血者来说非常烦琐。

2019年9月6日国家卫生健康委办公厅下发《关于开展无偿献血者临床用血费用直接减免工作的通知》，要求在全国范围开展无偿献血者及其亲属省内用血费用医疗机构直接减免工作。无偿献血者临床用血血费直接减免是指无偿献血者及亲属省内就医时血费出院直接减免，是贯彻落实《中华人民共和国献血法》，树立"以献血者为中心"服务理念的新举措。

无偿献血者临床用血减免平台是依托省级血液管理信息联网平台形成统一的用血减免平台，通过建立省级无偿献血者数据库、用血减免数据库，全面推行电子献血证，实现各地市、血站、二级以上医疗机构的互联互通，从而建成全省统一、共享、全方位、一站式信息平台。无偿献血者临床用血减免平台包含献血权益、减免助手、减免记录管理、献血记录管理、报销记账凭证管理、延缓献血者管理、报表管理、权限管理、审计管理、前端监控、后台监控、数据传输及数据移植等子系统。医疗机构在费用结算过程中从省血液管理平台中直接获取患者及其亲属无偿献血信息，实现无偿献血者及亲属省内就医时血费出院直接减免，形成"让数据多跑路，让群众少跑腿"的血费减免服务新模式。

自测题

一、单项选择题

1. 血液使用原则中，最小剂量原则是指
    A. 当只有通过输血才能缓解病情和治疗患者疾病时，才考虑输血治疗
    B. 临床输血剂量应考虑输注可有效缓解病情的最小剂量
    C. 临床医师应针对不同患者的具体病情制定最优输血策略
    D. 输血治疗应以安全为前提，避免对患者造成额外伤害
    E. 临床医师应对患者进行输血前评估，严格掌握输血适应证

2. 提出输血申请的医师应为
    A. 初级　　　　　　　　　　B. 中级
    C. 中级及以上　　　　　　　D. 副高级
    E. 正高级

3. 以下不属于大量输血定义的是
    A. 成年人在24 h内输注8~10 U红细胞
    B. 成年人在1 h内输注4~5 U红细胞
    C. 新生儿换血治疗
    D. 成年人在24 h内输注2000 ml血浆
    E. 成年人在24 h内输注10 U红细胞

4. 一般情况下，交叉配血的标本必须是配血前
    A. 1 d以内的　　　　　　　B. 2 d以内的
    C. 3 d以内的　　　　　　　D. 4 d以内的

E. 5 d 以内的
5. 护士输血前核对内容不包括
    A. 血液外观及血袋信息　　B. 患者身份
    C. 输血医嘱　　　　　　　D. 输血记录单
    E. 输血标本
6. 关于患者血液管理措施，错误的是
    A. 开放性输血　　　　　　B. 纠正贫血
    C. 减少失血　　　　　　　D. 自体输血
    E. 止血药应用
7. 关于输血患者知情权遵循的原则，错误的是
    A. 输血是自愿的
    B. 当患者贫血严重时，无权拒绝输血
    C. 患者有权知道输血的必要性
    D. 患者有权向医师提问输血的相关知识
    E. 患者有权知道输血的风险
8. 应予以拒收的不合格标本不包括
    A. 溶血标本　　　　　　　B. 严重乳糜血标本
    C. 输液侧采集标本　　　　D. 肝素化标本
    E. 凝血标本
9. 输血相容性检测后标本保存时间为
    A. 1 d　　B. 3 d　　C. 5 d　　D. 7 d　　E. 14 d
10. 关于输血相容性检测室间质量评价结果可接受性，错误的是
    A. ABO 血型鉴定，可接受范围为 80% 准确
    B. ABO 血型鉴定，可接受范围为 100% 准确
    C. RhD 血型鉴定，可接受范围为 100% 准确
    D. 相容性检测（即交叉配血），可接受范围为 100% 准确
    E. 抗体识别（不规则抗体筛查），可接受范围为 80% 准确

二、简答题
1. 临床用血管理委员会的职责有哪些？
2. 患者血液管理的主要措施包括哪些？
3. 根据《全血和成分血使用》标准，血液的使用应遵循哪些原则？
4. 血液出现哪些情况不能发出？

（张　勤）

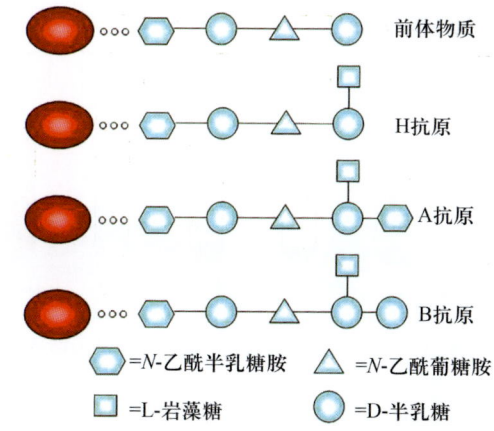

彩图 1（图 1-1） ABO 血型抗原形成模式图

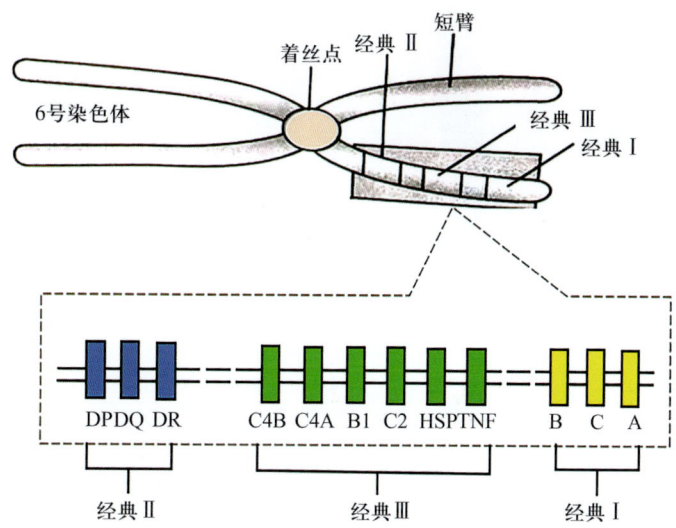

彩图 2（图 1-2） HLA 复合体结构示意图

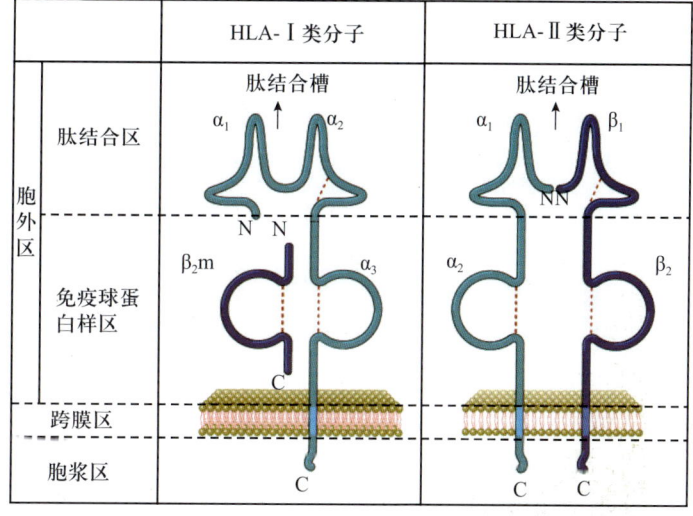

彩图 3（图 1-4） HLA-Ⅰ类分子和 HLA-Ⅱ类分子及编码基因结构

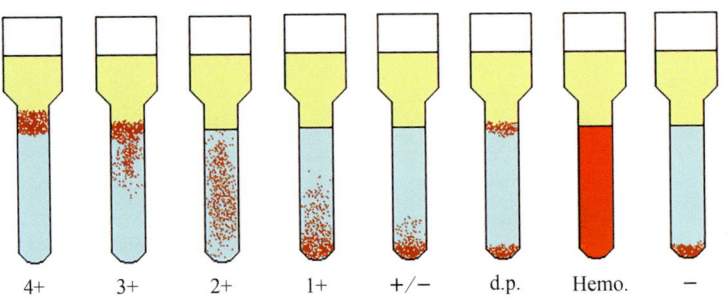

彩图 4（图 2-1） 微柱凝胶卡反应结果示意图

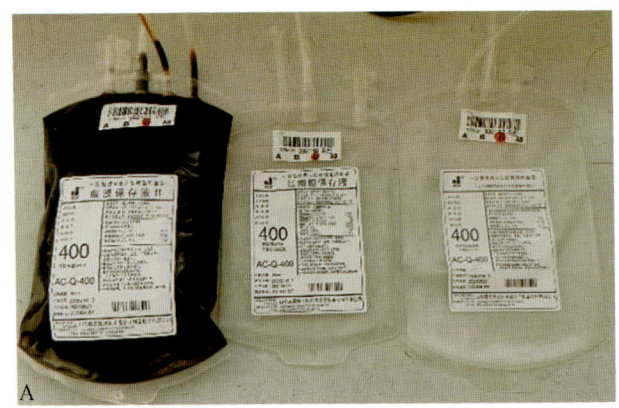

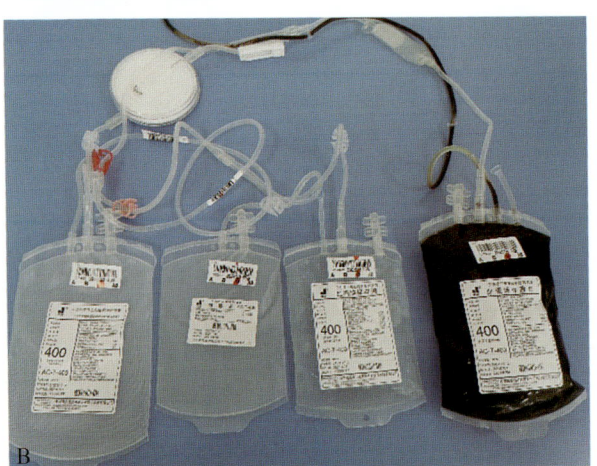

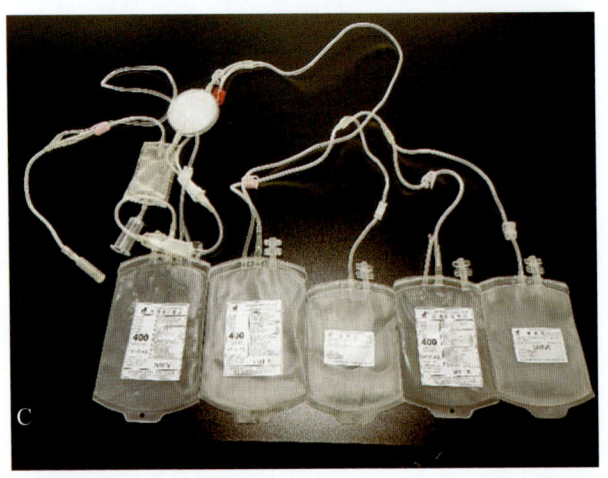

彩图 5（图 3-1） 三联血袋（A）、四联血袋（B）、五联血袋（C）

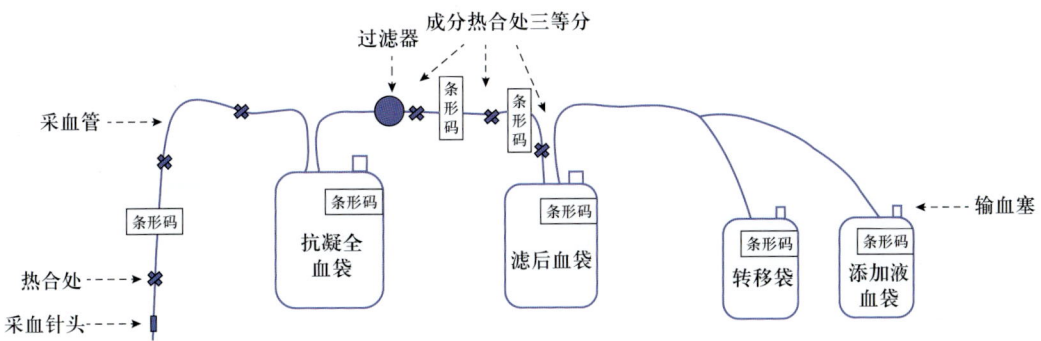

彩图 6（图 3-3） 采血袋采血过程示意图

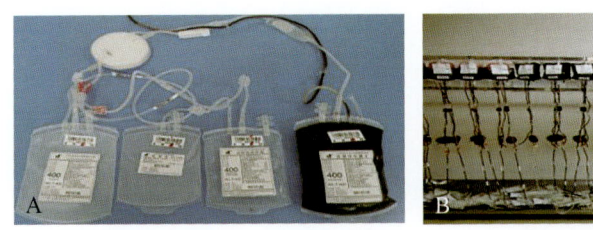

彩图 7（图 4-1） 多联塑料血袋（A）和滤除白细胞（B）

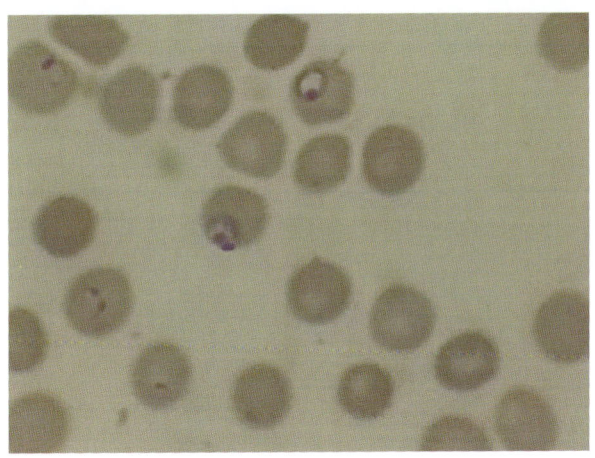

彩图 8（案例 9-1 图） 血涂片